Hilfe für das unfallgeschädigte Kind und seine Eltern
Die nicht institutionalisierte 3. Kraft

D1672772

Hilfe für das unfallgeschädigte Kind und seine Eltern

Die nicht institutionalisierte 3. Kraft.

Jugendwerk der Deutschen Shell · Hamburg

CIP-Kurztitelaufnahme der Deutschen Bibliothek

**Hilfe für das unfallgeschädigte Kind und seine
Eltern: D. nicht institutionalisierte 3. Kraft**
Jugendwerk d. Dt. Shell, Hamburg
[Helmuth Schwesinger (Hrsg.).
Bearb.: Hans Peter Schriever]
Hamburg: Jugendwerk der Dt. Shell 1981
ISBN 3-922245-04-8

NE: Schwesinger, Helmuth [Hrsg.];
    Schriever, Hans Peter [Bearb.];
    Deutsche Shell AG <Hamburg>/
    Jugendwerk

Helmuth Schwesinger (Hrsg.)
© Jugendwerk der Deutschen Shell · Hamburg 1981
Bearbeitung: Hans Peter Schriever
Gesamtherstellung: Druckerei Hermann Lange, Hamburg
ISBN 3-922245-04-8

Inhalt Seite

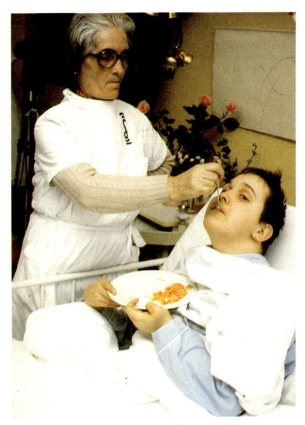

Intensität und Kontinuität sind die Voraussetzungen
zur Mitarbeit im KENAGARA-Helferkreis

Vorwort

Mit diesem Buch wollen wir Mut machen.

Den Eltern oder Verwandten eines unfallgeschädigten Kindes, das noch im Koma liegt.

Denjenigen, die helfen könnten, aber nicht wissen wie.

"Niemand hat uns Hoffnung gemacht!" So der verzweifelte Ausspruch der Mutter eines verunglückten Kindes. Lutz ist dennoch jetzt "über den Berg". Ein Wunder? Oder macht er heute kontinuierlich Fortschritte, weil seine Eltern gleichzeitig mit dem Beginn der medizinischen Maßnahmen zur Erhaltung seines Lebens, ihrem Gefühl folgend, ihm Ruhe und Geborgenheit vermittelt haben? Durch eine tägliche, vielstündige Anwesenheit, durch ihr Sprechen mit dem "nicht ansprechbaren" Patienten?

Seit anderthalb Jahrzehnten gibt es die Einrichtung der Intensivstation. Menschen, die früher gestorben wären, können heute am Leben erhalten werden. Aber es genügt nicht, das nur-am-Leben-erhalten. Bisher galt "We have added years to their life and now it is our responsibility to add life to their years!" (Howard Rusk). Wir meinen, Rehabilitation muß am Unfalltag auf der Intensivstation beginnen.

Seit vielen Jahren ist der Arbeitskreis LERINA tätig, um mit Musischer Ganzheits-Therapie Kinder in ein lebenswertes Leben zurück zu führen. Einigen kann mit dieser Therapie heute geholfen werden. Vielen könnte geholfen werden.

Es war Ziel einer Arbeitstagung, Menschen zusammen zu bringen, die die unterschiedlichsten Erfahrungen in der Rehabilitation von unfallgeschädigten Kindern gesammelt haben. Menschen, die sich aber wahrscheinlich ohne diese Tagung nie begegnet wären.

Die Berichte und Gespräche wurden in diesem Buch zusammengefaßt. Wir sind sicher, daß es ebenso wie die Niederschrift der vorangegangenen Arbeitstagung Hilfe und Anregung gibt.

Hamburg, im Oktober 1981   Jugendwerk der Deutschen Shell

Einführung

Schriever: Meine Damen und Herren, zum dritten Mal begrüße ich Sie zu einer Klausurarbeitstagung im Haus Eddelsen. Wir haben diesen Ort gewählt, um in der Abgeschiedenheit der Natur und unter Inanspruchnahme aller Annehmlichkeiten und technischen Möglichkeiten dieses Hauses die Voraussetzungen für konzentrierte und fruchtbare Gespräche zu schaffen.

Uns erwartet intensive Arbeit, das können alle bestätigen, die bereits hier waren. Die meisten von Ihnen kennen bereits unseren Arbeitsstil.

Wir waren zunächst skeptisch, ob nach den vorangegangenen Tagungen schon jetzt ein weiteres Treffen notwendig ist. Sollte nicht erst einmal das bisher Erarbeitete umgesetzt werden? Es gab Schwierigkeiten dabei, auf die wir noch zu sprechen kommen. Aber die praktische Arbeit an dem Eddelsen-Programm, so benannt nach dem Tagungsort, ist inzwischen so weit fortgeschritten, neue Erkenntnisse, Erfahrungen, Ergebnisse sind hinzugekommen, daß diese Tagung einfach jetzt notwendig wurde.

Aus den Gesprächen bei der Vorbereitung dieser Tagung habe ich die Vorfreude auf die Arbeit hier herausgehört. Wenn hier in Eddelsen Menschen zusammen sind, die alle etwas einbringen können, die mitarbeiten wollen, dann werden wir alle sicherlich wichtige Hinweise für die weitere Arbeit erhalten.

Dazu: ein herzliches Willkommen in Haus Eddelsen.

Einführung

Haenchen: Dem Willkommensgruß, den Ihnen Herr Schriever entboten hat, ist nichts hinzuzufügen: weder in Bezug auf den Ausdruck herzlicher Freude, daß wir uns hier wieder zusammengefunden haben, noch auf den Ernst, mit dem er die Aufgabenstellung der nächsten Tage und Stunden umrissen hat.

So lassen Sie mich denn anknüpfen an Ihre eigenen Worte, mit denen Sie eben aufgezeigt haben, was Sie von dieser dritten Klausur erwarten und erhoffen.

Wer zum zweiten oder gar schon zum dritten Mal teilnimmt, weiß, in welcher Dichte und mit welchem Tiefgang hier gearbeitet wird.

Und wer zum ersten Mal mitfragen, mitdenken will, hat beim Lesen des Programms beruhigt festgestellt, daß nicht, nach Kongreßmanier, 20 Minuten-Referate aneinandergereiht werden, sondern, daß zwei große Komplexe den ihnen gebührenden breiten Raum zur Verfügung haben:

Als erstes das Nachdenken über die bisher bei weitem unterschätzte Bedeutung der Einbeziehung von Sozialarbeitern in fächerübergreifende Arbeitsgruppen auf Gebieten, für deren Zuständigkeit im Denken der Fachwelt wie auch der Bevölkerung unverrückbar festgelegt scheinende Vorstellungen bestehen.

Wenn Sie denken sollten, wir hätten uns aus der vorhandenen Fülle der Modelle von Zusammenarbeit mit Sozialarbeitern gerade einmal ein paar interessante herausgefischt — so irren Sie!

Sie werden in den Referaten von exemplarischer Arbeit hören, die sich nicht auf bereits gut asphaltierten Wegen hindernislos bewegt —

Sie werden hören, wie die Macheten des Denkens und Tuns täglich neu geschliffen werden müssen, um erst einmal einen Trampelpfad in dicht verwachsenes Unterholz zu schlagen, in dem obendrein noch unerwartete Hindernisse stecken.

Da erarbeiten das niedersächsische Innen- und Justizministerium gemeinsam ein Projekt, nach dem zum ersten Mal ein Sozialbüro im Polizeirevier arbeiten wird mit dem Ziel "....die Vorverlagerung der Prävention an den Ort des Geschehens, rechtzeitiges Reagieren vor Verfestigung sozialer Konflikte, Unterbrechung von kriminellen Karrieren zu Zeitpunkten, die unterhalb der Straffälligkeitsschwelle liegen....."
Im Konzept heißt es an anderer Stelle:"....Unbestritten können....psychosoziale Hilfen auch für Probanden geleistet werden, um die sich die Polizei

bislang nicht kümmern konnte. ...Betrachtet man dieAufgabe der Polizei nicht nur unter repressiven, sondern auch unter präventiven Gesichtspunkten, so kann sich die konstruktive Zusammenarbeit von Persoen mit unterschiedlichen Fachkompetenzen (Sperrung vom Verf.) für den Bürger als Verbesserung der momentanen Situation erweisen...."

Die Fachgruppe Sozialarbeit der ÖTV in Hannover hat sich gegen dieses Modell ausgesprochen. [1)]

Dem Thema, das uns seit Jahren beschäftigt, noch einen Schritt näher liegt der Bericht über die Zusammenarbeit des niedergelassenen Arztes, der in seiner Praxis mit einem Sozialarbeiter eng zusammenarbeitet.

Einige unter Ihnen kennen unseren Film 'SPÄTER IST ZU SPÄT' [2)] und unsere Vorstellungen über die LERINA-Abendgespräche.

Wir werden nicht aufhören, nachdrücklich darauf hinzuweisen, wie wichtig im stationären Bereich die Zusammenarbeit zwischen ärztlichen, pflegerischen, therapeutischen Kräften und Sozialarbeitern ist im Interesse der Kinder und ihrer Eltern.

Nicht erst nach Wochen oder Monaten, wenn die Kosten für einen Rollstuhl übernommen werden müssen, sollte man sich auf den Sozialdienst des Hauses besinnen, sondern am Tag der Einlieferung des verunglückten Kindes!

Wenn Sie meine Formulierung für überspitzt halten, muß ich Ihnen sagen: ich meine es so, wie ich es sage!

Am Unfalltag sind alle medizinischen Kräfte mit dem verunglückten Kind beschäftigt. Für die angsterfüllten Eltern steht kein Gesprächspartner zur Verfügung.

Aber nicht nur das verunglückte Kind braucht Hilfe — auch seine Eltern brauchen Hilfe.!

Der Sozialarbeiter zum Auffangen unter Schock stehender Eltern — diese Not — wendigkeit muß gesehen werden!

Damit sind wir in allernächster Nähe des zweiten Themas dieser Klausur:

Einführung

Eltern erleben Ärzte und pflegerische Kräfte auf der Intensivstation.

Es wird nicht von Unbeteiligten über deren Erleben berichtet, sondern Eltern sprechen selber!

Im Stadium der Planung dieser Klausur war bereits klar, welcher Zündstoff in der Tatsache liegt, daß das Jugendwerk ein Forum für Eltern zur Verfügung stellt.

Wäre ihm soziales Engagement eine Dekoration, die nur so weit reicht, wie etablierte Institutionen mit Sicherheit nicht tangiert werden — das Jugendwerk hätte diesem Thema nicht zugestimmt!

Daß betroffene Eltern unter uns sind, ist auch ein Stück Trampelpfad ins Unterholz!

Im Gegensatz zu der geringen Zahl von Versuchen, intensiver als bisher mit Sozialarbeitern zusammenzuarbeiten, steht die große Zahl der verzweifelten, angsterfüllten, hilflosen, alleingelassenen Eltern. Um sie zu finden, hätten wir nicht monatelang recherchieren müssen.

Wir haben aber nicht wahllos Eltern nach Eddelsen gebeten, um ein vorhersehbares Argument von vornherein zu unterbinden:
daß nämlich die nicht nur klagenden, sondern auch anklagenden Berichte als 'emotional überfrachtet' abgetan und gar nicht zur Kenntnis genommen werden.

Wir haben Eltern eingeladen, für deren innere Aufrichtigkeit und tatsachengerechte Darstellung LERINA sich verbürgen kann.

Sie haben gewiß jetzt schon eine Vorstellung von der Arbeitsintensität der letzten 11 Monate, in denen wir diese Klausur vorbereitet haben.
Aber zwei Probleme, die uns lebhaft beschäftigt haben, können Sie nicht ahnen: Jogging und der 14 Uhr-Termin!

Nicht nur weil jede Tagung, die etwas auf sich hält, ein Fitness-Programm bietet, kreisen unsere Gedanken um Jogging, sondern weil wir ja nicht um 17 Uhr die Tagesarbeit beenden, sondern unsere Teilnehmer auch noch bis in die späten Abendstunden zur nachdrücklichen Mitarbeit auffordern.
Wir tun das im vollen Bewußtsein, wie anstrengend diese Klausuren sind — in der Überzeugung, daß die Möglichkeiten, die das Jugendwerk großzügig zur Verfügung stellt, um alle Teilnehmer und Referenten, die für ein Thema

von Wichtigkeit sind (auch von jenseits der Landesgrenzen) in der gastlichen Atmosphäre des Hauses Eddelsen zu versammeln — v o l l ausgeschöpft werden im Dienst an unfallgeschädigten Kindern und ihren Eltern.
Als Gegengewicht zur Anspannung der Referate und Gespräche können wir Ihnen kein Solarium, keinen Sport-Masseur, keine Unterwasser-Behandlung anbieten.

Ich schaute also bei Thieme-Preußer [3] nach, wie denn Jogging wohl sonst noch zu verstehen sei. Da las ich denn: 'sich langsam, schwerfällig bewegen', und etwas weiter unten, wo die figuratively-Bedeutungen aufgeführt waren: 'beharren bei dem alten Schlendrian'.

Genau das wollen wir ja bei unseren beiden großen Themenkomplexen nicht! Damit hatte sich das Thema Jogging von alleine erledigt.
Blieb der 14 Uhr-Termin.

Immer wenn man ein Referat zugesagt hat, schaut man, sobald das ausgedruckte Programm mit der Post kommt, sorgenvoll nach der Tageszeit, die der Veranstalter einem zugeordnet hat.

Aber nicht nur Referenten haben ein Grausen vor dem 14 Uhr-Termin. Auch Hörende und Mitdenkende kennen seine Tücken!
Was also sollte in den nächsten Tagen um 14 Uhr geschehen?
Wir haben so sorgfältig die Themen formuliert, haben uns so gefreut, daß die Referenten zusagten — wäre es da vertretbar gewesen, ihnen den 14 Uhr-Termin zuzumuten?

Und s o edel, meine Referate auf die ungünstige Zeit zu legen, war ich nun auch wieder nicht — dazu liegen mir meine Themen viel zu sehr am Herzen!

Zur Lösung des Problems stand auch kein Lexikon zur Verfügung —

Im Programm von Eddelsen I [4] standen viele Selbsterfahrungsübungen.

Bei Eddelsen II wurden sie stark reduziert, weil die Arbeitsthemen gebieterisch die Zeit für sich forderten.

Nach Eddelsen II war in der Manöverkritik mit Erstaunen, mit Bedauern, mit Unmut, mit der Bitte, ja mit der Forderung nach Änderung zu hören, in Eddelsen III möge wieder mehr Selbsterfahrung sein.
d a s war die Lösung für 14 Uhr!

Einführung

Morgen mittag werden Sie die Anspannung eines ersten Arbeitsmorgens hinter sich haben; heute sind viele von Ihnen lange Stunden angereist — Anstrengungen verschiedener Art, gewiß; aber heute wie morgen Anstrengungen, die nur einen Teil Ihres g a n z e n Menschen betreffen.

Es gibt die Möglichkeit, heute Abend zum Beispiel, das zu tun, was man landläufig 'sich entspannen' nennt. Äußeres Bild: von sich gestreckte Beine, locker über die Sessellehne baumelnde Arme. Es ist ein in die Breite wegfliessen. Das kann sogar zu einer wohligen Empfindung führen, füllt aber innerlich nicht auf, was bei der einseitigen Belastung durch den Tag zu kurz gekommen ist.

Homöostase ist die physiologische Bezeichnung für die Erhaltung des Gleichgewichtes im Körperhaushalt. Unser Körper schafft Ausgleiche aber nicht nur durch Ruhe. Er schafft Ausgleich auch durch Anspannungen, die die vorangegangenen ergänzen.

Wenn wir der physischen eine psychische Homöostase gegenüberstellen wollen, sollten wir versuchen, nicht in die Breite wegzufließen, sondern uns zu versammeln und in die Höhe aufzurichten;
alle Kräfte der Phantasie, alle Sehnsucht nach Harmonie zu befreien; um vor der Nacht — was immer der Tag gebracht haben mag — das g a n z e Menschsein in uns zu verwirklichen, damit wir als g a n z e r Mensch einen neuen Tag beginnen können.

In Seminaren in den Niederlanden und Österreich haben einige von Ihnen schon, nach anfänglichem Argwohn, gar Mißtrauen, erlebt, daß Tänze der Renaissance imstande sind, Lasten des Tages zu lockern, zu mildern, fortzunehmen bis hin zu der unerklärbaren Feststellung, daß man — nach der körperlichen Anstrengung von 2 — 3 Stunden Tanz — wacher, froher, leichter ist als zuvor.

Freilich ist diese Art zu tanzen nicht 'geselliges Vergnügen'. Diese Tänze verlangen ein hohes Maß an Konzentration im Hören; spiegeln innere Ungeordnetheit durch den fehlenden Fluß harmonischer Bewegung, der das Auge stört; erfordern die Verbindung von körperlicher und geistiger Disziplin; eben: Tanz als Kunstübung.

Aber: wie unvollkommen es im Anfang immer sein mag — auch dem Lernenden schon erschließen sich ungeahnte Schönheiten.

Solche Form seelisch-geistiger Homöostase erkannte der Philosoph Gustav
Theodor Fechner schon 1873 als 'Princip der Tendenz zur Stabilität'. Oder
wollen wir lieber noch bis 1859 zurückgehen zu der Formulierung des
Physiologen Claude Bernard: 'Konstanterhaltung des inneren Milieus'?

Zur Pflege Ihres 'inneren Milieus' sollen Sie die folgenden Farbdias verlocken. Die Musik der Renaissance, auf Instrumenten der Zeit meisterlich
gespielt, wird das Ihre tun, Sie Tanz erleben zu lassen als Verwandlung von
Mensch, Raum und Zeit.

Eröffnung

Helmuth Schwesinger

Seit mehr als 30 Jahren befaßt sich das Jugendwerk der Deutschen Shell mit Fragen der Jugendverkehrserziehung und mit Problemen Jugendlicher, die wir aus den von uns initiierten Jugendstudien her kennen.

Als Personalvorstand der Deutschen Shell sind für mich insbesondere die Jugendstudien und die vom Jugendwerk veranstalteten Symposien wichtig, denn wir erhalten hier wichtige Erkenntnisse auch für die Personalarbeit unseres Hauses. Zahlreiche Unternehmen, Politiker, Gewerkschaftler und Verantwortliche aus der Jugendarbeit nutzen die Erkenntnisse unserer Jugendarbeit.

In den von uns konzipierten und bereitgestellten mehr als 1000 Jugendverkehrsschulen im Bundesgebiet versuchen Verkehrserzieher, die Kinder auf ein richtiges Verhalten in der Umwelt Verkehr vorzubereiten. Mit Hilfe von Jugendstudien versuchen wir zu erfahren, wie Jugendliche ihre gesellschaftliche und wirtschaftliche Umwelt sehen, verstehen und beurteilen.

Der Begriff "Umwelt" ist heute zu einem Schlüsselwort geworden. Fragen des Umweltschutzes beschäftigen täglich Politik, Industrie und breite Kreise der Bevölkerung. Aber besteht bei allen Umweltbetrachtungen nicht die Gefahr, daß nur der sachliche Umweltbereich gesehen wird?

Ist nicht gerade der Mensch selbst die wichtigste Umwelt des Menschen? Besteht nicht ausgerechnet in diesem Bereich eine immer stärker werdende Tendenz der Umweltvernachlässigung und Umweltzerstörung?

Eröffnung

Prof. Löschenkohl, der im April dieses Jahres in Klagenfurt die Tagung "Umweltpsychologie — Bewältigung neuer und veränderter Umwelten" — leitete, formulierte sogar: "Menschen agieren immer seltener als 'Mitmenschen', auf die man sich verlassen und auf deren Hilfe man in lebensschwierigen Situationen rechnen kann".

Wenn dies so ist, wer hilft den verzweifelten Eltern eines Kindes, das eben einen Unfall erlitten hat? Wer stellt sicher, daß in der Klinik nicht die Krankheit, sondern das kranke Kind, der Mensch, behandelt und geheilt wird?

In diesem Sinne habe ich die bisherigen Klausur-Arbeitstagungen hier in Eddelsen verstanden. Als Mitglied des Stiftungsrates der Alsterdorfer Anstalten — einer großen Einrichtung für behinderte Menschen im norddeutschen Raum — ist mir nur zu bewußt, welch wichtige und schwere Aufgabe Sie mit der Thematik dieser Arbeitstagung aufgegriffen haben. Ergebnisse — und darüber bin ich mir völlig im Klaren — lassen sich nicht sofort erzielen. Hier ist viel Geduld und Überzeugungsarbeit — und die ständige Mitarbeit vieler — notwendig.

Ich danke Ihnen herzlich für Ihre Mitwirkung an dieser Arbeitstagung und Ihren Bemühungen zur Verbesserung der Situation des unfallgeschädigten Kindes und seiner Eltern und wünsche den Gesprächen einen fruchtbaren Verlauf.

Rehabilitation zum Leben
am Beispiel querschnittgelähmter Jugendlicher
— Wege und Ziele der Rehabilitation —

Hans-Joachim Drossel

Ich habe die Ehre und das Vergnügen, den Anfang zu machen. Es soll um jugendliche Querschnittgelähmte gehen. Ich möchte erst eine Vorbemerkung machen, um dann das Thema vierfach zu unterteilen. Es geht in meiner Arbeit um Jugendliche nur zu einem gewissen Prozentsatz. Und ich bin etwas bange, was ich damit einbringen kann. Aber vielleicht ist es möglich, Linien aufzuzeigen, die für die gesamte Arbeit mit Kindern, Jugendlichen und Erwachsenen wichtig sind.

Mein Thema möchte ich folgendermaßen aufteilen:

1. Was ist eine Querschnittlähmung?
2. Wie verläuft eine Querschnittlähmung?
3. Welche psychischen und sozialen Probleme sind dabei wichtig?

1. Was ist eine Querschnittlähmung?

Die Querschnittlähmung ist eine Angelegenheit der Wirbelsäule, des Zentrums des menschlichen Stütz- und Bewegungsapparates. Zur Erinnerung, vielleicht an die Schulzeit oder die Ausbildung: Die Wirbelsäule besteht aus 33 bis 34 Wirbeln. (Abb.1) Jeder einzelne Wirbel hat in der Mitte das Wirbelloch, in dem das Rückenmark verläuft, ein Bündel einer sehr großen Anzahl von Nerven, die vom Gehirn her die Peripherie versorgen. Es gibt sehr verschiedene Möglichkeiten der Schädigung. Und immer, wenn der Wirbel geschädigt ist, besteht die Gefahr, daß das von oben nach unten im Wirbelkanal laufende Rückenmark verletzt wird, sei es beim Trauma, durch Quetschung, durch Blutung, durch Zerreißung oder aber bei einem Tumor durch Kompression oder aber durch entzündliche Vorgänge.

Das Rückenmark gibt in seinem Längsverlauf in den einzelnen Etagen Nerven ab. Diese Nerven versorgen den Körper mit motorischen Impulsen, das Gehirn mit sensiblen Reizen. Außerdem treten Nerven aus, die die vegetativen Steuerungen vornehmen. Bei einer Schädigung in einem bestimmten Segment werden diese Nerven unterbrochen und unterhalb der Schädigungsstelle die Funktion erheblich eingeschränkt oder unterbrochen.

Welche Ursachen haben Querschnittlähmungen?

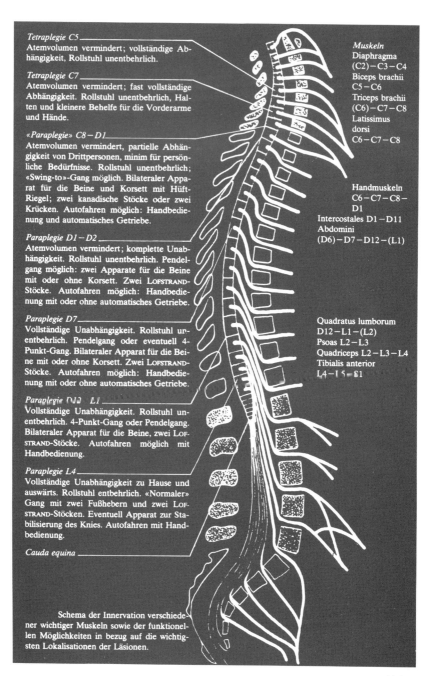

Tetraplegie C5
Atemvolumen vermindert; vollständige Abhängigkeit, Rollstuhl unentbehrlich.

Tetraplegie C7
Atemvolumen vermindert; fast vollständige Abhängigkeit. Rollstuhl unentbehrlich, Halten und kleinere Behelfe für die Vorderarme und Hände.

«Paraplegie» C8 – D1
Atemvolumen vermindert, partielle Abhängigkeit von Drittpersonen, minim für persönliche Bedürfnisse. Rollstuhl unentbehrlich; «Swing-to»-Gang möglich. Bilateraler Apparat für die Beine und Korsett mit Hüft-Riegel; zwei kanadische Stöcke oder zwei Krücken. Autofahren möglich: Handbedienung und automatisches Getriebe.

Paraplegie D1 – D2
Atemvolumen vermindert; komplette Unabhängigkeit. Rollstuhl unentbehrlich. Pendelgang möglich: zwei Apparate für die Beine mit oder ohne Korsett. Zwei LOFSTRAND-Stöcke. Autofahren möglich: Handbedienung mit oder ohne automatisches Getriebe.

Paraplegie D7
Vollständige Unabhängigkeit. Rollstuhl unentbehrlich. Pendelgang oder eventuell 4-Punkt-Gang. Bilateraler Apparat für die Beine mit oder ohne Korsett. Zwei LOFSTRAND-Stöcke. Autofahren möglich: Handbedienung mit oder ohne automatisches Getriebe.

Paraplegie D12 – L1
Vollständige Unabhängigkeit. Rollstuhl unentbehrlich. 4-Punkt-Gang oder Pendelgang. Bilateraler Apparat für die Beine, zwei LOFSTRAND-Stöcke. Autofahren möglich mit Handbedienung.

Paraplegie L4
Vollständige Unabhängigkeit zu Hause und auswärts. Rollstuhl entbehrlich. «Normaler» Gang mit zwei Fußhebern und zwei LOFSTRAND-Stöcken. Eventuell Apparat zur Stabilisierung des Knies. Autofahren mit Handbedienung.

Cauda equina

Schema der Innervation verschiedener wichtiger Muskeln sowie der funktionellen Möglichkeiten in bezug auf die wichtigsten Lokalisationen der Läsionen.

Muskeln
Diaphragma
(C2) – C3 – C4
Biceps brachii
C5 – C6
Triceps brachii
(C6) – C7 – C8
Latissimus dorsi
C6 – C7 – C8

Handmuskeln
C6 – C7 – C8 – D1
Intercostales D1 – D11
Abdomini
(D6) – D7 – D12 – (L1)

Quadratus lumborum
D12 – L1 – (L2)
Psoas L2 – L3
Quadriceps L2 – L3 – L4
Tibialis anterior
L4 – L5 – S1

Abb.1

80% der Schädigungen des Rückenmarks sind bedingt durch Unfälle, wobei an erster Stelle die Kraftfahrzeugunfälle stehen, an zweiter Stelle die Sport- und Betriebsunfälle. Wenn bei einem Unfall die Wirbelsäule so gebrochen ist, daß eine Versetzung der Längsachse eintritt, ist es leicht vorzustellen, daß dadurch das Rückenmark geschädigt wird. In einem solchen Falle resultiert eine Querschnittlähmung unterhalb dieses Bereiches.

Bei sehr starken Gewalteinwirkungen, bei Kraftfahrzeugunfällen zum Beispiel, kann es sogar dazu kommen, daß die Wirbelsäule in ihrer Kontinuität unterbrochen wird und daß es dabei zu Zerreißungen des Rückenmarks kommt. Abhängig ist auch der Grad der Schädigung von der Weite des Wirbelkanals. Sie können sich vorstellen, daß ein enger Wirbelkanal, der total vom Rückenmark ausgefüllt ist, eher geschädigt wird als ein weiter. Bei den Ausfällen unterhalb der Schädigungsstelle unterscheiden wir die Lähmung der Beine, die Paraplegie, bei einer Schädigung im Lendenbereich oder im Thoraxbereich. Bei Schädigung der Halswirbelsäule sind unterhalb der Schädigungsstelle Beine, Arme, Muskulatur des Rumpfes gelähmt. Gleicherweise ist auch die sensible Versorgung ausgefallen, so daß unterhalb der Schädigungsstelle das Gefühl gestört ist, eine Schädigung, die die Sozialisation erheblich behindert. Darüber hinaus kommt es zu den vegetativen Schädigungen, zu Versorgungsstörungen der inneren Organe, z. B. Blase, Herz, Lunge usw.

Geschichte der Querschnittlähmung.

Das älteste Zeugnis, das wir haben, ist der Papyrus Smith, der in London aufbewahrt wird. Er ist 4000 bis 5000 Jahre alt. Da ist wahrscheinlich ein Pyramidenarbeiter verunglückt. Es wird genau beschrieben, daß man den Patienten gelähmt findet, ohne Gefühl für seine unteren Gliedmaßen, und nun kommt der entscheidende Satz "Man muß den Kranken seinem Schicksal überlassen".

Was aus den folgenden Jahrtausenden überliefert ist, steht unter dem gleichen Motto. Wir finden Zeugnisse bei den griechischen Ärzten, bei Hippokrates übrigens eine sehr genaue Beschreibung, bei Galen (129 — 199). Im alten Testament steht in 2. Samuelis 4,4: "Auch Jonathan, der Sohn Sauls hatte einen Sohn, der war lahm an den Füßen und war fünf Jahre alt, da das Geschrei von Saul und Jonathan aus Jesreel kam und seine Amme ihn aufhob und floh; und indem sie eilte und floh, fiel er und ward hinkend, und der hieß Mephiboseth". Sicherlich eine Querschnittlähmung durch einen Sturz und Verletzung der Wirbelsäule.

Rehabilitation zum Leben

Aus dem Mittelalter gibt es viele Beschreibungen. Ich selber habe in einem Krankenbuch des Krieges 1870/71 eine Eintragung gefunden, daß ein Zuave in einem deutschen Lazarett behandelt wurde. Verletzung des Rückens durch Schuß, Lähmung der Beine. Sie wissen, daß in den Krankenblättern in der letzten Spalte steht, was aus dem Verwundeten geworden ist. Da steht: Exitus letalis nach einer Woche. Das übliche Schicksal der Querschnittgelähmten. Drei Todesursachen gibt es: Tod auf der Stelle durch Unterbrechung der Nervenversorgung für lebenswichtige Zentren, Tod nach Wochen an einer Sepsis durch Druckgeschwüre oder nach Monaten elenden Siechtums an einer Komplikation der Harnwege.

Ein geringer Teil der Querschnittgelähmten überlebte, verfaulend, stinkend, mit Kontraktionen, abseits von der Gesellschaft, abgeschrieben.

Diese Situation änderte sich erst vor etwa 40 Jahren. Ein deutscher Arzt mußte 1939 Deutschland verlassen, er war Spezialist für das Rückenmark. Er hatte sich als Oberarzt in Breslau eingehend mit seinem Spezialgebiet beschäftigt und nahm sein fundiertes Wissen mit nach England. Als der Krieg begann, bekam er den Auftrag, in einem Lazarett nördlich von London nach seinem Konzept Querschnittgelähmte zu behandeln. Dieser Arzt, Ludwig Guttmann, fing an in einem kleinen Schuppen mit zwei Sanitätern, diese Patienten zu behandeln. Und nun möchte ich zeigen, worauf es ankam und heute noch ankommt. Die Querschnittlähmung bedingt die Lähmung des Darmes und der Blase und der Harnwege durch Lähmung der vegetativen Versorgung. Es kommt zu einer Lähmung der Blasenmuskulatur und gleichzeitig zu einer Sperre im Blasenverschluß, so daß bei weiterer Sekretion des Harnes die Blase immer voller wird und platzt oder durch den übermäßigen Druck den Verschluß überwindet, so daß kleine Portionen von Urin abgehen. Die Blase träufelt. Im gestauten Urin kommt es bald zu Infektionen und zu Steinbildungen, zum Nierensiechtum, zur Harnvergiftung, zur Urämie, zum Tode nach Monaten.

Wir begegnen dieser Komplikation durch Katheterisieren.

Ein Dauerkatheter führt sehr rasch zur Infektion. Stattdessen katheterisieren wir unter sterilen Kautelen, d.h. mit Handschuhen, ohne Benutzung der Hände mit Instrumenten, und das drei- bis viermal täglich. Ein Aufwand, der sehr teuer ist. Diese Methode, die sogenannte 'Non-touch-Methode' hat sich durchgesetzt in der ganzen Welt, nachdem in den ersten Jahrzehnten der Versuch gemacht wurde, mit einem Dauerkatheter zu arbeiten.

Eine weitere Komplikation ist das Druckgeschwür der Haut. Wir wissen, daß bei Patienten, die lange liegen, die Haut in besonderem Maße gefährdet ist, indem an den Stellen, die aufliegen, sich Druckmarken bilden, die Haut zerstört wird, und es zu Geschwürbildungen kommt.

Beim Querschnittgelähmten, bei dem durch die vegetative Störung die Hautdurchblutung verändert ist, kommt es in kurzer Zeit zu Druckulzerationen, und wenn sonst Tage und Wochen vergehen bis zur Entstehung, so sind es hier Stunden und Tage. Das sieht am Anfang ganz harmlos aus. Eine Rötung, dann ein Zugrundegehen der oberflächlichen Haut, aber schon die Rötung ist ein Zeichen der Schädigung und bedingt sofortige Maßnahmen. Guttmann hat die Methode eingeführt, diese Patienten dauernd in ihrer Lage zu verändern, dauernd zu drehen, und er hat mir erzählt, wie er seine Soldaten auf Schaumgummiquadern umgelagert hat, alle zwei bis drei Stunden.

2. Wie verläuft eine Querschnittlähmung?

Ein Junge von 15 Jahren erleidet eine Querschnittlähmung. Er ist im Sommer in ein Gewässer gesprungen, das er nicht kannte. Er schlug mit dem Kopf auf und brach sich die Halswirbelsäule. Er wurde aus dem Wasser geholt, man stellte die Lähmung fest, und er hatte Glück, daß er sehr schnell in ein Spezialzentrum gebracht wurde.

Sie können sich vorstellen, daß bei kombinierten Verletzungen es oft sehr schwer ist, festzustellen, ob eine Querschnittlähmung vorliegt. Die Diagnose einer Querschnittlähmung ist so schnell wie möglich zu stellen. Der Transport, ein Spezialtransport, soll möglichst in ein spezialisiertes Zentrum erfolgen, wie wir sie heute in einer Zahl von einem Dutzend in der Bundesrepublik haben. Transporte mit dem Krankenwagen sollten nur über kürzere Distanzen erfolgen. Was über 80 km zu transportieren ist, soll möglichst mit dem Hubschrauber geschehen. Wir haben heute in der Bundesrepublik ein Netz der Möglichkeiten für Hubschraubertransporte.

Warum ist das so wichtig? Bei unsachgemäßem Umgehen mit dem Verletzten und bei unsachgemäßem Transport kann es vorkommen, daß die Schädigung des Rückenmarks durch Veränderung der Lage der gebrochenen Wirbelsäule stärker wird. Es ist vorgekommen, daß aus einer Teillähmung eine totale wurde durch Fehler beim Transport. Wir lagern die Verletzten heute auf Spezialmatratzen, wo durch die Anlage eines Vakuums die Matratze dem Körper angepaßt wird, dann fixiert, so daß beim Transport die Wirbelsäule sich nicht weiter verändern kann in ihrer Lage. Wichtig ist nun die Lagerung. Drei Helfer heben den Betreffenden, drehen ihn vorsichtig und bei Verletzung der Halswirbelsäule fixiert ein vierter den Hals. (Abb.7)

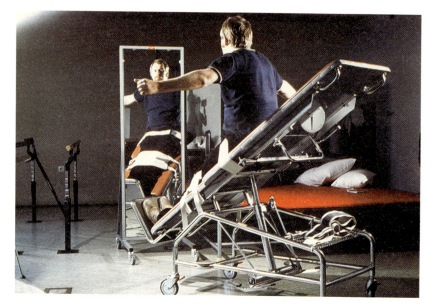

Abb.2

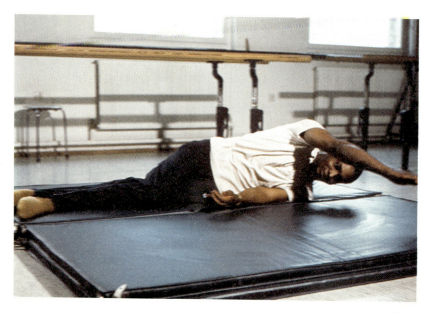

Abb.3

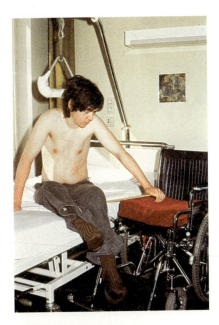

Abb.4

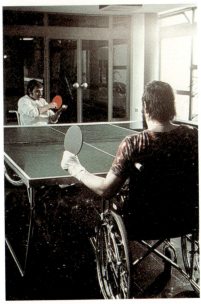

Abb.5

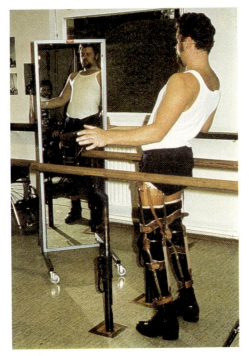

Abb.6

29

Rehabilitation zum Leben

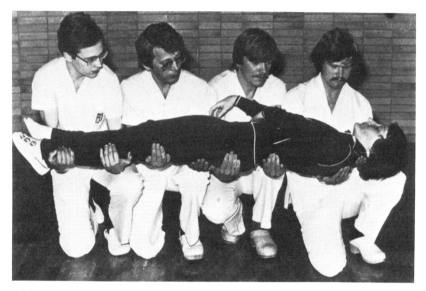

Abb.7

Im Spezialzentrum wird der Verletzte auf ein Spezialbett gelegt, wo die Wirbelsäule in eine bestimmte Position durch Kissen eingestellt wird.

Früher hat man den Verletzten manuell umgelagert. Von der Seitenlage auf die Rückenlage, von der Rückenlage in die Seitenlage oder in die Bauchlage. Eine Arbeit, die sehr schwer ist für das Pflegepersonal, weil dieses Anheben sehr langsam und vorsichtig geschehen muß, und weil das Gewicht eine Rolle spielt. Wir arbeiten heute kaum noch in dieser Art und Weise, sondern mit Spezialbetten. (Abb.8) Da geschieht folgendes: Auf solch einem Spezialbett liegt der Verletzte auf einer relativ festen Unterlage, dann wird eine zweite Unterlage auf ihn gelegt. In dieser Position wird das ganze Bett gedreht und nach der Rückenlage die Bauchlage hergestellt. Dieses Drehen wird alle drei bis vier Stunden durchgeführt. Ein besonderes Problem bilden die Halswirbelsäulenverletzten, weil sich hier bei der Drehung die Halswirbelsäule nicht verändern darf. Um eine Fixierung zu erreichen, wird an den Kopf eine Klammer mit Zug angelegt, so daß die Wirbelsäule dauernd gestreckt ist.

Sie werden mich fragen: wie hält man so etwas aus? Die Erfahrungen ergeben, daß dieses "turning", dieses Drehen, im Anfang mit Schwierigkeiten erlebt wird, daß aber der Patient sich daran gewöhnt, besonders dann, wenn ihm die Notwendigkeit klar ist, und daß er sogar die Bauchlage gegenüber der

Hans-Joachim Drossel

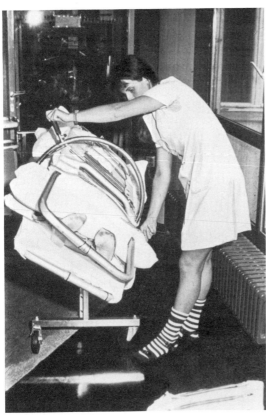

Abb.8

Rückenlage bevorzugt, weil man in der Position einige Dinge tun kann. Unser junger Freund liegt also jetzt auf dem Sandwich-Bett, er wird dauernd gedreht, aber das Belastende seiner Situation ist jetzt, daß er total abhängig ist von den Menschen, die ihn behandeln. Er muß gefüttert werden, oder er wird flüssig ernährt über ein Saugrohr. Weil die Sensibilität gestört ist, merkt er nicht den Füllungszustand seiner Blase, die Blase wird entleert von anderen. Er ist weiterhin vollkommen unselbständig in der Entleerung des Darmes. Er muß gewaschen werden, er tut nichts mehr allein. Seine Eigenversorgung ist total beendet, er ist 100%ig abhängig. Und so geht das über Wochen — tagaus, tagein: gedreht, versorgt, und es dauert so lange, bis der Bruch der Halswirbelsäule ausheilt, d.h. unser 15-jähriger Patient liegt jetzt etwa 8—10 Wochen auf dem Spezialbett und wird so versorgt. Und eines Tages, nach wenigen Wochen, merkt man auf einmal, daß der Darm, der total gelähmt war und vorher ausgeräumt werden mußte, wieder anfängt, seine Funktion zu erfüllen. Mit diesem Augenblick setzt die Therapie mit Abführmitteln ein. Gleicherweise kehrt die Blasenfunktion zurück: man merkt es daran, daß es zu Spontanentleerungen kommt, und dieses Ereignis wird benutzt, die Verselbständigung zu aktivieren und eine eigene Entleerung der Blase zu erreichen, indem man durch Reflexe die Funktion in Aktion setzt. Über dem Schambein wird kräftig auf den Unterbauch geklopft und dadurch ein Reiz auf die Blase ausgeübt, daß diese sich kontrahiert und entleert.

31

Rehabilitation zum Leben

Wenn wir im Röntgenbild feststellen, daß der Bruch fest ist, fangen wir an, den Patienten aufzurichten. Er kommt auf einen Spezialtisch, (Abb.2) auf dem er aus der Waagerechten aufgerichtet wird täglich etwa um 15 Grad, so daß er etwa nach einer Woche in der Senkrechten ist, und wir stellen bei ihm fest, daß sein Kreislauf recht labil geworden ist, so daß wir ihn unterstützen müssen, damit die Blutverteilung normal gehalten wird. Und wir stellen mit Freude fest, daß seine Tetraplegie nicht vollständig ist, daß er Restfunktionen hat in den Armen, daß er die Arme etwas heben kann und damit mithelfen kann, die verbleibende Funktion so zu trainieren, daß er das Bestmögliche aus ihr herausholt.

Vom Elevationstisch kommt er auf die Matte, (Abb.3) und nun beginnt über Wochen ein hartes Training, bei dem alle verbleibenden Funktionen von den Krankengymnastinnen aktiviert werden. Das geschieht auch im Sitzen, und unser Freund hat das Glück, daß er mit geringen Restfunktionen sitzen kann und auch die Arme sogar etwas anheben kann. Er überprüft und überwacht dieses Üben mit Hilfe der Krankengymnastin vor dem Spiegel. Er ist jetzt so weit, daß ein Teil seiner Selbständigkeit zurückgewonnen ist. Es geht all dies sehr langsam und schwierig, und es gilt jetzt, ihn zu überzeugen, daß er das Bestmögliche selbständig herausholen muß, daß es auf ihn ankommt, was aus den Resten seiner Bewegungsfunktion wird. Und es gelingt sogar, ihn in den Rollstuhl zu bringen, und dieser Rollstuhl wird ihn nun für den restlichen Teil seines Lebens begleiten. Unser Patient hat sogar die Möglichkeit, zu fahren, allerdings, er wird nie die Geschicklichkeit im Umgang mit dem Rollstuhl haben wie ein Paraplegiker, der die volle Kraft seiner Arme hat, dem dann das Kippeln gelingt, das Fahren nur auf zwei Rädern, und das Überwinden von Steigungen und Treppen. Er beendet die zweite Phase seiner Rehabilitation, indem er einmal außerhalb des Bettes ist, zweitens, indem er die Restfunktionen im Rollstuhl trainieren kann und indem er drittens anfangen kann, sich in den Versorgungen des täglichen Lebens zu helfen. Er lernt es, sich unter sehr großen Schwierigkeiten anzuziehen, aus dem Bett hinüberzukommen in den Rollstuhl. (Abb.4) Von einer Woche zur anderen wird er dem normalen Leben angepaßter.

Bei manchen Paraplegikern gelingt es sogar, mit Hilfe von Schienen, Stehen und Laufen zu ermöglichen, bei unserem Patienten war das nicht möglich, er war auf den Rollstuhl voll und ganz angewiesen. (Abb.6)

Dann kommt die Phase 3 der klinischen Rehabilitation, in der der erreichte Zustand verbessert wird und in den letzten Wochen — wir rechnen beim Paraplegiker mit einer Zeit von etwa sechs Monaten, beim Tetraplegiker von 12 bis 15 Monaten — der Patient angepaßt wird an das tägliche Leben. Unser

15jähriger beginnt in dieser Zeit mit dem Schulunterricht, den er ja über Monate unterbrochen hatte. Ein Lehrer kommt und fängt mit ihm an zu arbeiten und so hat er ein gerüttelt Maß an Aufgaben den Tag über. Er beginnt morgens mit dem selbständigen Waschen, Anziehen, mit dem Frühstück außerhalb des Bettes. Dann kommt die Arbeit in der Krankengymnastik, wo die verbleibende Muskulatur trainiert wird, die Arbeit in der Ergotherapie, wo er jetzt über den Schulunterricht hinaus sich noch andere Funktionen aneignen muß. Er kann nur schlecht schreiben, also lernt er Schreibmaschineschreiben. Dann kommt der Unterricht, dann kommt der Nachmittag wieder mit der Krankengymnastik, der Tag ist total ausgefüllt. Von den Ergotherapeuten werden Hilfsmittel angeboten, um die kleinen Schwierigkeiten des Alltags zu meistern. Der Sport beginnt eine Rolle zu spielen; in der Krankengymnastik ist unser Patient im Bewegungsbad, er konnte schwimmen, daher kam ja das ganze Unglück, er ist jetzt mit Hilfsmitteln im Wasser und merkt dort, daß die verbleibende Muskulatur im Wasser viel brauchbarer ist; er versucht sich im Tischtennis, (Abb.5) was bei ihm mit der Restfunktion möglich ist; er gewinnt Zutrauen allmählich wieder zu sich selbst.

Die Eltern sind zu Besuch. Während sie in den ersten Wochen bei ihm am Bett saßen und mit ihm wenig anfangen konnten, kommt jetzt wieder mehr Gemeinsamkeit, und er beginnt von der letzten Phase an die Klinik zu verlassen, er bekommt Urlaub. Wir haben in Berlin ja jetzt ein Transportmodell, das sich bisher vorzüglich bewährt hat: er wird mit einem Spezialbus, dem Telebus, abgeholt, nach Hause gebracht, ist stundenweise zu Hause; mit Hilfe der Mitarbeiter bei den sogenannten Außenaktivitäten verläßt er die Klinik und bewegt sich bei uns in Zehlendorf, indem er zu Woolworth einkaufen fährt, indem er abends mal zu einem Konzert fährt, indem er mal ins KDW fährt, um zu sehen, was dort los ist, und fängt an, sich auseinanderzusetzen mit dem bisherigen Zuhause und mit der Welt draußen.

In diese Zeit fallen jetzt Überlegungen, wie es nach der Entlassung sein wird. Bei unserem Jugendlichen die Frage, wie es mit der Schule wird. In diesem Falle hatten wir das Glück, eine Schule zu finden, die sehr kooperativ war. Der Schulleiter kümmerte sich selbst um die Situation, und es gelang in der Schule, die äußeren Umstände so zu gestalten, daß der Junge mit dem Rollstuhl am Unterricht teilnehmen kann.

Weiterhin mußten Überlegungen angestellt werden hinsichtlich der Wohnung der Eltern. Wir hatten Glück: das Haus, in dem der Junge wohnt, hat einen Fahrstuhl. Die drei Treppenstufen in den Hausflur hinein konnten überwunden werden, mühelos, doch in der Wohnung selbst waren allerdings Umbauten notwendig. Zum Beispiel in der Toilette. In der Klinik wurde gelernt, selbst eine Darmleerung durchzuführen mit Hilfe von Abführmitteln an bestimmten Abführtagen. In der Klinik ist die Möglichkeit gegeben, mit dem Rollstuhl neben das Toilettenbecken zu fahren und mit Hilfe einer Halterung sich überzusetzen auf das Toilettenbecken. Dieser Umbau mußte auch in der Wohnung vorgenommen werden, wo glücklicherweise die Toilette groß genug war, um dieses Umsetzen auf das Becken zu gewährleisten.

Weiterhin war es in dieser Wohnung möglich, Schwellen herauszunehmen, die Türbreiten reichten aus. In vielen Fällen ist es aber so, daß eine Wohnungsumsetzung erfolgen muß, und wir haben in Berlin ja schon eine größere Anzahl von solchen RB-Rollstuhlbenutzer-Wohnungen, Wohnungen, die eine größere Fläche haben mit anderen Abmessungen.

Viel ist in dieser Zeit erreicht. Aus dem Jungen, der total hilflos war, ist nebenbei ein junger Mann geworden: er war 16 1/2 Jahre alt als er entlassen wurde und hatte einen gehörigen Weg seiner Pubertät gleichzeitig zurückgelegt. Er war ein junger Mann geworden, der wohl behindert, aber so weit gefördert ist, daß er draußen in dem Milieu seiner Familie wieder leben kann. Als er entlassen wurde, konnte nach kurzer Zeit der Schulbesuch fortgesetzt werden, und was wir inzwischen von ihm gehört haben, ist erfreulich: der Schulbesuch läuft, wahrscheinlich kann er einen regulären Abschluß machen, es werden schon Überlegungen über seine Berufsfindung angestrengt, und es wird sich ein Beruf finden, den er vom Rollstuhl aus durchführen kann.

Dazu die Frage: wer hat das alles mit ihm erarbeitet? Arbeit mit Querschnittgelähmten ist Teamarbeit: Ärzte, Krankenschwestern, Pfleger, Krankengymnastinnen, Ergotherapeuten und Sozialarbeiter. Bei der Rehabilitation von Querschnittgelähmten ist die Sozialarbeit von großer Bedeutung, und ich habe mir von meiner Sozialarbeiterin auflisten lassen, was sie bei diesem Jungen alles gemacht hat. Ihre erste Aufgabe war, sich ein Bild zu machen über die Gesamtsituation des Patienten: sein Verhältnis zu den Eltern und die soziale Situation zu Hause, Bildungsgrad, in Aussicht genommene Berufe. Von besonderer Bedeutung ist die Kassenzugehörigkeit; denn oft ergeben sich große Schwierigkeiten mit der Kostenübernahme. Man kann sich ausrechnen, was eine solche Behandlung kostet, wenn man ansetzt, daß ein Tag DM 200,— kostet.

Als nächstes die Frage der Wohnung. Ein Hausbesuch ist notwendig bei den Eltern, um festzustellen, was vorhanden ist, was geändert werden muß. In unserem Falle war es nicht notwendig. Rentenanträge müssen u. U. gestellt werden, die Rentenfrage muß geklärt werden, gerade bei Tetraplegikern, falls eine Umschulung nicht möglich ist. Die Kontaktaufnahme zu einer großen

Zahl von Dienststellen ist notwendig, und das kostet Zeit und Geduld. Große Mühe machen uns die Ausländer. Dabei ist die Schwierigkeit, Geld zu bekommen, besonders groß, und meine Fürsorge hat mir gesagt, das würde die meiste Zeit kosten. Dann spielen sprachliche Probleme eine Rolle. Bei anderen Patienten muß der weitere Aufenthalt geklärt werden. Es gibt Tetraplegiker, die keine Angehörigen haben, und in diesem Falle ist eine Unterbringung in einem Heim notwendig. Dann spielt die Ehefrage eine Rolle. Und so kommt für die Sozialarbeit ein erhebliches Maß an Belastung zustande.

3. Welche psychischen und sozialen Probleme sind dabei wichtig?

Kommen wir zum dritten Punkt, nämlich zur Frage der psychologischen Situation. Wenn man von Querschnittgelähmten berichtet, kommt immer wieder die Frage: Haben Sie auch in Ihrem Team einen Psychologen? Wir müssen zum Verständnis der psychischen Lage eines Querschnittgelähmten wissen, daß sich von einer Stunde zur anderen ein Leben 100%ig ändert, indem aus einem selbständigen Menschen ein vollständig abhängiger geworden ist. Seine Existenz hat sich ja so grundlegend verändert, daß Guttmann in einem Referat sagen konnte: "Es gibt in der Spezies Mensch neben dem Erwachsenen und neben dem Kind noch den dritten, den spinalen Menschen — den Querschnittgelähmten."

Bedenken wir bitte: sein Körper, der bisher im großen und ganzen störungsfrei arbeitete, verändert sich im Handumdrehen. Bisher bestand das positive Gefühl der Sicherheit, der Selbständigkeit. Und das ist verloren. Denn die unterhalb des Lähmungsniveaus liegenden Partien sind nicht mehr verfügbar, sie sind scheinbar nicht mehr da. Er fühlt sie nicht mehr, die Bewegung ist fort. Nichts ist mehr unterhalb dieser Linie, dort ist Totenstille.

Eine Psychologin, die selber querschnittgelähmt ist, beschreibt das folgendermaßen — ich zitiere —:
". . . Ein solcher Mangelzustand ruft auch bei einem Menschen, der von der Prägung seiner Persönlichkeit her als gesund oder gar besonders stabil zu bezeichnen wäre, zwangsläufig heftige Affekte von Angst und Wut hervor, auch von Panik und tiefer Depression. Wichtig ist, daß solche intensiv unlustvollen Affekte nur schwer über längere Zeit zu ertragen sind, und deshalb zunächst einmal fast jedes Mittel zur Bewältigung der Panik angemessen erscheint. Wir wissen z. B. aus Erfahrung, daß das Trauma einer Querschnittlähmung von fast allen Patienten zunächst, und oft über einen langen Zeitraum hinweg, verleugnet wird. Die Patienten sind nicht imstande, die Diagnose intellektuell oder gar emotionell anzunehmen. Sie tun erst einmal so, als hätten sie irgendeine beliebige Krankheit, die wieder vorübergeht. Oder sie nehmen die Lähmung überhaupt nicht zur Kenntnis, was auch ein Stück weit möglich ist, da ja primär keine Schmerzen auftreten. Dabei ist die

Rehabilitation zum Leben

Verleugnung ein psychischer Abwehrmechanismus, der sonst nur bei Psychotikern auftritt . . ."

Schon an diesem Umstand kann man ermessen, wie schwerwiegend das Initialtrauma einer Lähmung sein muß. In dieser Situation der Panik ist es nun notwendig, den Patienten zu informieren. Wir machen das so, daß wir ein Anfangsgespräch durchführen. Dieses Gespräch sollte so zeitig wie möglich erfolgen, meist kommt es zu spät. Es soll erfolgen in dem Moment, wo der erste Schock überwunden ist, wo das Bewußtsein einigermaßen klar ist. Wir führen es so durch, daß wir Eltern, Verlobte, Ehefrau, Angehörige beteiligen. Wichtig ist bei dem Gespräch

a) daß die Atmosphäre gut ist, daß vermittelt werden muß ein Gefühl des verständnisvollen Annehmens;

b) daß bei dem Gespräch der Wissensstand des Patienten berücksichtigt wird, daß der Arzt nicht anfängt, mit Fremdwörter und mit Begriffen zu arbeiten, die nicht verstanden werden, denn es ist durchaus möglich, diese Befunde einfach und klar darzustellen.

c) daß die Wahrheit gesprochen wird.

Das hört sich hier so einfach an, aber dem Verunfallten zu sagen: du wirst dein Leben lang an den Rollstuhl gefesselt sein, dazu gehört Mut. Nur die Wahrheit hilft, jede Lüge vergiftet die Atmosphäre, und sie hilft dem Patienten nicht. Allerdings darf diese Wahrheit nicht gesagt werden wie eine Urteilsverkündung ohne persönlichen Bezug. Die Art und Weise, wie man das macht, muß sich aus der Situation ergeben. Dabei ist wichtig zu bedenken: solange der Mensch lebt, hofft er. Die Hoffnung darf ihm nicht genommen werden.

Wenn man dem Patienten sagt, du bist querschnittgelähmt, du wirst nicht laufen können, kann man ihm gleichzeitig klarmachen, du wirst ein Leben führen können, das Leben eines Normalen mit Behinderung. Das ist beim Paraplegiker einfach, schwer aber beim Tetraplegiker, und wir kommen in Bereiche, wo dem Arzt und seinen Mitarbeitern schwere Fragen gestellt sind. Hoffnung muß weiter bestehen, Hoffnung vor dem Hintergrund des Nichts, das körperlich erlebt wird, durch die Totenstille unterhalb der Lähmung. Und nun ist dieses Gespräch keine einmalige Angelegenheit, sondern es muß der Beginn sein einer permanenten Zusammenarbeit, einer permanenten Information, an der alle Beteiligten des Teams arbeiten.

Ein Student mit einer Tetraplegie schilderte, wie er bis zu dem Gespräch erst mal versucht hatte, Informationen zu sammeln, wie er jeden fragte, hörte, und wie er besonders entsetzt war über die Selbstverständlichkeit des Umgangs des Personals mit ihm. Ihm war eine Welt zusammengebrochen, er wußte nicht ein und nicht aus, und die taten alles so selbstverständlich. Sie drehten ihn, sie katheterisierten ihn. Er fing an, Informationen bei anderen Patienten zu suchen, er las, und nun das Interessante: von dem ersten Gespräch war ein Teil übriggeblieben, und er sagte mir, er habe wohl gehört, aber durchaus nicht alles verstanden. Und es setzte aber damit für ihn der Prozeß ein, daß er selber jetzt weiter sammelte, las und sich allmählich ein Bild von seiner neuen Existenz zusammenbaute.

Es ist klar, daß viele Emotionen und Ängste lebendig werden, die in dem langsamen Vertrautwerden mit der neuen Situation abzubauen sind, denn es muß nach diesem seelischen Trauma ein neues Gleichgewicht erarbeitet werden. Die Emotionen zeigen sich je nach der Persönlichkeit in zweierlei Form. Einmal in Aggressionen, und unsere Schwestern haben es schwer mit diesen Aggressionen, oder aber es kommt zur Reaktion der Regression. Passivität entsteht und ein Rückgriff auf kindliche Verhaltensformen. Der Zustand wird zum Teil verdrängt und verleugnet. Es geht darum, daß der Betreffende lernt, sich selber wieder anzunehmen. Das "Je refuse d' être comme je suis", "Ich verweigere zu sein, wie ich bin", ist typisch für die Situation, und nach dem "refuser" muß dann das Annehmen wieder kommen, und der Weg dazu ist lang. Besonders gefährlich ist die Regression. Ich hatte einen Patienten von 16 Jahren, einen sehr infantilen Jungen, der wieder Kind spielte. Er war lieb und brav und artig, ohne jede Aggression, aber er lag im Bett und machte nichts mehr. "Ach, laßt mich doch in Ruhe," sagte er, er lächelte mich an und sagte: "Es hat doch alles keinen Zweck." Hier fehlte jeder Leidensdruck, und hier war die Arbeit besonders schwer, denn er wurde von seinen Mitpatienten, die ja viel aktiver und aggressiver waren, abgelehnt, und auch das Personal resignierte.

Zu den sozialen Problemen. Sie spielten in der ersten Phase — in der Liegephase — keine so große Rolle. Aber sie werden zunehmend größer in der zweiten und besonders in der dritten Phase, denn die sozialen Bezüge müssen für den Querschnittgelähmten neu erarbeitet werden. Die Angehörigen sind als Besucher da, es ist sehr schwer mit ihnen. Sie wissen selbst, was Krankenbesuche für Schwierigkeiten bringen, was soll man miteinander? Zu sprechen ist nicht viel, zu berichten ist nicht viel. Der Querschnittgelähmte muß jetzt einen neuen Bezug zur Umwelt bekommen in Beratung, in Information und in Bestätigung. Es ist doch für eine Schwester so leicht, wenn Hosen anzuziehen sind, ihm rasch die Hosen hochzuziehen, überzustreifen. Es ist aber sehr schwer, daneben zu stehen, zu sagen: hier ist ein Fehler, jetzt faß mal dort an, faß hier geschickter an. Es kostet die zehnfache Zeit und kostet sehr viel Geduld. Aber es muß diese Art der Begleitung und der psychologischen Führung durchgeführt werden, damit neues Selbstwertgefühl entsteht, und es muß jeder Erfolg dabei anerkannt und gelobt werden. Das setzt eine besondere Einstellung der Mitarbeiter voraus. Dabei kommt es zu Gesprächen. Es sind auch psychologische Gespräche, wenn erklärt wird beim Kathetern, warum diese Art der Blasenentleerung durchgeführt wird. Denn hier geht es darum, Verständnis zu erwecken und den Übergang zu schaffen zu der späteren Selbständigkeit in der Blasenentleerung. Wir sehen hier die Notwendigkeit eines besonderen Engagements der Mitarbeiter, die Identifikation mit dem Patienten muß recht groß sein, sie darf aber nicht zu groß sein, weil dann wieder der zu kleine Abstand ein Hindernis darstellt und weil die psychische Belastung für den Mitarbeiter zu groß ist. Wir haben Schwestern und Pfleger, die aufhören, weil sie einfach in dieser Identifikation überlastet sind. Weil eine Schwester aufhören wollte, schrieb sie mir diesen Brief: "....Wenn ich anstelle der Patienten wäre, ich glaube, ich könnte nicht so gut verdrängen; mich nicht so hoffnungslos meinem Schicksal ergeben. Ich wäre ein sehr unbequemer Patient. Wenn ich jetzt in ihrer Situation wäre, ich glaube, ich würde schreien, ausflippen, kämpfen, verzweifelt sein...." Sie hat es nicht geschafft.

Eine besondere Rolle spielt der Verlust des Intimbereichs. Eine unerhörte Belastung, wenn in der ersten Zeit die Blasenentleerung, die Darmentleerung von fremden Menschen durchgeführt wird. Gleicherweise starke Belastungen ergeben sich durch die Veränderung im Sexualbereich. Wir haben bei Querschnittgelähmten eine breite Skala der Möglichkeiten. Bei den Frauen ist die Konzeption immer möglich, aber der Sexualablauf ist verändert. Bei den Männern besteht die Möglichkeit der totalen "impotentia colundi et generandi", also der Unfähigkeit zu koitieren und zu zeugen, bis zur — gerade oft bei Teilgelähmten — totalen Sexualfunktion. Und hier müssen neue Bezüge aufgebaut werden, hier gehen Ehen kaputt.

Was muß also erreicht werden bis zur Entlassung? Aus dem total hilflosen Querschnittgelähmten muß ein selbständiger Behinderter werden. Ein weiter Weg, der zweidimensional ansetzt, d. h. der Betreffende muß in der Lage sein, wieder im normalen Milieu zu existieren. Das gelingt in etwa 70% der Fälle. Die Dritte Dimension, die Frage nach dem Sinn eines solchen Lebens können wir nicht beantworten, eine Schwierigkeit, die ich in meiner Arbeit zunehmend erlebe. Bedenken Sie, erst seit etwa 1942 ist es möglich, Querschnittgelähmte am Leben zu erhalten, sie vor einem elenden Siechtum zu bewahren und sie wieder in ein normales Leben zu bringen. Aber wir haben gemerkt, daß das nicht alles ist, sondern daß eine Dritte Dimension dazu kommen muß, aus diesem Dasein wieder Leben wird, und zum Leben gehört der Sinn. [4a]

Und in dieser Dimension haben wir in der klinischen Rehabilitation nichts zu bieten. Ich möchte diese Frage offenlassen. In meinem Bereich lief vor kurzem ein Modellfall, daß eine Graphikerin mit unseren Patienten arbeitete, und daß in diesem Umgehen mit der Kunst Emotionen verarbeitet wurden und auch die Frage nach dem Sinn auftauchte, und dabei u.a. diese Antwort kam, dieses "Je refuse d'être comme je suis" —, daß aber auch andere Antworten kamen, positive, daß dieses Dasein wieder Leben sein kann. Die Frage nach dem Sinn ist uns allen gestellt, und es ist eine Aufgabe, die uns zeitlebens begleitet, und warum sollte es für den Querschnittgelähmten anders sein?

Rehabilitation zum Leben

Hekel: Zu der Akutversorgung am Anfang noch eine Frage: ist das so, daß die Lagerung im Vordergrund steht? Welchen Stellenwert hat der chirurgische Eingriff?

Drossel: Die Frage der Operation einer gebrochenen Wirbelsäule ist heute noch offen. Guttmann hat die Indikation für Operationen sehr niedrig angesetzt und gesagt, "Operiert nicht!" Er hat gezeigt an tausenden von Fällen in England und Amerika, daß in einem hohen Prozentsatz inkomplette Lähmungen in komplette durch die Operation überführt wurden. Es wird operiert, aber die Idee, daß man eine Wirbelsäule, die gebrochen ist, stabilisiert und daß man dadurch die Situation des Rückenmarks verbessert, stimmt nicht. Denn diese Manipulation an einem so empfindlichen Gewebe mit einer Operation ist eine relativ grobe Methode. Schädigt oft mehr als sie nutzt. Es gibt gewisse Notwendigkeiten, zu operieren. Wenn im Verlauf die Wirbelsäule nicht fest wird, dann muß stabilisiert werden. Zweitens, wenn Blutungen eintreten, die man an bestimmten Symptomen diagnostizieren kann und die eine weitere Schädigung fürchten lassen. Daraus ergibt sich dann die Notwendigkeit zu operieren. Also Operation in der Norm nicht, nur in besonderen seltenen Fällen.

Mutter von Florian: Bei einer Krankenhausausstellung hat sich der Leiter einer Rehabilitationsabteilung ein Bett bestellt von dem er sagte, das wäre das Neueste, das es jetzt gibt, vielleicht interessiert es Sie, Das besteht in der Hauptsache aus einer Art Sack, in dem winzig kleine wie Sandkorn große Glaskügelchen sind, und es wird beständig von unten Luft durchgeblasen.

Drossel: Ich hatte das Bett zur Erprobung. Dieses Bett verhindert sicherlich in guter Art und Weise die Druckgeschwüre, und es braucht nicht bewegt zu werden. Es hat also Vorteile, aber die Kosten!

Mutter von Florian: Noch eine Sache hätte ich, und zwar sagten Sie DM 200,— am Tag. Mir wurde gesagt, Intensivpatienten mit Dialyse allerdings 6000 Mark am Tag. Bei meinem Sohn wurden geschätzt 30.000 Mark Intensivkosten, und ich würde da vielleicht Frau Haenchen als Anregung geben, dieser Junge ist in der Freizeit verunglückt, er müßte also eine Schülerzusatzversicherung gehabt haben, die kostet im Jahr 8 Mark. Ich weiß nun nicht, wie man alle Eltern dazu bewegen kann, daß sie diese Zusatzversicherung abschließen, denn mit 8 Mark im Jahr hätten die Versicherungen die ganzen Kosten getragen. Die 8 Mark sind für Freizeitunfälle. Die Schülerversicherung ist kostenlos, sie trägt also z.B. den Unfall von meinem Sohn, weil der Unfall auf dem Schulweg passiert ist, aber mit 8 Mark zusätzlich sind eben auch Unfälle, die in der Freizeit passieren, abgedeckt. Ich denke, das ist ganz wichtig.

Drossel: Ja, soll ich zu dem Kostenproblem noch etwas sagen? Es ist so, mein Haus hat etwa 1200 Betten, und da sind natürlich die einzelnen Abteilungen sehr kostendifferent. Ich weiß, daß meine Abteilung viel teurer ist, und daß mit 200 Mark der Tag nicht abgedeckt ist. Aber das wird ausgeglichen durch eine Mischkalkulation.

Peruzzo: Sie hatten von Spezialkliniken gesprochen und Spezialeinrichtungen, die es für querschnittgelähmte Patienten gibt, eine Handvoll und mehr, haben Sie gesagt, in Deutschland. Ich habe gerade einen Patienten von unserer Praxis erlebt, einen Alkoholiker, der von einer Treppe gestürzt war, der dann in das große Krankenhaus links der Weser nach Bremen gebracht wurde, daß dieses Krankenhaus sich also verrückt telefoniert hat, um diesen Patienten wieder "loszuwerden", ihn einer adaequaten Therapie zuzuführen. Während dieser Situation, während dieser Bemühungen des Stationsarztes und unserer Assistentin, die in der Klinik am Krankenbett geblieben war, nieste der Patient und starb am Niesen. Das heißt, solche Dinge werden also spontan offensichtlich in den Allgemeinen Kliniken noch nicht berücksichtigt, wenn der Kopf fixiert gewesen wäre, wäre nichts passiert. Ist das tatsächlich so schwierig, von Bremen aus so einen flotten Hubschrauber zu organisieren und zu sagen: da und da ist das? Das hat mich sehr erschüttert, der Fall ist vor 14 Tagen passiert.

Drossel: Wir stehen in einer Situation, wo die Information immer noch besser sein könnte. Die Bundesärztekammer hat über die Medien schon eine Menge veröffentlicht, Literatur gibt es eine ganze Menge, aber ob das schon überall hingedrungen ist, ist die Frage. Zweitens ist es auch eine Frage der diagnostischen Erkenntnis. Es ist ja oft so, daß ein Verunfallter bewußtlos ist, und dann wird er getragen, und wir können uns vorstellen, was das bedeutet bei einer gebrochenen Wirbelsäule. Ich habe leider unter meinen Patienten einen, von dem ich weiß, daß der Transport ihn erheblich geschädigt hat. Ich kann dazu weiter nichts sagen.

Doch zu Ihrem Fall Bremen: Es gibt eine Zentralstelle in Deutschland: eine zentrale Verteilungsstelle, die saß bisher in Frankfurt, jetzt in Hamburg. Dort werden die Betten verteilt. Das hat sich auch noch nicht herumgesprochen. Also Bremen hätte sofort angerufen: Habt Ihr ein Bett? Die hätten gesagt: nein, Hamburg nicht, aber Berlin hat. Und dann eben sofort mit Hubschraubertransport. Berlin hat ja leider den Nachteil, daß durch den Korridor keine Hubschrauber durchgelassen werden. Wir müssen also umlagern. Aus Bremen habe ich mehrere Patienten gehabt. Da haben wir folgendes gemacht: Von Bremen aus Transport ein paar Kilometer bis zum Flugplatz, Einladung in eine Linienmaschine. Transport nach Berlin, und dann wieder mit Spezial-Sanitätskraftwagen Transport zu uns. Sie haben recht, das ist ein Problem,

Rehabilitation zum Leben

daß a) von vornherein groß genug ist und b) sicherlich noch nicht optimal gelöst.

Ich meine, so etwas kann uns allen so passieren. Wir kommen dazu, wie ein Unfall geschehen ist und haben den Verdacht einer Querschnittlähmung, wenn der Betroffene sagt: was ist denn los, ich merke meine Beine nicht mehr. Wenn man dann anfäßt und zwickt und sagt: tut das weh, und der Verletzte sagt, nein, dann weiß man, was los ist. Und in dem Augenblick heißt die Notwendigkeit: möglichst liegenlassen. Beim leisesten Verdacht einer Querschnittlähmung: wenig Bewegung. Liegenlassen, wenn es möglich ist. Und dann — beim Telefonieren, sofort sagen: möglichst Vakuummatratze. Es passiert nämlich folgendes: eine Matratze, die mit diesen Kügelchen ausgefüllt ist, gibt die Möglichkeit, vorsichtig aufzulegen, und nun modelliert sich die Matratze dem Körper an, und dann wird ein Vakuum hergestellt, und die Matratze ist fest wie Gips, d.h. die Wirbelsäule kann gar nicht mehr bewegt werden. Und diese Matratzen sind heute bei den meisten Stellen, wo Unfälle versorgt werden, vorhanden. Ich mache es so, daß ich den Maschinen, die abholen, in Berlin schon die Matratze mitgebe, und dann wird umgelagert dort, oder ich übernehme direkt, wenn Verletzte mit diesen Matratzen kommen.

Schüler: Wie ist die finanzielle Unterstützung der Kranken?

Drossel: Es ist Aufgabe der Sozialarbeiter, die Kostenübernahme zu klären; sehr oft sind Sozialämter die Kostenträger.

Schüler: Ja, ich denke auch daran, werden eigentlich großzügige Hilfen gewährleistet, z.B. beim Umbau, Gardinen oder Erneuern.

Drossel: Solche Hilfen kommen vom Bundessozialhilfegesetz. Da haben wir Möglichkeiten einzugreifen, und ich habe den Eindruck, da wird sehr verständnisvoll geholfen. Wir können uns sehen lassen, übrigens wir können uns sehen lassen in der Welt.

Mitterdorfer: Zu Ihrer angesprochenen 3. Dimension ist mir eingefallen die Arbeit von Kübler-Ross mit Sterbenden, wo vielleicht ähnliche Phasen — Nichtwahrhabenwollen — Zorn — Verhandeln — Depression — Zustimmung durchlaufen werden, wo ein neuer Sinn gefunden werden muß. Nur ist beim Sterbenden dann wirklich der Zeitpunkt da, wo er sagen muß, jetzt komm' ich nicht mehr weiter. Bei den Verletzten, bei den Spinal-Verletzten, wie Sie es ausgedrückt haben, besteht eben noch der große Vorteil, daß man dem Verletzten noch die Hoffnung geben kann, daß es weitergeht. Und ich glaube, daß man diese Phasen, wie sie z.B. Kübler-Ross für die Sterbenden verdeutlicht, daß man diese Phasen dem Verletzten zugestehen muß, daß man ihn auch eine Zeitlang in der Aggression, Regression, im Schock drinnenlassen muß, und sehr schonend die nächste Phase vorbereiten muß.

Drossel: Ich bin etwas betreten, weil ich den Eindruck habe, dazu ist noch viel zu wenig gesagt worden. Bei Kübler-Ross ist sicher, daß zwei Möglichkeiten bestehen: die positive und die negative. Es fällt manchem sehr schwer, die Frage nach dem Sinn zu beantworten und einen neuen Sinn zu finden. Ich habe immer den Eindruck, daß dabei das alte Wort gilt, ich glaube, es ist jetzt 2000 Jahre alt: "Wer da hat, dem wird gegeben, und wer da nicht hat, von dem wird das, was er hat, noch genommen!" Wer schon irgendwie etwas an Substanz hatte, der wird das ausbauen zur Beantwortung der Sinnfrage. Oder man fängt an zu saufen. Der Alkohol spielt leider bei Querschnittgelähmten eine relativ große Rolle. Aber im Alkohol liegt die Gefahr, daß er eben verhindert, eine lebensbejahende Antwort zu finden.

Urner-Wiesmann: Ich möchte gern anknüpfen, meine Frage war zuerst: konnte dieser Junge auch eine richtige Pubertät erleben?
Das muß schwer genug sein. Auch in anderen Lebensabschnitten. Aber es ist doch ganz entscheidend, ob man hier überhaupt eine normale Phase durchleben kann, oder ob die ganz verändert ist. Ich glaube, daß dies eine ganz erhebliche Veränderung der Persönlichkeit mit sich bringen könnte.

Drossel: Dieser Junge hat die Pubertät durchgestanden — durchaus. Man muß aber annehmen, daß er die geistig-seelische Entwicklung wohl angefangen hat, aber ich muß es offenlassen, wie es weitergeht. Denn die körperliche Dimension ist ohne Bedeutung.

Urner-Wiesmann: Ich dachte an die seelische Entwicklung, die eine große Rolle spielt, daß der Junge trotzdem leben kann, um sich nachher entwickeln zu können.

Drossel: Ja, aber wir sind damit wieder in der 3. Dimension.

Haenchen: Ich möchte Ihnen danken, daß Sie am Beginn unserer gemeinsamen Arbeit in Referat und Frage schon in den ersten Stunden vorgedrungen sind zum zentralen Thema dieser Klausur: Was braucht die S e e l e des körperlich Rehabilitierten? In einem solchen Haus, wie dem von Herrn Drossel wird von ärztlicher Seite getan, was möglich ist. Kann ein Mensch, der das Mögliche tut, mehr tun als er tut? Nein.

Es wird von den pflegerischen Kräften der volle Einsatz erbracht, der über das Körperliche hinaus immense nervlich-seelische Belastungen mit sich bringt. Kann eine pflegerische Kraft noch mehr tun? Nein.

Und damit sind wir bei der entscheidenden Frage: Woher soll dann die Hilfe

Rehabilitation zum Leben

kommen bei der verzweifelten Suche nach dem Sinn? Wir kreisen mit unseren Gedanken doch bereits alle darum: Wer begleitet den Patienten auf dem Weg, Ja! sagen zu lernen zu dem neuen, anderen Leben? Und eben darum steht so nachdrücklich in unserem Programm diese Frage nach der 3. Kraft — Herr Drossel nennt sie die 3. Dimension —. Wir sind uns völlig einig, daß wir genau das gleiche meinen.

Besuchszeit: 15.00 - 15.30 Uhr
Eltern werden Co-Therapeuten?

Hede Haenchen

Das Thema ist im Programm herausfordernd formuliert. Ich bedauere sehr, daß Sie mit meinen kurzen Hinweisen vorliebnehmen müssen - es wäre für uns alle so wichtig gewesen, einen Mitarbeiter des Hauses die Entwicklung schildern zu hören, die zu dieser Besuchsregelung geführt hat.

Wir hatten dieses Thema vor allem deshalb vorgesehen, weil wir überzeugt waren, daß im anschließenden Gespräch mit großer Wahrscheinlichkeit sehr verschieden geartete Argumente aufeinandertreffen würden, die sich, als Kontrast, über Nacht schon in Ihnen setzen könnten zur Vorbereitung auf die Berichte morgen, in denen nicht von halben oder ganzen Stunden, sondern Tagen, Nächten, Wochen, Monaten des Aufenthaltes von Eltern auf der Intensivstation die Rede sein wird.

800 m von der niederländischen Grenze entfernt, war ein Junge mit seinem Motorrad verunglückt.

Die Erstversorgung erfolgte in der nächstgelegenen Kreisstadt, die über eine Intensivpflegestation in ihrem Krankenhaus verfügte.

Nach der Verlegung in das kleine Krankenhaus der heimatlichen Kleinstadt, dessen Mitarbeiter voll guten Willens waren, sich aber dem Zustandsbild des apallischen Syndroms hilflos gegenüber sahen, tauchte sehr bald der Gedanke auf, den Jungen in ein Rehabilitationszentrum zu verlegen. Da weit und breit keine Einrichtung bestand, die der Aufgabe gewachsen gewesen wäre, wurde der Junge in ein Haus gebracht, das - Luftlinie - 280 km entfernt war.

Die Eltern sparten das Reisegeld zusammen, um ihren Sohn zu besuchen. Sie baten um meine Unterstützung.

Nach umständlicher Fahrt mit vielem Umsteigen trafen wir uns auf dem winzigen Bahnhof Coppenbrügge, legten den Rest des Weges zu Fuß zurück und waren gegen Mittag in dem Spezialkrankenhaus, in dem der Vater des Patienten unsere Ankunft telefonisch angekündigt hatte unter Hinweis auf die weiten Anmarschwege.

An der Pforte wurde uns höflich aber bestimmt gesagt: s.o.!
Ich bat, mit einem Verantwortlichen sprechen zu dürfen. Der Leiter des pflegerischen Dienstes kam, um mit Bestimmtheit zu sagen, daß Sonderregelungen leider nicht möglich seien, wir möchten warten. Wir warteten.

In den wenigen Minuten, in denen die Eltern ihren Sohn sehen konnten, kämpften sie mit starker innerer Erregung: vergessen waren alle Ratschläge, die ich nicht nur gegeben, sondern begründet hatte. Der Vater verfiel wieder in seine schnelle, kehlige, hastige Sprechweise, die ich schon in dem Kleinstadt-Krankenhaus bei ihm erlebt hatte. Wir hatten verabredet, daß ich ihn am Rock zupfen würde zum Zeichen, daß er langsamer und leiser sprechen solle - vergebens.

Die innere Spannung stieg, als beide Eltern deutlich wahrnahmen, daß ihr Sohn ihre Stimmen erkannte und dadurch seinerseits in inneren Aufruhr kam.

Als ein Pfleger das Ende der Besuchszeit ankündigte, bat ich, noch 10 Minuten bei dem Jungen bleiben zu können, um das Fortgehen der Eltern ein wenig abfangen und die Erregung mildern zu können. Das wurde mir verständnisvoll erlaubt.

Nachdem ich die weinenden Eltern zu beruhigen versucht hatte, ging ich noch einmal zur Intensivpflegestation zurück, um mit dem Leiter des pflegerischen Dienstes über die Begründung für diese Besuchsregelung zu sprechen.

Mir wurde mitgeteilt, daß bei der Planung des Hauses LINDENBRUNN 'offene Tür' als selbstverständlich festgelegt worden sei. Im Verlauf der letzten 10 Jahre seien aber, teils aus Unwissenheit, teils aus überflutendem Gefühl, von Besuchern Handlungsweisen an den Tag gelegt worden, die nach Ende des Besuchs verstärkten Einsatz der pflegerischen Kräfte erforderlich machten, um die entstandenen Erregungen und ihre Folgen annähernd wieder auszugleichen.

Die Gefährdung für die Patienten und die Zusatzbelastung der pflegerischen Kräfte hätten schließlich zu dieser Besuchsregelung geführt.

Es wäre gewiß viel zu kurz gegriffen, von 'hinterwäldlerischer Rückständigkeit' zu sprechen; insbesondere, weil diese Spezialklinik ja als 'Haus der offenen Tür' konzipiert war.

Auf der Rückfahrt nach Berlin gingen mir zwei Fragen durch den Sinn: Würden von besuchenden Angehörigen genauso viel gravierende, den Patienten gefährdende Fehler gemacht, wenn er, statt in einem Zentrum 300 km entfernt, im nächst gelegenen Krankenhaus untergebracht wäre?

Wenn er täglich besucht werden könnte?

Wenn nicht die Fahrt zu ihm schon Tage und Wochen vorher die ganze Familie gedanklich beschäftigte, sodaß, im Quardrat der Annäherung an das Rehabilitationszentrum, sich der Kloß im Hals der Eltern und sonstigen Besucher vervielfachte?

46

Wenn die natürliche Bindung und die natürliche Beziehung ganz selbstverständlich g e l e b t werden könnten ohne alle Begleiterscheinungen von 'Ausnahmezustand' für Patient und Besucher?

Als Ende der 60er Jahre für cerebralparetische Kinder Zentren zur Früherkennung und Frühbehandlung gebaut wurden, gab es bei LERINA lebhafte Gespräche über das Für und Wider.

Wir arbeiteten zu jener Zeit intensiv mit den contergangeschädigten Kindern und waren strikt gegen eine Beförderung im Taxi zu einem Zentrum, in dem man sich pro Woche einmal zu einer bestimmten Zeit trifft und dann erst eine Woche später wiedersieht.

Wir versuchten, in unmittelbarer Wohnnähe des contergangeschädigten Kindes einen Menschen zu finden, der nachbarlich dem Kind zur Verfügung stand; der, auch außerhalb der festgesetzten Pantomime- oder Improvisationsstunden, zu finden war, wenn gerade ein ganz brennendes Problem geklärt werden mußte.

15 Jahre später würde LERINA bei der steigenden Zahl der durch Verkehrsunfälle geschädigten Kinder nicht dafür stimmen, mit viel Steuergeldern ein Zentrum zu errichten zur Rehabilitation für Kinder mit apallischem Syndrom, sondern wieder die Frage stellen:

wo ist in der möglichst unmittelbaren Nähe der elterlichen Wohnung ein Kinderkrankenhaus, das, im Zuge der allgemeinen Entwicklung, Stationen schließen muß?

An Ausstattung wären keine nennenswerten Investitionen vonnöten - wohl aber wäre Bedingung, daß die Kinderkrankenschwestern eine Zusatzausbildung für die Rehabilitationsmaßnahmen für so geschädigte Kinder hätten. (33)

Die andere Frage:

Sollten bei den bereits bestehenden Zentren nicht Sozialarbeiter eingesetzt werden, um besuchenden Angehörigen die Spannung und damit die Verspanntheit zu nehmen?

Sollten sie ihnen nicht ein bißchen mehr Wissen über das Krankheitsbild vermitteln, um ihnen Fehlerquellen für den Umgang einsichtig zu machen?

Zu bedenken wäre zudem auch noch, daß es eine unzulässige Verallgemeinerung ist, wenn in der Argumentation des Aktionskomitees KIND IM KRANKENHAUS 'Eltern' immer nur als positive Größe in die Planung einbezogen werden.

Besuchszeit: 15.00 - 15.30 Uhr

Wer in seiner Arbeit mit behinderten Kindern aus Überzeugung intensiv Elternarbeit zu tun versucht, weiß, je länger, je mehr, daß nicht alle Eltern Bilderbuch-Eltern sind; daß man in Forderung und Planung n i c h t davon ausgehen kann, daß die Nähe der Eltern immer und unbedingt dem Kind wohltut.

Die Konsequenz dieses Gedankens führt aber schon zu dem Thema:

KENAGARA
Die nicht institutionalisierte dritte Kraft.

Arzt und Sozialarbeiter [5)]
— Sozialarbeiter in der Arztpraxis —

Über ein dreijähriges Experiment mit einem in seine Praxis integrierten Sozialarbeiter berichtete der Allgemeinmediziner Dr. Eberhard Hesse, Universität Münster. Patienten mit psychosozialen Konflikten, denen mit konventionellem Gespräch nicht zu helfen war, wurden an den Sozialarbeiter weitergeleitet. Dieser bot verschiedene Hilfsmaßnahmen an: Familien- und Partnergespräche, Intervention in der Schule und am Arbeitsplatz, Aufnahme in Problemgruppen, um die Schwierigkeiten aufzuarbeiten usw.

So entstanden Patientenclubs, ein Elternkreis, eine Gruppe Multimorbider und zwei Kindergruppen. Insgesamt wurden 171 männliche und 157 weibliche Patienten behandelt. 146 zeigten abweichendes Verhalten, 118 psychische Deviation, 104 hatten Abhängigkeits-, 95 Partnerprobleme. Außerdem wurden 73mal soziale Krisen, 39mal Überforderrungssyndrome und 25mal Schwangerschafts-Konflikte diagnostiziert.

Während der drei Jahre verstarben 4% der Kranken. Positive Einflüsse wurden an mehr als 72% der Behandelten registriert. 18% konnte man nicht helfen. 151 Patienten kamen drei- bis viermal zu Hesse oder dem Sozialarbeiter, 177 zehnmal oder öfter. Das Vertrauen zum Hausarzt ging fast immer problemlos auf seinen Mitarbeiter über.

Besonders wichtig in solchen Modellen sind die S e l b s t h i l f e g r u p p e n. Nur hier verlieren die Kranken die Angst vor ihren Gefühlen und bekommen wieder Mut, sich mit Ihren Problemen auseinanderzusetzen.

Zusammenarbeit der Polizei mit Sozialarbeitern
— Sozialbüro im Polizeirevier —
Erfahrungen von Versuchen in Hannover
Hannes Kiebel

Polizeibeamte wie Sozialarbeiter dienen einem hochangesiedelten gemeinsamen Verwaltungsziel: das körperliche, seelische und geistige Wohl des freien Bürgers zu sichern oder zu fördern und die Sozialisation in Freiheit zu ermöglichen. Eine nicht differenzierende Betrachtungsweise dieses allgemeinen, gemeinsamen Ziels führt allerdings mancherorts zu der falschen Annahme, daß 'Sozialarbeiter' (Mitarbeiter der Sozialen Dienste) und 'Polizeibeamte' dieselbe oder die gleiche Aufgabe hätten.

Richtig ist, daß das Handeln der Polizei im unscharfen Grenzbereich zwischen helfendem und strafendem Eingriff angesiedelt ist. Im weiteren Sinne ist die Polizei ein Unternehmen mit enorm bedeutsamen sozialen Dienstleistungen, wie sie typischerweise auch die Sozialen Dienste liefern.

Das Verhältnis zwischen Polizeibeamten und Sozialarbeitern ist nicht spannungslos, sondern an manchen Orten durch eigentümliche Spannungen und Abneigungen gekennzeichnet, die freilich mehr auf gegenseitigem Nichterkennen, als auf begründeten Sachverhalten beruhen, wenn ich einmal von den Auseinandersetzungen um die in einigen Bundesländern praktizierte Einführung des sog. 'Jugendpolizei'-Konzeptes absehe. Polizeibeamte ebenso wie Sozialarbeiter kennen des anderen Arbeit zu wenig. Tatsachenarme Vorurteile gegenüber den am 'Einzelfall' orientierten Sozialarbeitern werden dann zum Beispiel in dem klassischen Satz formuliert: 'Wir fangen die Brüder und ihr haltet ihnen die Hand unter!' Durch solche Kurzformeln wird die humanitäre Hilfe am Menschen, für die der Sozialarbeiter motiviert ist, überzeichnet und verzerrt. Diese Hilfe ist grundsätzlich ohne Gewalt, wenn auch - aufgrund von Gesetzen - zu leisten. Sie beinhaltet für den Sozialarbeiter eine gewisse Unfreiheit in seiner Rolle. Auch der Betroffene, dem zu helfen ist, wird unter Umständen zu einem bestimmten Rollenverhalten veranlaßt. Der Sozialarbeiter hat aber einen größeren, auf die individuelle Entscheidungsfreiheit des Betroffenen angelegten Handlungsrahmen. Ein solcher flexibler Handlungsrahmen wird dem Polizeibeamten nicht gewährt. Es sei beispielhaft an seine Pflicht zur Strafverfolgung erinnert. [6]

Aus der Fülle der mir zur Verfügung stehenden Literatur [7] will ich zur Verdeutlichung zwei Beispiele anführen:

'Die nach Meinung des Mitarbeiterteams unumgängliche Kooperation mit der Polizei verfolgte das Ziel, durch sozialpädagogische Maßnahmen die Häufigkeit stigmatisierender und kriminalisierender Kontakte der betreuten Jugendlichen mit den Beamten der Schutz- und Kriminalpolizei systematisch

Polizei und Sozialarbeit

zu reduzieren. Eine Übernahme des in allen betreuten Banden anfangs stark ausgeprägten 'Feindbildes Bullen' schien uns von Anfang an absurd, da damit eine totale Fehleinschätzung der gesetzlichen und Macht- Verhältnisse die Lage der einzelnen delinquent agierenden Jugendlichen nur noch verschlechtert hätte. Hinzu kommt, daß nicht nur für delinquent handelnde Jugendliche die Stigmatisierungstheorie gilt, sondern ebenso für Polizisten, die mit dem Tier 'Bullen' verglichen werden und dadurch der Gefahr einer Enthumanisierung als Gegner ausgesetzt sind. ...Unter der Kontrolle der Jugendlichen konnte eine Entwicklung eingeleitet werden, die von einem teilweise haßgeladenen Gegeneinander zwischen Jugendlichen und Polizisten zu einer Entkrampfung auf dieser Interaktionsebene führte und eine ungewöhnliche Polizeiführung letztlich dazu veranlaßte, weitere geplante stadtteilbezogene Projekte mit gefährdeten Jugendlichen in anderen Wohngebieten aktiv zu fördern.' [8]
'Häufig ist bei den Streifen ein Sozialarbeiter der Jugendbehörde oder ein Beamter des Wirtschafts- und Ordnungsamtes (Konzessionserlaubnisträger) dabei, wie überhaupt eine enge Kooperation ungeschriebenes Gesetz ist. Die Beamten sind hier orts- und milieukundig, kennen die Häuser der Jugend und deren Leiter, sind je nach Lage auch einmal als Besucher dort. So versuchen sie, immer 'mittendrin' zu bleiben, auch dann, wenn kein aktueller polizeilicher Anlaß vorliegt. Das Ganze ist im Grunde mehr auf Zusammenarbeit aller beteiligten Institute angelegt, als auf eine Frontstellung nach dieser oder jener Seite.
Allerdings muß offen gesagt werden, daß diese Art der Kooperation mit den Häusern der Jugend immer abhängiger wird von der jeweiligen Einstellung des Leiters einer solchen Institution.' [9]

Die Zusammenarbeit der Polizei mit Sozialarbeitern ist in einer Reihe von Arbeitsfeldern der Sozialen Arbeit gegeben: z.B. im Jugendschutz, in der Jugendgerichts- und Bewährungshilfe, nicht zuletzt im Allgemeinen Sozialen Dienst (ältere Kollegen/innen, denen ich mich anschließe, sagen immer noch liebevoll 'Familienhilfe' oder 'Familienfürsorge'). In den letzten Jahren nun hat sich in steigendem Maße die Erkenntnis durchgesetzt, daß für die Polizei neben ihrer Aufgabe, begangene Straftaten aufzuklären, in stärkerem Umfange die Aufgabe, strafbaren Handlungen vorzubeugen, zu treten habe. Dies setzt u.a. delikts-, raum- und täterbezogene Kriminalitätsanalysen zur kontrollierten Vorwegnahme der komplexen gesellschaftlichen und menschlichen Zukunft voraus. An die Stelle der bisherigen, in ihrem Erfolg nicht kontrollierten Pauschalprävention können gezielte Präventionsstrategien treten, bei denen der kriminalpolitische Nutzen auch in Beziehung zu setzen ist zum Aufwand und zu eventuellen Nebenwirkungen. Es ist u.a. zu beachten, daß Kriminalität nicht nur Folge des bösen Willens des Kriminellen ist, sondern auch Ausfluß der jeweiligen Sozial- und Gesellschaftslage, sodaß diese

Bedingtheiten in die Präventionsbetrachtungen miteinzubeziehen sind. [10)]
Eine wesentliche Hilfe in der Kriminalitätsprophylaxe bilden die Sozialen
Dienste bzw. Verbände und Organisationen, vom Kinderschutzbund bis zum
Bundeszusammenschluß für Straffälligenhilfe. Die Aktivitäten reichen von
der Elementarerziehung in Kindergärten und -horten über Freizeithilfen, Fa-
milienerholung, Elternberatung und Sozialdienst im Krankenhaus bis zur Al-
tenhilfe, von der Verhinderung von Obdachlosigkeit bis Entlassenenhilfe für
entlassene Straftäter. Hochmotivierte Kräfte leisten, wie Schäfer begründet
hervorhebt, eine 'kriminalitätsverhütende, sozialprophylaktische Arbeit von
unschätzbarer Bedeutung'. Kritisch ist jedoch zu vermerken, daß 'die Sozialbehörden neben der Polizei existieren und nicht mit der Polizei'. Die Polizei
wird grundsätzlich in allen sozialdienstlichen Reformansätzen noch nicht
einmal erwähnt. Insoweit sollte es in Zukunft darauf ankommen, zu einer engen Zusammenarbeit zu gelangen. [11)]

Grundsätzlich ist zu sagen, daß es an einer Zusammenarbeit der Polizei mit
den Sozialen Diensten trotz der oben erwähnten Notwendigkeiten und der
von den Gesetzgebern vorgeschriebenen Kooperationsverpflichtungen mancherorts fehlt. Die Sozialen Dienste, dies muß deutlich gesehen werden, stehen weit vor der Polizei und der präventiven Verwaltung als Sensoren in ein
Frühwarnsystem der Gesellschaft eingebaut, von wo aus sie individuelle und
kollektive Schwächen noch vor der Polizei registrieren und beheben können
und sollen. [12)]

Die von Hans-Dieter Schwind geforderte enge Zusammenarbeit sieht ein Modellversuch 'Präventationsprogramm Polizei/Sozialarbeiter' in Hannover
vor. Die Grundidee des PPS-Modells ist, Sozialarbeiter dort tätig werden zu
lassen, wo kriminalitätsträchtige Krisensituationen bzw. Problemfälle, die
bereits zur Kriminalität führten, am schnellsten bekannt werden und rascher
Einsatz gewährleistet ist: im Polizeirevier. Dieser Gedanke wird bei den meisten Sozialarbeitern und Polizeibeamten nicht uneingeschränkte Zustimmung auslösen. Wenn auch bislang berufliche Kontakte zwischen Sozialarbeitern und Schutz- sowie Kriminalpolizei nicht selten sind, so ist doch ihre Beziehung bereits dargestellt, und durch gegenseitige Vorurteile belastet. Das
PPS-Modell sieht nun eine unmittelbare Bedeutung für die Sozialarbeit in folgenden Punkten:

— Sozialarbeit beruht häufig auf Ausgangsinformationen, die nicht von ihr,
  sondern von der Polizei beschafft werden.
— Nicht alle bei der Polizei eingehenden 'sozialarbeitsträchtigen' Fälle werden als solche erkannt und an die zuständigen Institutionen vermittelt.
— Werden Soziale Dienste informiert, so werden die erforderlichen Maßnah-

Polizei und Sozialarbeiter

men (das helfende Gespräch, die Beratung, das gemeinsame Lösen von Problemen und Konflikten) meist mit erheblichem Zeit- und Aktualitätsverlust eingeleitet.

Nicht nur die z. Zt. verbesserungsfähige Zusammenarbeit von Polizei und Sozialarbeitern spricht für die Einbeziehung beider in ein Präventionsprogramm. Auch folgende Überlegungen waren beim PPS-Modell wegweisend:

— Unmittelbare und auf die aktuelle Problemsituation gerichtete Hilfe (beispielsweise bei Selbsttötungsversuchen, bei Familien- und Nachbarschaftsstreitigkeiten) kann von der Polizei nur unzureichend geleistet werden. Es fehlt nicht nur die Ausbildung, die zu einer solch schwierigen Aufgabe befähigt, auch die Arbeitsbelastung erlaubt — abgesehen von der Zuständigkeit — neben der Erfüllung des polizeilichen Maßnahmenkataloges kaum zusätzliche Hilfeleistungen.

— Opfer von Straftaten und Angehörige von Tatverdächtigen müssen verstärkt psychosozial betreut werden.

— Sozialarbeit kann zudem die Chance erhöhen, durch rechtzeitiges Erkennen erster Anzeichen von kriminellen Entwicklungen diese zu unterbrechen oder gar zu verhindern.

Hier setzt das 'Präventionsprogramm Polizei/Sozialarbeiter' an. Sozialarbeit soll vorverlagert werden an den Ort des Geschehens, Hilfeleistung muß rechtzeitig dort erbracht werden, wo sie erwartet wird und notwendig ist. Der Anstoß zu einem solchen Modell kam aus den USA, wo in Chicago unter Leitung von Professor Harvey Treger Sozialarbeiter im Polizeirevier tätig waren. Trotz anfänglicher Bedenken äußerten sich Sozialarbeiter, Polizei und Bürger sehr positiv zu diesem Projekt. [13]

Das Chicagoer 'Social Service-Police Team' (SSP) — Modell

Die Form der neuen Zusammenarbeit besteht darin, daß diese von der Polizei und Sozialarbeitern vor Ort praktiziert wurde. [14] Wesentlich sind folgende Punkte:

— Die Sozialarbeiter werden nicht in die Hierarchie der Polizei eingebaut.
— Sozialarbeiter und Polizei reden sich nicht in die Arbeit hinein.
    Die Erfahrung, daß ein sozialer Notdienst nur dann effektiv arbeiten kann wenn unmittelbare Hilfe gewährleistet ist ('... at the critical time of need') [15] bestimmt folgende Grundaktivitäten:
— Soziale Hilfen, die auf Anforderung der Polizei und in Zusammenarbeit mit dieser durchgeführt werden,
    Sozialarbeit in solchen Fällen, auf die die 'social service unit' im Bereich

54

der Polizeibehörde, in der sie eingesetzt ist, selbst aufmerksam wird und eine enge Zusammenarbeit mit nahezu allen anderen sozialen Diensten am Ort. [16)]
Amerikanische Verhältnisse und amerikanische Forschungsergebnisse lassen sich allerdings bekanntlich nicht ohne weiteres auf die Bundesrepublik Deutschland übertragen. [17)] Allerdings hat das SSP-Modell von Chicago dem PPS-Modell in Hannover eine Richtung gewiesen.

Der Modellversuch 'PPS' in Hannover

Das primär unter dem Ziel der Prävention stehende Modell verfolgt mehrere Feinziele. [18)] Es sind:

1. Adressat: Bevölkerung
   Erhöhung der Bereitschaft, die vermittelten Hilfeleistungen sozialer Dienste anzunehmen und eine Beratung bzw. eine Therapie erfolgreich zu durchlaufen.
   Verbesserung der psychosozialen Versorgung von Opfern und Angehörigen solcher Personen, die bei der Polizei bekannt werden.
   Verhinderung bzw. Unterbrechung von kriminellen Entwicklungen, die noch unterhalb der Straffälligkeitsschwelle liegen oder aber diese bereits überschritten haben. (Abb.1)

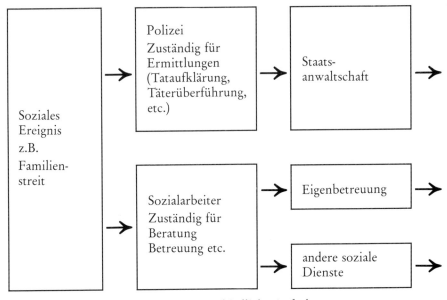

Abb.1: Grundgedanke des PPS: Unterschiedliche Aufgaben, unterschiedliche Berufsgruppen [19)]

Polizei und Sozialarbeiter

2. Adressaten: Polizeibeamte und Sozialarbeiter
   Abbau gegenseitiger Vorurteile, Verbesserung der unmittelbaren Zusammenarbeit zwischen Polizei und Sozialarbeitern im Interesse der Bevölkerung.
3. Adressaten: Polizeiliche und soziale Institutionen
   Verbesserung der Treffsicherheit von Entscheidungen über Notwendigkeit und Zuständigkeit sozialer Dienste.
   Unter Zeit- und Aktualitätsgesichtspunkten Verbesserung des Informationsflusses zwischen Polizei und sozialen Institutionen.
   Das PPS-Modell will also eine Vermittlerfunktion zwischen Polizei und dem zugehörigen Netz sozialer Einrichtungen (Abb.2) übernehmen.

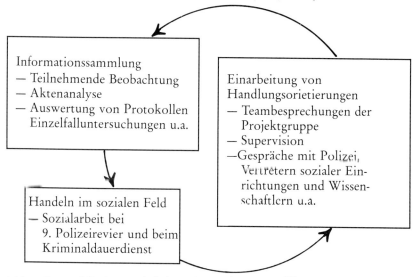

Abb.2: Das zyklische Modell der Aktionsforschung [20]

Das PPS-Modell ist zunächst zeitlich (2 Jahre, bis Herbst 1981) und regional begrenzt. Beim Kriminaldauerdienst und beim 9.Polizeirevier der Stadt Hannover sind sechs Sozialarbeiter vor Ort tätig, um dort Möglichkeiten und Grenzen des neuen Handlungsfeldes zu erproben.
Zu Beginn des Projektes wurde eine Erhebung durchgeführt. In einem Zeitraum von vier Wochen wurden mit Ausnahme reiner Verkehrsdelikte 669 Vorkommnisse beim 9.Polizeirevier und 852 beim Kriminaldauerdienst registriert. Hierbei handelte es sich um eine Totalerhebung. Von den insgesamt 1521 'Vorkommnissen' wurden 404 Fälle von den Beamten als 'sozialarbeitsträchtig' eingeschätzt — 14,5% bei der Schutzpolizei, 36% beim Kriminaldauerdienst.

Die Sozialarbeiter machten sich zunächst mit den Aufgabenbereichen und der Organisation von Schutz- und Kriminalpolizei vertraut. Bei Dienstbeginn verfügten sie über eigene Räume, eigene Telefonanschlüsse, in den Gebäuden, in denen das 9.Polizeirevier bzw. der Kriminaldauerdienst untergebracht sind. Die Einrichtung hat den Namen 'Modell Sozialarbeit' erhalten, um den Bürger mit der komplexeren Projektbeschreibung nicht zu konfrontieren. Während der Woche ist die Einrichtung von 10 Uhr vormittags bis 1.00 Uhr nachts (inklusive Wochenende) besetzt.

Der Sozialarbeiter ist im PPS nicht verlängerter Arm der Polizei. Das Verhältnis zwischen beiden wird durch den Grundsatz der gegenseitigen Nichteinmischung bestimmt, d.h. die Polizei darf sich nicht in die Sozialarbeit hineindrängen, während sie ihrerseits in ihrer Aufgabenerledigung durch den Sozialarbeiter nicht berührt werden darf. Der Sozialarbeiter selbst entscheidet, ob Tatverdächtigen, Opfern oder Angehörigen, hilflosen und gefährdeten Personen Unterstützung und Betreuung angeboten werden muß. Er entscheidet für seine Klienten über Behandlungsbedürftigkeit durch andere Institutionen und bestimmt, welche Einrichtung für eine Weiterbetreuung eingeschaltet wird. In solchen Fällen ist es Aufgabe des Sozialarbeiters, die Beteiligung durch Institutionen wie Jugend-, Sozial- und Gesundheitsamt und andere zu sichern. Die Polizei ist nicht berechtigt, den Sozialarbeiter anzuweisen, in bestimmten Fällen einzugreifen oder Informationen über Personen und Situationen für Ermittlungszwecke zu liefern.

Das erste Gespräch zwischen Sozialarbeiter und Klienten findet entweder in den Räumen des 'Modell Sozialarbeit' oder aber unmittelbar vor Ort statt. Betrachtet man die PPS-Sozialarbeit in ihrer Hauptfunktion als Vermittler zwischen Bekanntwerden des Ereignisses bei der Polizei und Weiterbetreuung durch bestehende soziale Einrichtungen, wird offensichtlich, daß ihr Schwerpunkt in der sog. Krisenintervention [21] liegt: unmittelbare und auf die aktuelle Problemsituation gerichtete Sozialarbeit, rechtzeitiges Reagieren vor Verfestigung sozialer Konflikte, Kanalisierung von Problemen, Schaffung von Motivation bei den Klienten, die evtl. angezeigte Langzeitbetreuung durch geeignete Einrichtungen zu akzeptieren. [22]

Planungsschritte des vom Innen- und Justizressort der Niedersächsischen Landesregierung vereinbarten Modells sollen in kooperativer Zusammenarbeit aller am Projekt Beteiligten erfolgen. Erfahrungen, die bei der Umsetzung in die Praxis gemacht werden, dienen als Grundlage für weitere Veränderungen der inhaltlichen Konzeption. Der gesamte Modellversuch soll als ein sich aus konkreten Erfahrungen heraus entwickelnder Modifikationsprozeß verstanden werden. Dieser Prozeß wird wissenschaftlich beobachtet und dokumentiert.

Polizei und Sozialarbeiter

Nach ersten Einschätzungen wird das Angebot, die Sozialarbeiter zu konsultieren - und wenn auch nur per Telefon - von den Zielgruppen angenommen.

Interessant ist dabei, daß ersten Auswertungen zufolge etwa 20% der 'sozialarbeitsträchtigen' Fälle direkt von den Betroffenen, also ohne Vermittlung der Polizei an die Sozialarbeiter herangetragen werden. Die Mehrzahl dieser Fälle ergibt sich an Wochenenden oder nach Büroschluß, zu denen Sozialbehörden nicht erreichbar sind. Erste Erfolge in der Verhinderung von Suicidversuchen, bei der Vermittlung in Familien- und Nachbarschaftsauseinandersetzungen und Wegbereitung sozialer Hilfen sind zu verbuchen. Diese unmittelbaren, auf die aktuelle Problemsituation gerichteten Hilfen können in aller Regel nur unzureichend geleistet werden. Hier werden nun innerhalb des Versuchsprogramms die Sozialarbeiter tätig und es hat sich herausgestellt, daß bei der gemeinsamen Lösung der Problemfälle die sonst instanzimmanenten Zeit- und Aktualitätsverluste reduziert werden. [23]

Das PPS-Modell endet im Herbst 1981; bei meinem letzten Besuche im 9.Polizeirevier konnte ich erfahren, daß das Modell in einer noch in der Diskussion befindlichen Form weitergeführt werden soll. Entsprechende Anträge sollen gestellt sein. Mit Spannung erwarte ich die Auswertung des über zwei Jahre laufenden Versuchs einer Zusammenarbeit von Polizei und Sozialarbeitern, des Sozialbüros im Revier. Horst Exner meint: ''Man muß von den Aufgaben, den Problemen und der Geschichte sozialer Arbeit herzlich wenig verstehen, um Sozialarbeiter ausgerechnet ins Polizeirevier setzen zu können.'' [24] Nun, ich bin nicht so in der Geschichte bewandert wie Horst Exner; ich weiß jedoch, daß meine 'historischen Vorgänger-Kolleginnen' erfolgreiche Arbeit in den Polizei-Pflegeämtern leisteten, zunächst in Köln, Frankfurt a.M. und Berlin, später auch in Hannover und Bielefeld und vielen anderen Städten. Hier sehe ich Wurzeln für eine, zugegeben noch zu diskutierende Form der Zusammenarbeit. Als ich jedoch an einem Wochenende im 9.Polizeirevier in Hannover, nachts, in der Zeit, zu der die Sozialbehörden geschlossen haben und auch kein Bereitschaftsdienst erreichbar ist, die Besucher und die Sozialarbeiterin erlebte, hatte ich den starken Eindruck, daß die Besucher sich wenig darum gekümmert hatten, wo die Räume des ,Modell Sozialarbeit' untergebracht waren. Ich bin gewiß, sie suchten Hilfe in einer Krisensituation; und sie fanden sie.

Überlegungen in München

Polizisten und Sozialarbeiter werden auch in München möglicherweise auf Probe zusammenarbeiten. Dies signalisierten Polizeipräsident Schreiber und der Leiter der Sozialbehörden, Stadtrat Stützle, in Tutzing bei einer Tagung zum Thema 'Strafverfolgung, Prävention und Opferbetreuung im Lichte deutsch-amerikanischer Erfahrungen.' [25] Unmittelbarer Anlaß der Äußerungen war ein Bericht über den oben geschilderten Modell-Versuch in Hannover. Es wurde von der Leiterin des Modells in Hannover, Monika Wilhelm-Reiss, nochmals verdeutlicht, daß durch schnelle 'Krisenintervention' oder weitergehende Betreuung so überzeugende Erfolge vorzuweisen sind, daß die anfangs skeptischen Polizeibeamten mittlerweile auf die Sozialarbeiter nicht mehr verzichten möchten. Beide Berufsgruppen haben vor allem mit dem Prinzip der Nichteinmischung gute Erfahrungen gemacht. Stadtrat Stützle verwies in diesem Zusammenhang auf die guten Erfahrungen mit dem erfolgreichen Einsatz von 'Streetworkern' (aufsuchende Sozialarbeit) [26]. Über den weiteren Verlauf der Bemühungen in München kann ich keine näheren Details mitteilen; generell ist zu sagen, daß nicht nur in München, sondern auch in anderen Städten und Bundesländern die Auswertung des Versuches in Hannover abgewartet wird. [27].

Kritische Stimmen zum PPS-Modell in Hannover

Das Projekt stieß sowohl bei Polizei als auch bei einigen Sozialen Diensten anfangs auf geteilte Meinungen und löste Diskussionen aus, die sich auch in der örtlichen Presse niederschlugen. Die ÖTV-Fachgruppe 'Sozialarbeit' sieht zunächst folgende Ziele des Modells:

1. Den sinkenden Aufkärungsquoten bei der Polizei soll durch Prävention entgegengewirkt werden.

2. Vorbeugende Verbrechensbekämpfung.

3. Kostensenkung, d.h. die Repressionskosten sollen verringert werden.
   Die Projektvertreter fordern [28], daß diese Präventionsarbeit nicht bei der Polizei, sondern von den sozialen Einrichtungen geleistet werden muß. Sie gehen allerdings davon aus, daß ihre o.a. Interessen nicht genügend realisiert werden. Das 'PPS-Modell' will also eine Vermittlerfunktion zwischen Polizei und dem zugehörigen Netz sozialer Einrichtungen ... übernehmen.' [29]; man beachte das 'zugehörige'.

Die hierin liegende Tendenz zur Verpolizeilichung von Sozialarbeit wird auch an der Namensänderung des Projekts deutlich: Nicht mehr Präventionsprogramm Polizei / Sozialarbeiter (PPS), sondern treffend Modell Sozialarbeit.

Polizei und Sozialarbeiter

Neben dem Charakter des Projekts verdient auch der besondere Status Beachtung: Die äußerst großzügige materielle, personelle und wissenschaftlich begleitende Ausstattung, großzügige Spenden, weitestgehende politische Unterstützung und öffentliche Belobigungen sind uns von anderen Modellen aus dem Bereich sozialer Arbeit nicht bekannt. [29)]
Wir halten, schließt die ÖTV-Fachgruppe, die hier beschriebene Entwicklung im Bereich der sozialen Arbeit für sehr gefährlich und wissen, daß dies ein Bestandteil der allgemeinen, gesellschaftlichen und politischen Entwicklung ist.

In der Verbandszeitschrift des 'Deutschen Berufsverbandes der Sozialarbeiter und Sozialpädagogen' ist nachzulesen: 'Aktuelle und brisante Themen möchte ich herausgreifen ... Dies ist der § 163 der Strafprozeßordnung. Diese Bestimmung bedarf, so wurde in Vorberatungen in Hannover auch erkannt, einer gesetzlichen Regelung bei längerfristigem Einsatz von Sozialarbeitern im Polizeibereich: 'Die Behörden und Beamten des Polizeidienstes haben Straftaten zu erforschen und alle keinen Aufschub gestattenden Anordnungen zu treffen, um die Verdunkelung der Sache zu verhüten.' - Ich vertrete die Auffassung, daß der berufliche Auftrag des Sozialarbeiters ein anderer ist als der der Polizei ... es kommen Sozialarbeiter in Polizeidienststellen hier in Konflikte. An dieser Stelle ist für mich das Zeugnisverweigerungsrecht für Sozialarbeiter erneut in der Diskussion.' [30)]

Es ist zu wünschen, daß das Rollenverständnis von Sozialarbeit bei den weiteren Schritten in Hannover oder anderen Städten / Kreisen zu einer konstruktiven Kooperation von Personen mit unterschiedlichen Fachkompetenzen beiträgt.

Cello therapeutisch

Gudrun Eckle

Gerne will ich versuchen, Ihnen das Violoncello aus meiner Sicht darzustellen, denn Erfahrungen haben mich erleben lassen, wie hilfreich Klang und Schwingung dieses Instruments oft sein können.
Ich danke dem Jugendwerk der Deutschen Shell für die Einladung, hier darüber zu sprechen.

Daß Musik allgemein Menschen in elementarer Weise erfassen und beeinflussen kann, ist bekannt. Starke Wirkungen von Rhythmus und Klang zeigen sich sowohl in positiven als auch in negativen Formen auf verschiedenen Musikgebieten: in elementarer Musikäußerung, im kulturellen Musikleben, auf dem Musikmarkt und in der Musiktherapie. Sie grenzen sich einerseits voneinander ab, andererseits gehen sie ineinander über.

Der Musiker sieht sich umgeben von sehr verschiedenen gängigen Gebräuchen und Mißbräuchen seines Arbeitselements. Klärung und Stellungnahme sind immer wieder notwendig.

In seiner Generalbaßlehre (1728) äußerte J. S. Bach, daß er nur d i e Musik für wirkliche Musik halte, die der "Ergötzung des Gemüths", der "Recreation des Gemüths" und damit dem "Lobe Gottes" dient.
Das Violoncello im Gebrauch der Musik in diesem Sinne nenne ich "Cello therapeutisch". Dabei bin ich sicher, daß das Violoncello zum therapeutischen Gebrauch besonders gut geeignet ist, da es in Tonumfang, Gestalt und Schwingung den physischen Gegebenheiten des menschlichen Körpers nahe kommt, mehr als andere Instrumente des Sinfonieorchesters.

So entspricht der Tonumfang des Violoncello dem der menschlichen Stimme in ihrer Zusammenfassung: Baß, Tenor, Alt und Sopran. Der Tonraum der Violine, Flöte und Oboe dagegen beschränkt sich auf Sopran und Alt. Die tiefen Klänge der Baß- und Tenorlage sind dem Cello eigen, darüber besitzt es eine Höhe, die noch weit über die Sopranlage hinaus reicht.

Bratsche und Klarinette verfügen zwar über Sopran-, Alt- und Tenorlagen bis zum kleinen c. Die Tiefe unterhalb c fehlt jedoch. Das Fagott entspricht im Tonumfang weitgehend dem Violoncello, wie bei allen Blasinstrumenten des Orchesters aber ist die Spielweise an den Klappenmechanismus aus Metall gebunden. Die unmittelbare Verbindung mit dem Instrument bei der Tonhöhenveränderung ist n u r dem Spieler der Saiteninstrumente gegeben.

Stark fühlbar ist die Schwingung einer Cellosaite, stärker noch als die der kür-

Cello therapeutisch

zeren Saiten von Violine und Bratsche. Dabei darf der Cellist seine linke Hand in ganz natürlicher Haltung, d.h. ohne Einwärtsdrehung, gebrauchen im Gegensatz zu Geigern und Bratschisten, denn der Körper des Violoncello, der auf dem Boden steht, verbindet sich ausgesprochen gut mit dem menschlichen. Da man Cello sitzend spielt, nicht stehend wie z.B. den Kontrabaß, lernt man dabei körpergerechtes Sitzen. Das Cello fordert es. Es verweigert nämlich seinen wirklich gelösten Klang der verfestigten Wirbelsäule, während es ihn der beweglichen gibt. Diese Unterschiede allerdings sind so subtil, daß sie wenig bekannt sind.

Einige Kinder, die ich kenne, haben den Körper ihres Violoncello in Verbindung mit ihrem eigenen in Bildern und Plastiken dargestellt. Sicher trug die Schwingung, in die sie ihr Instrument versetzen können, wesentlich dazu bei. Schwingungen sind zeitabhängige periodische Zustandsänderungen eines schwingungsfähigen Systems. Zustande kommen sie durch Störung des Gleichgewichts.

Gegenkräfte trachten dann danach, das Gleichgewicht wieder herzustellen. Dieses elementare Naturgesetz, daß Gleichgewicht verlassen und wieder gefunden wird, klingt. Es ist ein Erlebnis, daran auslösend beteiligt zu sein. Versetzt man ein Violoncello in Schwingung, so hört, fühlt und sieht man das gleichzeitig. Die Ausschwiinge der Saiten zeigen sich deutlich, die Bebung des Instruments geht in den Menschen über, denn der Stimmstock innen im Cello überträgt die Saitenschwingung auf den ganzen Instrumentenkörper. Die Resonanz, das Mitschwingen eines schwingungsfähigen Systems ist da.

Sichtbar, als versetze eine unsichtbare Macht die a- und d-Saite in Schwingung, wird die Resonanz beim Celloton A und D. Greift man diese Töne genau und streicht auf den so verkürzten C- und G-Saiten, so schwingen die oktavierenden d- und a-Saiten in auffälliger Weise mit. Greift man ungenau, d.h. ein zu hohes oder zu tiefes D oder A, so kann weder die d-Saite noch die a-Saite mitschwingen. Verbessert der Cellist jedoch seinen Griff zum genau stimmenden Ton, so tönt das ganze Instrument in seiner vollen Resonanzmöglichkeit.

Sehen Sie, wie zwingend notwendig es ist, daß das Ohr hellhörig wird? Nur dann bilden sich Aktion, Wahrnehmung und Reaktion aus. Daß dies auf der elementaren Lernstufe am Cello schon geschieht, ist mir ebenso wichtig, wie das Aufgehen und Einhalten der Gesetze des Instruments auf hoher künstlerischer und menschlicher Ebene, denn nur mit ihnen kann sich die elementare Kraft von Klang und Rhythmus ganz mitteilen.

Bogenführungsgesetze hängen dicht mit denen der Schwingung zusammen.

Da die vier Saiten beim Violoncello in vier verschiedenen Ebenen, also keineswegs parallel, über den Steg gespannt sind, muß sich der Spieler genau auf die jeweils vom Bogen angestrichene Saite einstellen. Es erfordert viel Behutsamkeit, den Bogen auf der Ebene einer Saite zu führen. Verläßt er sie und seine Bogen-Haare berühren die Saite daneben, so entstehen ungewollte Klänge.

Im Ziehen und Schieben des Bogens, in den sogenannten "Abstrichen" und "Aufstrichen" kann man Erkenntnisse gewinnen in Zielsetzung und Orientierung. Der Weg dieser Erfahrungen geht gleichermaßen über den Verstand und den Körper ebenso wie das Lernen aus den Verhältnissen zwischen Lautstärken und Gewicht. Zurückgenommenes Armgewicht verursacht leiseren Klang, voll genutztes lauten. Umgang mit der eigenen Kraft setzt sich in Klangstärke und Klangfarbe um. Schwere und Leichtigkeit werden erlebt, Härte und Weichheit können zum Ausdruck werden. Das Instrument kann in Wärme und Kälte sprechen, Leuchtkraft ausstrahlen oder Mattigkeit verkörpern, aussagen, was sich in Worten nicht fassen läßt.

Aussagen sind auf elementarer Lernstufe bereits möglich, allein und im Zusammenspiel mit anderen. Wer lernt, so zu intonieren, daß Intervalle stimmen — man lernt dabei übrigens nie aus —, e r l e b t Dissonanz und Konsonanz. Spannung und Entspannung des Lebens entsprechen diesem Erlebnis. Bewältigung wird so erleichtert. Es ist ein stärkendes Erlebnis, Lernwege und Einsichten zu finden, aber es ist von befreiender Wirkung, wenn man die Fähigkeit zur Aussage gewinnt. Manche Entwicklung wird dann erst möglich.

Lernwege sind vielfältig und verschieden. In jedem Fall halte ich es für aufbauend, wenn das Violoncello die Gedankenwelt eines Menschen erfüllt. Eine Form, die ein Kunstwerk ist, kann physikalische Gesetze zu Klang werden lassen. Ich habe gesehen, wie sich ein japanischer Lehrer zu Beginn einer Unterrichtsstunde mit seinem Schüler vor dem Instrument verbeugte.

Im Einzelunterricht Instrumentalpädagoge ein und desselben Schülers zu sein, bedeutet mitprägende Verantwortung, denn oft verbringt man mehrere Jahre im gemeinsamen Lernprozeß. Dabei wird vom Schüler nicht nur das vom Lehrer angestrebte Lehrverhalten aufgenommen, sondern die ganze Persönlichkeit des Vorbildes empfunden. Arbeit an sich selbst und Bereitschaft, von den Schülern zu lernen, ist notwendig.

Musik, die gemeinsam erlebt wird, kann Menschen sehr verbinden, auch Trost bringen, wo Isolation droht. Darum suche ich mit meinen Schülern

Cello therapeutisch

und Freunden nach verschiedenen Formen des Zusammenspiels außerhalb der traditionellen Kammermusik.

Aus dem Klangmaterial fünf-, sechs- und siebenstufiger Tonleitern spielen wir ohne aufgeschriebenen Notentext. Oft geben uns außermusikalische Vorstellungen und Sprachrhythmen Anregungen. Dabei arbeiten Behinderte in dankenswerter Weise mit. Klangbeispiele zeigen cellistische Lernwege solcher Gruppenimprovisationen. Cellisten ganz unterschiedlichen Könnens finden sich im Klang zusammen und suchen nach lebendiger Aussage.

Unser Tun ist dem gemeinsamen Anlegen eines Blumenbeets durchaus vergleichbar. Es wächst verschiedenes. In einem Beitrag aus Holland von Eddelsen 1980 wurde beschrieben, wie sich in der Universitätskinderklinik Leiden die Arbeit eines Gärtners in einen Therapieplan wesentlich einfügt.

Auch das Violoncello kann Hilfe zu lebendigem Wachstum bringen. Es ist sehr tragfähig.

Eltern werden Co-Therapeuten
— Was kann die Schriftpsychologie dazu beitragen?

Erika Urner-Wiesmann

Erkenntnisse der Schriftpsychologie der Kinderschrift haben bisher in der Schule, wie auch in der Erziehungsberatung und in der ärztlichen Praxis nur wenig Eingang gefunden. — Woran liegt das?

Schriftpsychologie ist selbst für den Fachpsychologen kein leicht zu erlernendes Gebiet. Die Beurteilung von Kinder- und Jugendschriften bedeutet eine Steigerung der Schwierigkeiten, denn jedermann weiß, daß Kinderschriften noch nicht "fertig" sind, sich noch in der Ausformung befinden. Ferner ist zu bedenken, daß sich Kinder jeweils in einer bestimmten Entwicklungsphase befinden, daß soziale und kulturelle Einflüsse, die Art des Unterrichts und die spezielle Schreiblesemethode sich in der Schrift niederschlagen. Berücksichtigt man all das, scheint es beinahe unmöglich, etwas aus der Kinderschrift herauslesen zu wollen.

Daß dieser Zweig der Schriftpsychologie bisher recht stiefmütterlich behandelt wurde, hat verschiedene Ursachen. Innerhalb der Ausbildung von Graphologen wird der Kinder- und Jugenschrift zu wenig vertiefte Aufmerksamkeit entgegengebracht. Es bleibt dem Einzelnen überlassen, wenn er sich in dieser Richtung weiter ausbilden möchte. Grundlegende, seriöse Literatur, die zum Studium notwendig wäre, gibt es nur in ganz bescheidenem Rahmen.

Darüber hinaus muß man aber auch noch mit alten Vorurteilen aufräumen, denn die Schriftpsychologie muß immer noch um Anerkennung ringen, weil unter dem Einfluß der exakten Wissenschaften nur das als echte Wissenschaft gewertet wird, was sich in Zahl, Form und Gesetz fassen läßt. Wo aber der Mensch Objekt einer Wissenschaft ist, tritt neben die genaue Beobachtung die Intuition, ein verstehendes Erfassen, eine Schau der Ganzheit, von der aus die Einzelheiten Sinn und Bedeutung erhalten.

Trotzdem sind graphologische Erkenntnisse heute viel gesicherter, vor allem seit es R.Pophal gelang, auf Grund der Zusammenhänge zwischen Hirntätigkeit und feinmotorischer Steuerung den Schriftausdruck biologisch zu untermauern.

Handschrift ist Gehirnschrift.

Das Ziel meiner Ausführungen liegt keineswegs in der Meinung, jeder Arzt, Lehrer oder Erziehungsberater müsse auch Graphologe werden. Um Wesentliches erkennen zu können, strebe ich eine sorgfältige Schulung der Beobachtung der Schreibspur an. Es geht also nicht um Schriftanalyse, das soll man dem ausgebildeten Schriftpsychologen überlassen. Was aber durchaus möglich und erlernbar ist, ist Schriftbetrachtung. Einige Hilfen dazu werde ich Ihnen im Laufe des Vortrags vorstellen.

Im Laufe meiner Tätigkeit habe ich die Erfahrung gemacht, daß graphologische Erkenntnisse differenzierter und konkreter formuliert werden können, wenn bei der Abklärung die Zeichnung hinzugezogen wird. Beide ergänzen sich aufs Beste. An einem Beispiel werde ich Ihnen noch zeigen, daß in gewissen Fällen Aussagen, die sich nur auf eine Ausdrucksform stützen, zu Fehlinterpretationen führen können.

Die Interpretation von Kinderzeichnungen ist sicher vielen vertrauter als diejenige der Schrift. Anerkannte und bewährte Tests (Baumtest, Familienzeichnung, Familie in Tieren, Wartegg-Zeichentest) finden Anwendung.

Eine Zeichnung oder Schrift interpretieren heißt, sie lesen, in Worte übersetzen. Es offenbaren sich darin Wünsche, Konflikte, Ängste usw.. Das Kind versucht unbewußt, die Realität wiederzugeben.
Die psychodiagnostische Bedeutung von Zeichnung und Schrift gibt über 2 Richtungen Auskunft:
1. Entwicklungsstand, Intelligenz.
2. Wegen des projektiven Charakters ist sie ein Hilfsmittel für die Persönlichkeitsdiagnose.
In Schrift und Zeichnung spiegelt sich aber nicht nur die augenblickliche Situation, in der sich das Kind befindet, es kann darin auch Schritt für Schritt die Entwicklung des Kindes, sowohl altersspezifisch wie auch seelisch geistig erkannt werden.

Das Kind gibt in der Zeichnung all dem Ausdruck, was nicht verbalisiert werden kann. Erahntes und Erlebtes verdichtet sich so zu Bildern. Was gefühlsmäßig bedeutsam ist, tritt in den Vordergrund, Unwichtiges verschwindet. Je auffälliger ein Merkmal ist, umso größer die Wahrscheinlichkeit, daß es emotional besetzt ist.

In einer Untersuchung, beispielsweise zur Abklärung der Schulreife, lasse ich die Kinder eine Zeichnung herstellen, die als Grundelemente eine Sonne, ein Haus und einen Menschen darstellen (Vgl. Abb.1). Die Motive sind aus dem direkten Erlebniskreis des Kindes gewählt, enthalten aber darüber hinaus symbolhaften Charakter. Aus diesen Zeichnungen sind nicht nur Reifungsverzögerungen, sondern auch seelische Störungen oder Verhaltensabnormitäten zu erkennen.

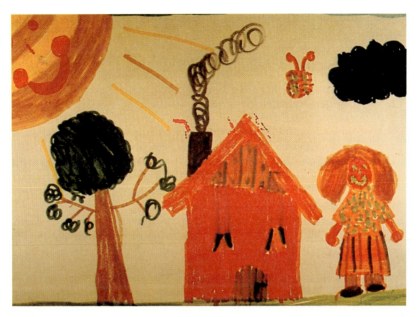

Abb.1

Daß auch für die Beurteilung der Kinderschrift eine solche Reduzierung auf das Elementare nötig und möglich ist, um die Schriftbetrachtung zu erleichtern, werde ich Ihnen nachher anhand des Hepner-Schreibtests zeigen.

Vorerst möchte ich Ihnen zeigen, wo ich im Bezug auf die besondere Themenstellung dieser Klausurtagung die Einsatzmöglichkeiten der Graphologie sehe.

Die Schrift bildet ein ausgezeichnetes Instrument, um verschiedene Entwicklungsstadien zu verfolgen und zu vergleichen, da der dauerhafte Niederschlag der Schreibspur erhalten bleibt. Für die Beurteilung einer Situation kann jederzeit auf dieses Material zurückgegriffen werden. Gegenüber mündlichen Aussagen, die, werden sie später aus der Erinnerung interpretiert, immer der Gefahr subjektiver Beeinflussung unterliegen, vermittelt die graphisch festgehaltene Ausdrucksbewegung ein objektives Bild. Ein weiterer Vorteil besteht darin, daß im Unterschied zu anderen Tests, die zu Diagnosezwecken in Anwendung gelangen, Schul- und Notizhefte praktisch immer zur Verfügung stehen. Das Kind muß also nicht erst einer Testsituation unterzogen werden. Es sei denn, man wünsche eine Schriftprobe, um sie mit den Schriftzügen aus gesunden Tagen vergleichen zu können.

Schriftpsychologie

Ich sehe folgende Möglichkeiten, Erkenntnisse der Schriftpsychologie einzusetzen:

1. Innerhalb der E l t e r n b e r a t u n g kann anhand von Schrift und Zeichnung den Eltern die momentane Situation des Kindes bildhaft dargestellt werden. Die Schreibspur kann die Fortschritte der sich verbessernden Feinmotorik besser darstellen als Worte.

Schrift und Zeichnung können dazu beitragen, daß über den Patienten, aber auch über dessen Familiensituation, ein objektiveres Bild entsteht. Die Befragung der Mutter gibt unter Umständen einen einseitigen Eindruck, da Angehörige Mängel oder Fehler übersehen oder nur negative Seiten hervorheben und bspw. besondere Begabungen nicht beachten.

2. Für die Gesprächsführung mit den Eltern können graphologische Kenntnisse von einflußreicher Hilfe sein, wenn es darum geht, Eltern in ein Therapieprogramm miteinzubeziehen. Sie werden vielleicht einwenden, dazu führen wir ausführliche Gespräche und merken dann schon, wo und wie weit wir die Eltern engagieren können.

Aber gerade an diesem Punkt muß mit Fehleinschätzungen gerechnet werden. Eltern überschätzen vielleicht aus verständlichen Gründen ihre Möglichkeiten. Sie möchten das Beste für ihr geschädigtes Kind und stürzen sich in eine Aufgabe, ohne ihre Grenzen richtig zu kennen. Anhaltspunkte über die Belastbarkeit von Eltern können aus deren Handschrift gewonnen werden.

Ferner sind für eine solche Aufgabe auch pädagogische und organisatorische Fähigkeiten nötig. Diese sind doch in recht unterschiedlichem Maße vorhanden, spielen aber für eine erfolgreiche Therapie eine wichtige Voraussetzung. Nicht zuletzt muß auch die gesamte Familienstruktur berücksichtigt werden, Geschwister sollen nicht zu kurz kommen, oder Ehepartner vernachlässigt werden. Gerade innerhalb einer Familie ist die Belastbarkeit der einzelnen Glieder ein recht irrationaler Faktor, da es nicht möglich ist, jeden Einzelnen näher zu kennen. Das ganze Familiengefüge, die Rollenverteilung, die Querverbindungen der einzelnen Glieder untereinander, muß beachtet werden.

Schriften, aber auch Familienzeichnungen, können für die Ausgestaltung von Therapieplänen wertvolle Hinweise über das zumutbare Maß geben. Ein Berater, der außerhalb steht, aber über die nötigen Kenntnisse verfügt, kann da wohl objektiver urteilen als Eltern, die sich viel zu viel oder zu wenig zutrauen, weil sie zu sehr engagiert und in die Probleme verwickelt sind.

3. Für den Arzt und die beteiligten Therapeuten können regelmäßig durch-
geführte Schriftproben ein Bild vermitteln, inwieweit sich bei einem
Schädeltrauma die Feinmotorik gebessert hat. Eine so überschaubare Fort-
setzungsreihe kann auch den Eltern besser deutlich machen, daß, und in
welchem Maß ihr Kind Fortschritte macht.

Bevor ich Ihnen nun an Beispielen meine Ausführungen veranschauliche,
möchte ich Sie auf einige Punkte aufmerksam machen, die sich auch jeder
Laie aneignen kann, die sich aber auch alle Eltern merken sollten, wenn sie
die Schriften ihrer Kinder betrachten oder auch kritisieren.

Kinder- und Jugendschriften ändern sich schnell, so wie sich der junge
Mensch ständig weiterentwickelt. Stürmische Entwicklungsabschnitte
und einschneidende Ereignisse können sich in einer abrupten Veränderung der Schrift zeigen. Denn die Schrift gleicht den Kurvenaufzeichnun-
gen eines Seismographen, der die feinsten seelischen Erschütterungen aufzeigt, wie Vorgänge des Denkens, Fühlens, Wollens und des unbewußten
Erlebens. [31)]

Bleibt eine Schrift über längere Zeit unverändert und wird starr, so ist besondere Aufmerksamkeit geboten. Es könnte ein Entwicklungsstillstand
eingetreten sein.

Schöne und gleichmäßige Schriften sind kein Zeichen von hervorragender
Intelligenz. Sie sind Ausdruck eines psychischen Gleichmaßes. Von solchen Kindern kann man ausgeglichene Leistungen erwarten.

Plötzlich auftretenden Störungsmerkmalen sollte man Beachtung schen-
ken, sie sind Warnsignale. Ich werde Ihnen gleich als erstes einige davon
zeigen.

Übertreibungen und unangemessene Nachahmungen sollte man erst dann
ernst nehmen, wenn sie nicht als vorübergehende Unsitte wieder aus dem
Schriftbild verschwinden. Fürs erste erzielt man mit einer humorvollen
Bemerkung meist mehr als mit ständigem Kritisieren oder Verbesserungs-
vorschlägen.

Schriftpsychologie

Störungsmerkmale

Als erstes fällt die gestörte Schreibbewegung auf. Um diese nachzuspüren, soll man ihr nachfahren. Dabei erleben, wie die Bewegung läuft.
Vergleich mit dem Gehen. Der natürliche Gang ist federnd und elastisch.

Der Bewegungsablauf ist schlaff oder gestaut, zittrig, brüchig, starr, gespannt, ausfahrend. "geschrieben" 1.Zeile (Abb.2)

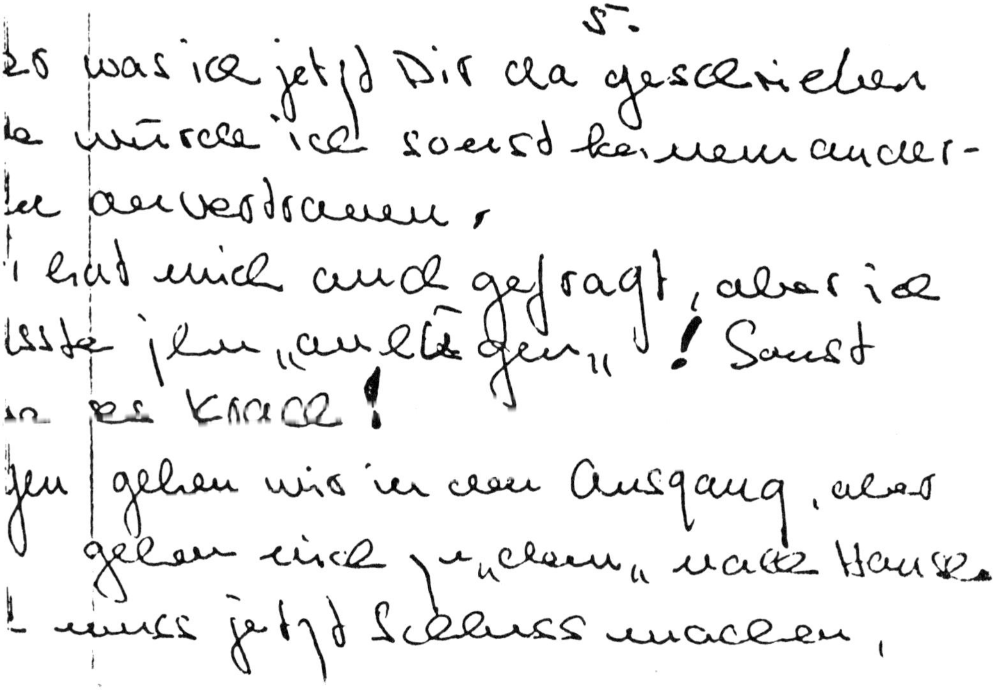

Abb.2

Unregelmäßigkeiten vor allem in Druck und Lage.
Unsicherheiten, die einzelnen Buchstaben flüssig aneinander zu binden.
"anlügen" 5.Zeile
Formvernachlässigungen, verquetschte Formen "jetzt".
Linksschrägheit ausserhalb der Pubertät.

Zitterzüge (feiner Tremor) bei nervlich gesunden Kindern bis zum Ende des 2.Schuljahres nur ein Zeichen der besonderen Anstrengung. Treten Zitterzüge später immer noch auf, so deuten sie darauf hin, daß das Kind überfordert ist. Durch eine Überspannung der Muskulatur entsteht eine Dauerspannung, weil der Stift krampfhaft festgehalten wird. Das Kind strengt sich übermässig an, ist deshalb überfordert.

Ausgesprochen kleine Schrift, bei kleineren Kindern unnatürlich. Ein gesundes Kind hat das Bedürfnis nach ausholenden Bewegungen. Wird der zur Verfügung stehende Raum nicht ausgenützt (auch in Zeichnungen), Kleben am Blattrand, so deutet das auf Unsicherheit, Suche nach Halt, Angst.

Innerhalb kurzer Zeit plötzlich kleiner werdende Schrift — Zeichen für eine u.U. schwere Erkrankung.

Bevor ich Ihnen weitere Schriftbeispiele zeige, möchte ich Ihnen den bereits erwähnten Schreibtest vorstellen (Abb.3). Seine einfachen Formen ermöglichen ein besseres Verständnis des kindlichen Ausdrucks, da die Bewegungsspur nicht durch die Schulvorlage eingeengt wird. Der Test gibt in kurzer Zeit Auskunft über die Struktur der Persönlichkeit, über Konflikte und Leistungsstörungen, die im direkten Gespräch oft erst nach längerer Zeit in einer Gesamtschau ersichtlich werden. Der Berater erhält auf diese Weise Material, das ihm für Gespräche oder Therapievorschläge Hinweise liefert.

Läßt man den Test in nicht zu kurzen Abständen wiederholen, so kann der Verlauf einer Krankheit verfolgt werden.

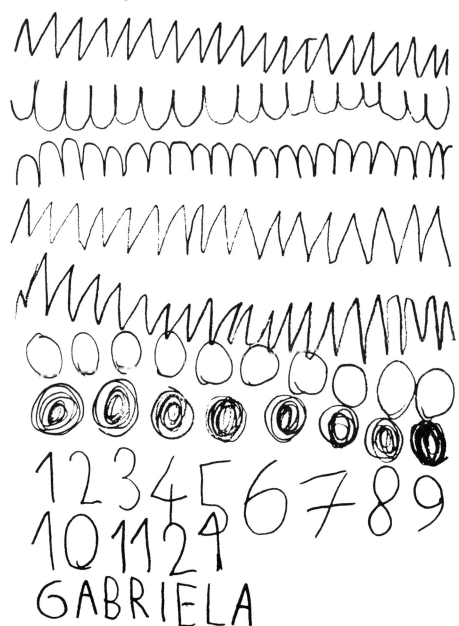

Abb.3

Gespräch

Schüler: Von welchem Alter an machen Sie solche Versuche?

Urner-Wiesmann: Durchschnittlich fange ich bei vier Jahren an. Sobald die Kinder das Schreibwerkzeug fest in die Hand nehmen können und nicht mehr nur aus dem freien Arm heraus schreiben.

Mitterdorfer: Ich glaube, wesentlich mehr Informationen bringt die Schriftpsychologie im Vergleich zu anderen projektiven Zeichentests auch wieder nicht. Wenn ich z.b. eine verzauberte Familie hinzeichnen lasse, was ich persönlich lieber machen lasse als z.B. einen Baumtest, dann habe ich eigentlich die ganzen Merkmale auch enthalten. Dort ist die Determinierung, an einer bestimmten Stelle zu beginnen, nicht vorgegeben. Beim Blatt, beim Schreib blatt, beginnt man meistens oben. Bei einer Zeichnung kann das Kind beginnen, wo es will. Ich bekomme damit wesentlich mehr Informationen, scheint mir.

Urner-Wiesmann: Ja, wobei ich da einschränkend sagen muß, ich habe Zeichnungen von Kindern, die im Zeichnerischen z.B. sehr unbegabt sind. Und wenn Sie auch die Intelligenz, die Leistungsfähigkeit in schulischer Hinsicht überprüfen müssen, dann gibt Ihnen zusätzlich diese einfache Testreihe mehr her, weil das Kind vielleicht im Zeichnen unbegabt ist. Und das — Sie werden es an einem Beispiel sehen — trifft ganz besonders zu für die Ausländer. Ich habe etwa 130 Tests und Zeichnungen für die Schulreifeabklärung gesammelt. Da waren es vor allem die Ausländer, die nicht so geübt sind im Zeichnen. Sie sind in ihrer Intelligenz im Durchschnitt nicht schwächer wie unsere schweizerischen Kinder. Da zeigt sich dann, daß die Ausländerkinder bessere Testleistungen haben, dafür aber schlechtere Zeichnungen. Wenn Sie das jetzt nur von der Zeichnung her beurteilen, kommen diese Kinder schlecht weg. Daher halte ich den Schreibtest für eine gute Ergänzung.
Mit den Ausländern müssen wir auch rechnen, wir müssen ihnen auch gerecht werden.

Mittendorfer: Die Nur-Beurteilung schließen wir aus. Ich möchte auch nicht ein Urteil abgeben nur an Hand eines einzigen projektiven Verfahrens.

Mutter von Florian: Als erstes kann ein unfallgeschädigtes Kind sich zeichnerisch nicht ausdrücken, aber mit solchen Zeichen schon bereits anfangen.

Urner-Wiesmann: Das unter Umständen ja, vor allem auch wenn es ins Gebiet des Schulunterrichts hineinführt. Besonders in höheren Klassen sollen die Schüler doch schnell wieder Anschluß finden. Sie haben mit dem Test die Möglichkeit, die Motorik so zu trainieren, daß sie nachher wieder folgen können.

Schriftpsychologie

Mitterdorfer: Jetzt muß ich mich fast selbst widerlegen. Ein Zeichen ist eine Zeichnung.

Mutter von Florian: Ja, aber kein Haus oder irgend so etwas. Und ich entsinne mich, als mein Sohn in dieser Phase war, hat er gesagt: ich zeichne erst wieder, wenn ich zeichnen kann.

Urner-Wiesmann: Ein Kind, das kritisch ist, will natürlich kein schlechtes Ergebnis sehen. Es ist dann deprimiert, wenn es ihm nicht gelingt, das zu zeichnen, was es sich vorstellt. Das kann ich verstehen.

Daß man einen akuten Krankheitszustand auf dem Bild sieht, möchte ich Ihnen an den beiden folgenden Zeichnungen zeigen:

Es ist vorgekommen, daß Kinder am Morgen im Kindergarten noch den Test mit mir durchgeführt haben und am Nachmittag mit der Kindergärtnerin die Zeichnung, und sie sagte mir dann, das Kind sei am anderen Tag nicht mehr in die Schule gekommen, weil es eben an Grippe erkrankt sei. (Die Tests wurden im Februar durchgeführt, als bei uns z.T. viele Grippe-Erkrankungen auftraten). Sie sehen, das Kind hat diese Aufgabe so gelöst; (Abb.4) ein Mensch und ein Haus, die Sonne ist ganz leicht blaß angedeutet, und das Haus besteht eigentlich aus einem großen, brennenden Dach. Ich glaube, es ist nicht zu weit gegriffen, wenn wir sagen, es war eben wirklich Feuer im Dach: das Kind hatte Fieber.

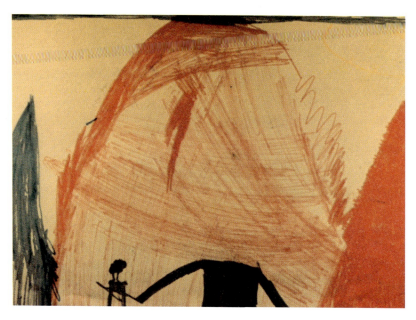

Abb.4

Der Hepner-Schreibtest

Die Winkelreihe

Der Bewegungsablauf soll in dieser ersten Reihe regelmäßig und straff ausgeführt werden. Zu einer guten Ausführung gehören neben genügendem Druck auch scharfe Spitzen und das Einhalten der Zeile. Die Winkelreihe gibt Auskunft über die Einstellung des Kindes zur Autorität, die Anerkennung von Vorschriften, das Verhalten in seiner Arbeit sowie die Fähigkeit zur Ausdauer. Ausreichender Leistungswille, Aufmerksamkeit und Konzentrationsfähigkeit sind nicht nur abhängig von guten Anlagen, sie werden weitgehend durch eine konsequente Haltung der Eltern geprägt. Die Winkelreihe spiegelt deshalb die Reaktionen des Kindes auf das väterliche Prinzip.

Die Girlandenreihe

Im Gegensatz zum Winkel erfordert die Girlande ein geringeres Maß an Aufmerksamkeit, dafür bietet sie die Möglichkeit zu elastischem Wechsel von Spannung und Entspannung und wird so zum Ausdruck von Gemütstiefe und Hingabefähigkeit. Die Schalenform der Girlande vermittelt die Assoziation geöffnete Arme und Geborgenheit. So gibt sie Auskunft über die Gemütsentwicklung des Kindes, sein Selbstvertrauen, sein Verhalten als soziales Wesen. Die Girlande ist das Abbild der Reaktionen des Kindes auf die mütterliche Welt, das häusliche Milieu, erlebte oder fehlende Geborgenheit.

Die Arkadenreihe

Sie soll aus ruhig wirkenden, aneinandergereihten, gewölbten Bogen bestehen. Sie spiegelt die Eigenwelt des Kindes und zeigt, wie weit innere Bilder und Vorstellungen realitätsbezogen sind und harmonisch verlaufen, oder wie weit sie das Gemüt des Kindes mit Angstgefühlen belasten.

Psychomotorische Störungen Bsp.Christian

Störung der Feinmotorik, die sich vor allem auch in der Schrift und in der Heftführung zeigt. Die Disharmonie des Verhaltens, besonders des Emotional- und Lernverhaltens steht im Widerspruch zur meist gut bis sehr guten Intelligenz. In jeder Klasse sind durchschnittlich 2 - 4 psychomotorisch gestörte Kinder. (Angabe von Dr.Wolfensberger, Rüschlikon / CH.) (Abb.5)
In der Graphomotorik zeigen sich folgende Merkmale:
— verkrampfte Haltung des Schreibgerätes
— zu starker Schreibdruck
— steife, ausfahrende, zerbrochene oder zittrige Schriftzüge
— Richtung und Größe der Buchstaben schwankt
— Schwierigkeiten, exakt auf die Linien oder in die "Häuschen" zu schreiben
— schlechte Raumaufteilung und Randbehandlung
— verschmierte Hefte
— häufiges radieren und "flicken"
— langsames Schreiben, vermehrte Fehler bei Temposteigerung

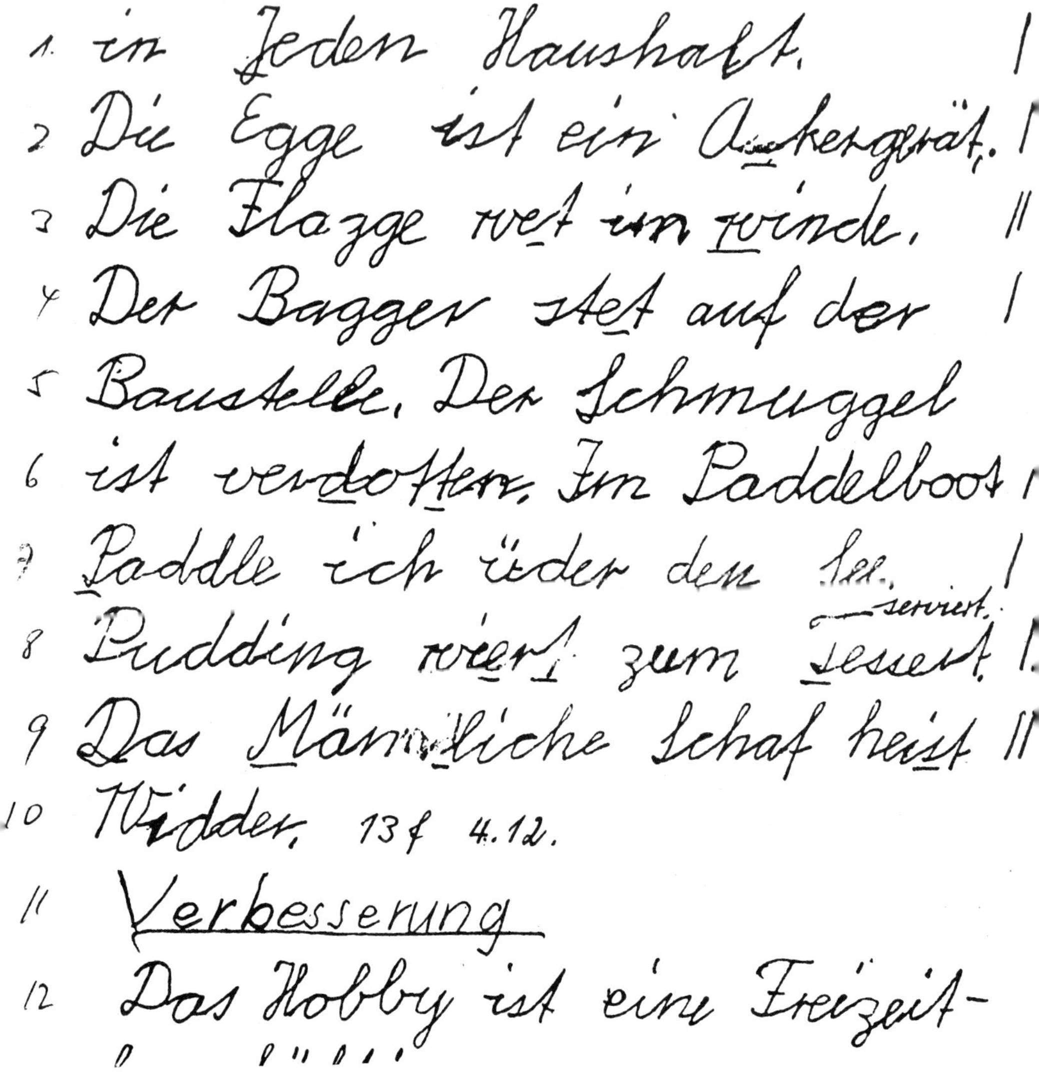

1. in Jeden Haushalt. |
2. Die Egge ist ein Ackergerät. |
3. Die Flazge wet im winde. ||
4. Der Bagger stet auf der |
5. Baustelle. Der Schmuggel
6. ist verdottern. Im Paddelboot |
7. Paddle ich üeder den See. serviert. |
8. Pudding wiert zum Tessert. |
9. Das Männliche Schaf heist ||
10. Widder. 13 f 4.12.
11. Verbesserung
12. Das Hobby ist eine Freizeit-

Abb.5

Christian, Drittklässler mit zweimaliger Klassenrepetition, heute über 11-jährig. Er kann nur mühsam lesen und erbringt auch im Rechnen sehr schwache Leistungen. Weist eine normale Intelligenz auf: IQ 102. Im persönlichen Kontakt aufgeweckt und interessiert.

Das Leistungsversagen kann nicht mit sozialen oder emotionalen Ursachen erklärt werden. War schon beim Schuleintritt eindeutig Linkshänder. Durch die Umschulung auf die rechte Hand ist es zu funktionalem Durcheinander gekommen. C. ist noch heute nicht imstande, links und rechts eindeutig voneinander zu unterscheiden, weil ihm das entsprechende innere Gefühl dafür abgeht.

Durch das dauernde Umspringen der Dominanz der Hirnhälften führt einmal die linke, dann wieder die rechte Seite. C. ist sozusagen "seitenblind".

Bei der Zahl 593 folgende Umstellungen: 539, 395, 935, 953

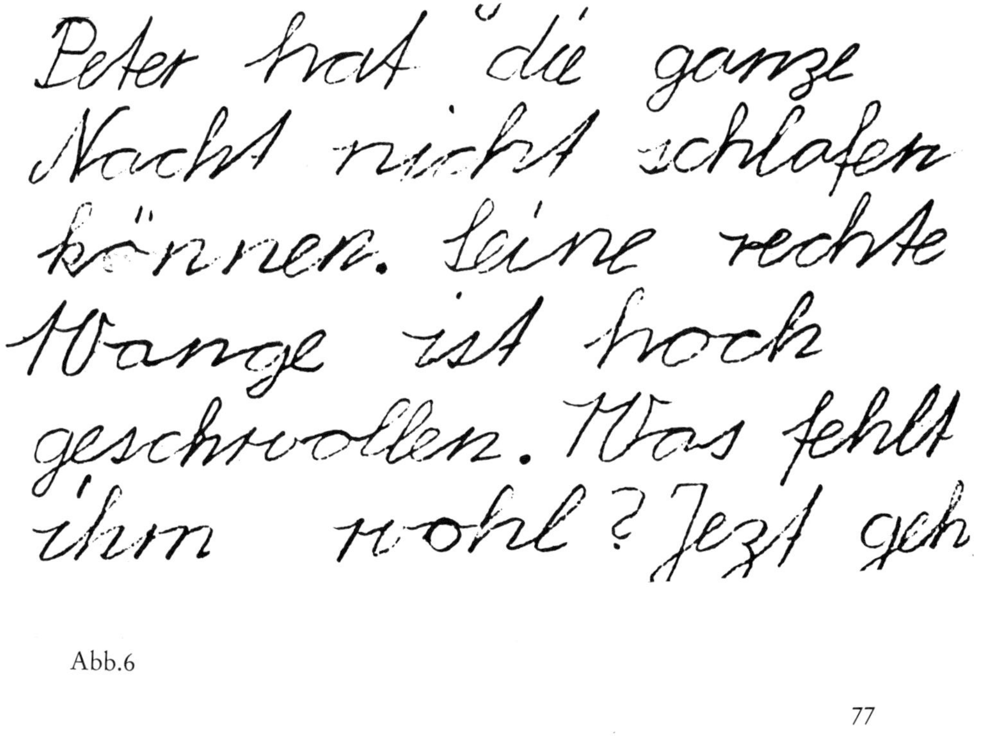

Abb.6

Schriftpsychologie

Abb.6 wurde nur wenige Tage nach diesem fehlerhaften Diktat geschrieben. Es sind keinerlei gravierende Störungen im Schriftablauf zu sehen. Es finden sich auch keine orthographischen Fehler (nicht nur nicht im Ausschnitt). Solch wechselhafte Leistungen sind für diese POS Kinder typisch und verleiten Lehrer bei Unkenntnis der Sachlage zur Feststellung "Siehst Du, wenn Du willst, kannst Du es!" Eine solche Bemerkung entmutigt, oder führt zu einer noch größeren Verkrampfung.

Solche Kinder brauchen ein ganz spezielles Training, um die Schwierigkeiten zu überwinden. Bedauernswürdig sind jene Kinder mit leichten psychomotorischen Störungen. Sie fallen kaum auf und sind deshalb nicht therapiewürdig, und doch leiden sie. Ich habe selber ein Kind, das eine leichte psychomotorische Störung aufweist. Es hat uns in vieler Hinsicht Sorgen bereitet während der Schulzeit, bis sich die Störung mit der Pubertät verbessert hat.

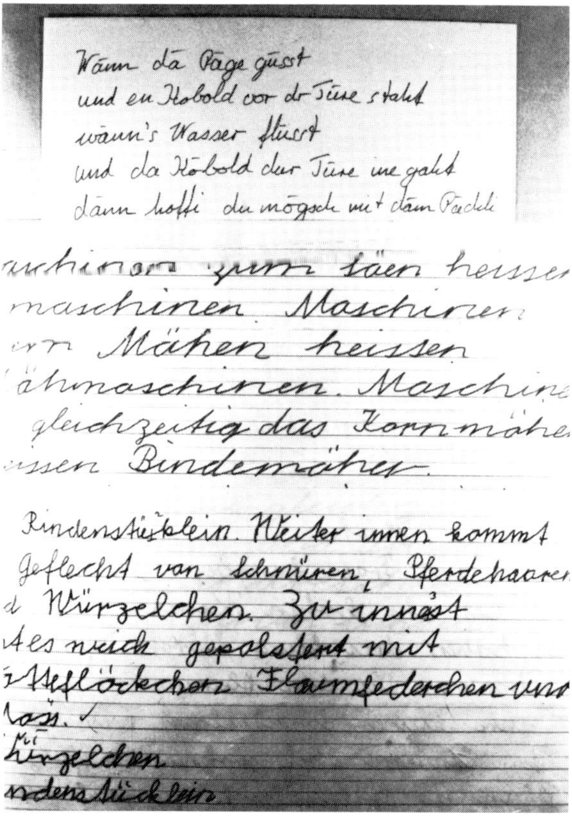

Abb.7

78

Drei Schriftproben eines Schülers mit einem leichten POS. Die beiden unteren Schriftproben stammen aus der dritten Klasse, mit ganz wenigen Tagen Unterschied. Die unterste Schriftprobe entstand an einem sogenannten schlechten Tag. Er hat Mühe, die Linien zu berücksichtigen, richtige Formen und Verbindungen zu finden. Die zweite Probe zeigt viel entspanntere Züge. Die Schrift ist größer, gelöster. Sie hat vollere Formen und weniger Lötungen. Zuoberst noch eine kleine Schriftprobe, es ist die Schrift des nun 16-jährigen. Vieles hat sich gebessert, die Störungsmerkmale sind auf ein Minimum reduziert. Die leichteren Fälle haben nach der Pubertät eine Chance der Besserung und Heilung wie in diesem Beispiel, ohne daß eine aufwendige Therapie nötig ist. (Abb.7)

Wie sich der Verdacht auf eine leichte POS-Schädigung schon früh erkennen läßt. Bsp.Manuel

In der Zeichnung: unsicherer und z.T. gestückelter Strich. Haus und Person haben keine sichere Standfläche. (Abb.8)

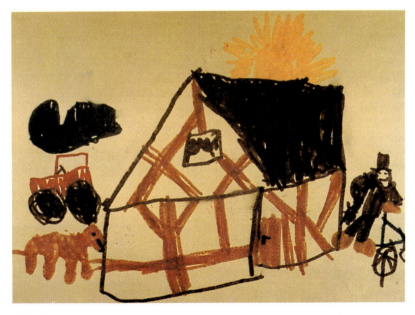

Abb.8

Schriftpsychologie

Im Schreibtest: (Abb.9) Schlechte Steuerung, verkrampfter Strich, eckige Formen, ungleichmäßige Druckverteilung. Bei der Durchsprechung aller Kinder mit der Kindergärtnerin machte diese über Manuel keine besonderen Angaben. Erst auf meine Fragen und Hinweise hin bestätigte sie, sie erlebe den Knaben im Turnen als tapsig, unsicher, mit einem schlechten Raumgefühl.

Abb.10 und 11: Gestörte Feinmotorik nach Schädeltrauma.

In Abb.11 gelingt es im ersten Anlauf nicht mehr, alle Formen der verbundenen Schrift zu schreiben. "f" von fahre. Abb.12 zeigt, wie durch Üben nach der einstmals vertrauten Form gesucht wird, bis sie gefunden ist, so daß nachher im Text weitergeschrieben werden kann. Dieser scheinbar einfache Vorgang muß neu geübt werden, obwohl er bereits automatisiert war. Die medizinische Erklärung hierzu findet sich im neurophysiologischen Bericht. "Neurophysiologisch sind die Befunde charakteristisch für einen Hirntraumatiker. Es sind insbesondere tiefere Hirnstrukturen beeinträchtigt." Automatisierte Schreibvorgänge werden von der Cortex an die Subcortex abgegeben. Als automatisiert gilt in diesem Beispiel die Verbundenheit.

Schreibtest und Zeichnung zur Abklärung der Schulreife

Abb.1 u. 3 Zeichnung und Test der 6-jährigen Gabriela zeigen, daß sie bereits schulreif ist. Die Testreihen sind entsprechend der Beschreibung von sehr guter Qualität. Es treten keine groben Schwankungen auf. Die vierte Winkelreihe wurde als Lieblingsreihe ausgewählt und nochmals geschrieben. Die rasche Wiederholung (5. Reihe) deutet an, daß G. auch unter Druck noch gute Leistungen erbringt. Zahlen bilden keine Voraussetzung, sie dürfen freiwillig angefügt werden. Ebenso der Name, der mit wenig Ausnahmen immer schon vollständig erscheint.

Abb.13 stellt zum Vergleich den Test eines nur drei Monate jüngeren Mädchens dar. Von Schulreife ist da noch keine Rede.

Ich möchte Sie hier auf eine kleine Besonderheit hinweisen:
G. ist eine Linkshänderin. Auf 100 untersuchte Tests entfielen 14 Linkshänder. Von diesen 14 Linkshändern haben 12, sofern sie einen Kamin gezeichnet haben, entweder den Kamin links, oder die Person links vom Haus gezeichnet. Aber bitte verallgemeinern Sie das nicht!

Mutter von Florian: Man soll die Kinder links schreiben lassen, wenn sie wollen?

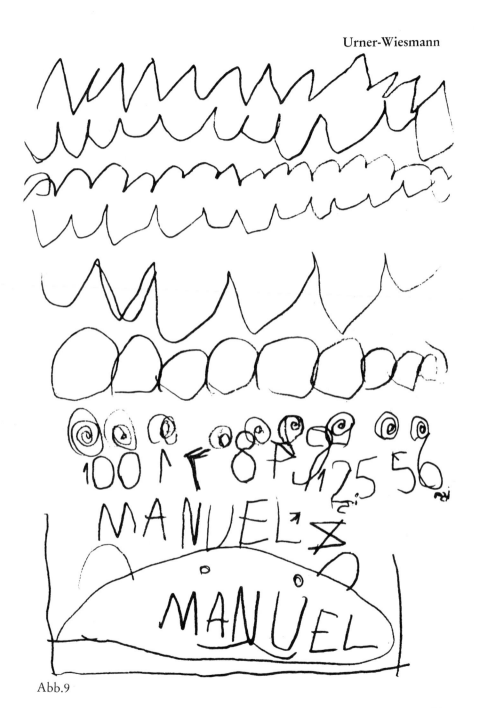

Abb.9

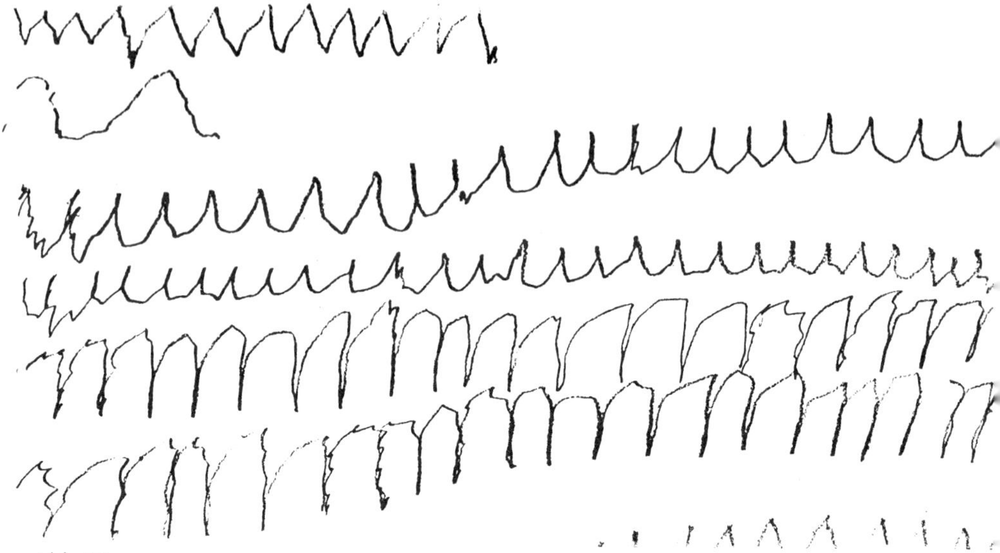

Abb.10

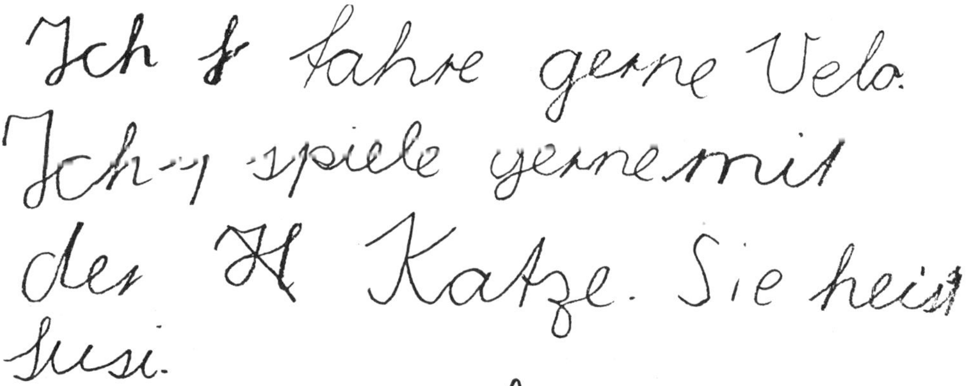

Ich f fahre gerne Velo.
Ich spiele gerne mit
der H Katze. Sie heiss
Susi.

Abb.11

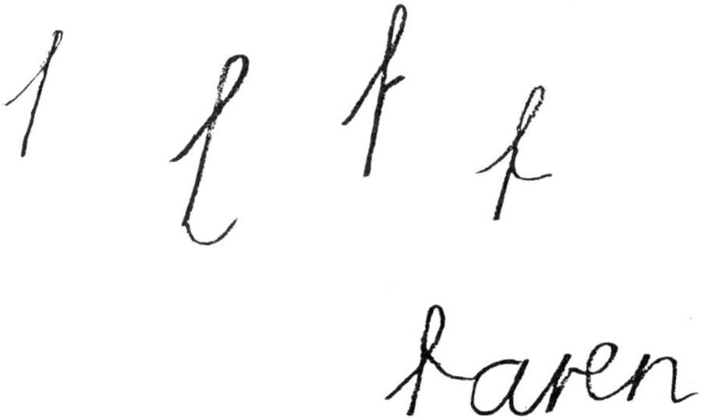

Abb.12

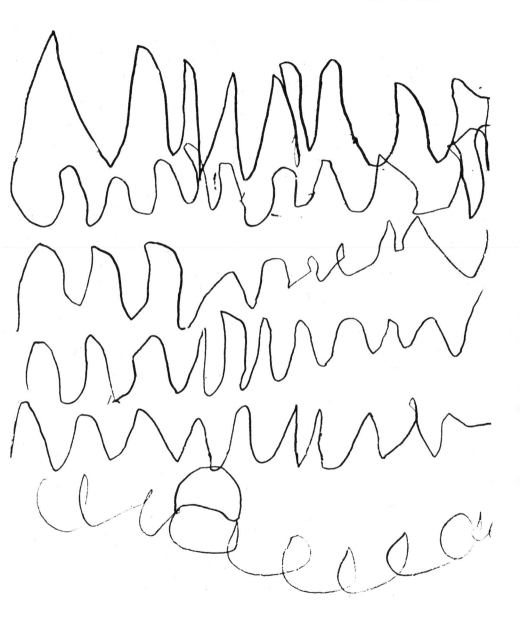

Abb.13

Schriftpsychologie

Urner-Wiesmann: Unbedingt sollen sie links schreiben. Leider Gottes ist es noch nicht überall selbstverständlich. Wichtig ist, daß man dem Kind ebenfalls zeigt und hilft, wie es links schreiben kann, damit es keine verkrampfte linke Hand hat. Aber da sind noch sehr viel Aufbauarbeiten notwendig. Viele Lehrer meinen es sehr gut, aber sie haben keine Ahnung, wie man Linkshänder besser anleiten könnte. In der Schule kommt es - leider - immer noch nur auf die schöne Schrift an.

Affeldt: Wie interpretieren Sie in diesem Bild die Sonne, einmal, daß sie links ist und einmal, daß sie ein Gesicht hat und einmal, daß sie Strahlen hat? [32]

Urner-Wiesmann: Es ist ein Musterbeispiel, die Zeichnung weist nichts auf, was emotionell besetzt ist. Die Sonne hat dasselbe Gesicht wie das Kind, sie lächelt. Das ist das Natürliche, die Sonne hat Strahlen, die leuchten. Die Menschen sind altersgemäß gezeichnet. Es sind noch zusätzliche Details gezeichnet. Die Kinder durften mehr zeichnen als verlangt war. Manche haben davon Gebrauch gemacht.

Warum keine Baumzeichnung verlangt war? Die Bäume werden in diesem Alter zu stereotyp gezeichnet. Das Haus ist einem Kind viel vertrauter, besonders Stadtkindern. Wenn ein Kind zu zeichnen beginnt, sind es in erster Linie Häuser und Menschen. Ich wählte Motive, die ihm geläufig sind. Ferner habe ich das Haus gewählt, weil das Kind hier Waagerechte, Senkrechte und Diagonale zeichnen muß, was wieder korrespondiert mit dem Schriftlichen, auch mit dem Schreibtest.

Sie sehen das Kind mit dieser Sonne auf dem Kopf. (Abb.14) Die Sonne, die es belastet, ist eine Riesensonne. Es ist das Kind einer unehelichen Mutter, das bei den Großeltern lebt. Der Großvater regiert mit strenger Hand. Diese Situation drückt den Knaben richtig zu Boden, genauso, wie er das in der Zeichnung darstellt. Ich bin immer wieder erschüttert, wie so tiefgreifende Erlebnisse sich in den Zeichnungen ausdrücken.

Frage: Und was ist die Ursache, daß er sich so zeichnet?

Urner-Wiesmann: Ich habe den Jungen selbst beobachtet, als ich den Test aufgenommen habe. Er hatte ein sehr auffallendes Benehmen. Er ist körperlich groß, das stimmt mit der Zeichnung überein. Er muß zu Hause bei den Großeltern sehr brav sein. Diese unkindliche Haltung versucht er im Kindergarten durch auffälliges Benehmen zu kompensieren.

Kurzmann: Ja, ich wollte noch fragen, wegen der Großmutter, da Sie den Großvater so betont haben. Welche Rolle spielt die Großmutter?

Urner-Wiesmann: Das weiß ich nicht. Die Kindergärtnerin hat nur vom Großvater erzählt. Der Knabe kommt immer tip-top angezogen in die Schule, im Anfang sogar in Anzug, mit Kravatte und Hemd, da zeigt sich wohl auch der Einfluß der Großmutter. (Abb. 14)

Diese Ausschnitte mögen zeigen, welche Aussagekraft nicht nur in der Zeichnung, sondern auch in der Schrift des Kindes liegt.

Eine genaue Betrachtung soll dazu führen, daß uns beide Aussageformen lebendig werden und von den Eigenarten, Erfahrungen und Nöten der Kinder zu erzählen beginnen.

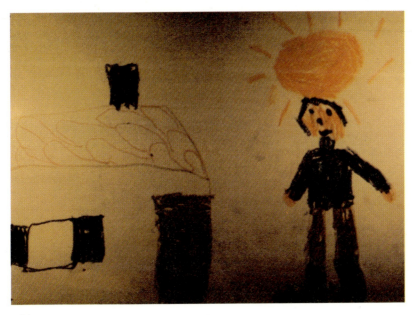

Abb. 14

Eltern werden Co-Therapeuten
Welche Hinweise können wir Malarbeiten entnehmen?

Hede Haenchen

Die Dokumentation von 4 1/2 Jahren therapeutischer Arbeit mit Doris umfaßt inzwischen 7 Spulen Farbfilm, nimmt also 3 1/2 Stunden in Anspruch. Ich denke, das ist für diejenigen unter Ihnen, die nicht mit nicht-hörenden Kindern arbeiten, nach diesem prallen Tag eine zu starke Belastung.

Ich könnte mir auch gut denken, daß Sie im Einzelgespräch mit Referenten des heutigen Tages gern noch Fragen vertiefen oder Unklarheiten beseitigen möchten.

So schlage ich Ihnen vor, daß die speziell Interessierten sich im großen Seminarraum für den Film treffen, ich aber zuvor Ihnen allen anhand einiger Dias eine Malentwicklung zeige, die sehr ungewöhnlich ist.

Zuvor die Audiogramme des Kindes, die deutlich machen, aus welcher phantasiearmen Isolation Doris befreit werden mußte.

Manches hätte das Kleinkind durch Imitation lernen können, wenn Nähe und Berührung nicht von ihm abgelehnt worden wären.

Versuchen Sie einmal, sich in die Problematik einer Mutter zu versetzen, die vor dieser doppelten Belastung steht!

Vielleicht sollten Sie aber zuvor noch den ernsthaften Versuch unternehmen, sich für sich selber die Frage zu stellen und zu beantworten, welche Behinderung nach Ihrer Meinung schwerer auszugleichen ist: der Verlust des Ohrensinnes oder der des Augensinnes.

Vor fünf Jahren hätte ich spontan gesagt, nichts sei schlimmer, als nicht sehen zu können.

Doris hat mich gelehrt, welche Tragik es bedeutet, nicht nur Sprache nicht h ö r e n zu können — die Übermittlung von Informationen ist ja durch gutes ablesen-lernen zu gewinnen — sondern die feinen Zwischentöne nicht vernehmen zu können, die erst Farbe und Tiefgang in das menschliche Miteinander bringen.

Alles, was wir heute unter Kommunikation, Informationsfluß zusammenfassen, erschöpft ja nicht das Wunderwerk Sprache!

Malarbeiten

Denken Sie an Ihre Stimme: die Möglichkeit, sich hinter Worten zu verstecken, aber in der Farbe die e i g e n t l i c h e Botschaft zu übermitteln! Daran nicht teilhaben zu können - versuchen Sie zu ermessen, welch seelische Unterernährung das bedeutet, welche Verarmung. Wie sollte Phantasie sich entfalten, erblühen können, wenn die Zwischentöne fehlen!

Das ist der individuelle Aspekt.

Nun der allgemeine:
Jedes Kind, auch das nicht hörende, unterliegt der Schulplicht.
Wenn die Eltern von Doris sich für die Hörbehinderten-Schule entschieden haben — gegen die Gehörlosen-Schule — so haben sie gleichzeitig ihr Kind der Leistungsfron unterwerfen müssen.

Eine Schule hat Lehrpläne. Jedes Schuljahr hat ein Klassenziel.
Ob die i n n e r e Entwicklung dem Stoff entspricht, der laut Lehrplan erarbeitet werden muß - danach wird nicht gefragt.

Es ist also wohl nicht verwunderlich, wenn eine Amtsärztin für Hörbehinderte meiner Forderung, nicht hörende Kinder müßten nach dem Zustand ihrer inneren Bedürfnisse unterrichtet werden, entgegenhielt: 'Das ist Prinzenerziehung.'

Ich bitte Sie, sich in die Situation einer Mutter zu versetzen, die versuchen muß, ihrem Kind das Wissen zu übermitteln, das in der Klasse, in der es das hörschwächste ist, gerade erarbeitet werden soll. Demgegenüber erlebt sie bei LERINA, daß ihrem Kind in der Therapie Angebote gemacht werden, die, wenn Doris nicht interessiert darauf eingeht, schweigend zurückgenommen werden.

Ich möchte Ihnen diese Situation aber auch einmal aus der Sicht der Therapeuten beleuchten:

Die Kontaktschwierigkeiten eines geschwisterlosen nicht hörenden Kindes verlangen danach, Wege zu suchen, die den Umgang - den kreativen Umgang! -mit Gleichalterigen ermöglichen.

Es drängt sich der Vergleich auf mit contergangeschädigten Kindern, die den Weg zum Miteinander im Musizieren und Improvisieren finden sollten. Wir wurden oft angegriffen: warum muß es denn unbedingt Musik sein, wenn das Kind eine Armverkürzung hat, eine Fehlstellung des Handgelenks, wenn Finger fehlen? Es kann doch malen, modellieren. Gewiß kann es das und es tat es ja auch in den Pantomimegruppen, in denen jedes Märchen gemalt wurde, bevor es in Körpersprache erzählt wurde.

Aber nichts erfüllt die innerste Sehnsucht nach gemeinsamen Tun so sehr wie gemeinsames Musizieren.

Gut. Aber warum muß ein Kind, das nicht hört, a u s g e r e c h n e t Musik machen?

Gegenfrage:

wo anders könnte es erleben, daß es in einer Gemeinschaft so gebraucht wird? In einem Schulorchester muß einer am Schlagzeug sitzen, der keinen Einsatz verpaßt, damit die Musik so klingt, wie sie klingen muß!

In der Pantomime sind Parallelen, aber sie bietet immer noch Freiräume der Gestaltung. Das Eingebundensein in eine musizierende Gemeinschaft hat strengere Gesetze, fordert mehr Ein- (nicht: Unter-!) ordnung!

Aber mit dem Lernen von Notenwerten, Pausenlängen, der Bedeutung von Spiel- und Zählzeiten, dem Auftakt, dem Wiederholungzeichen kann man nicht, dem Lehrplan gemäß, an einem bestimmten Tag zu einer bestimmten Stunde beginnen. Man kann an einem Tag zu einer Stunde das Angebot machen. Wird es abgelehnt durch Desinteresse, muß es schweigend und ohne Vorwurf zurückgenommen werden ins Warten bis zu jener guten Stunde, in der das neuerliche Angebot auf Freudigkeit stößt.

H ä t t e eine Klasse nur 6 Schüler - wäre es denkbar, daß alle sechs zur selben Stunde voll freudiger Wißbegier wären?

Das kann eine Schule nicht leisten. Das ist nur denkbar in Einzelarbeit, die sich voll und ganz auf die Bedürfnisse eines Kindes einstellt.

Was aber möglich ist, wenn der Therapeut die Kunst des Wartens versteht, möchte ich Ihnen anhand von Bildern zeigen.

Doris' Bedürfnis nach Malen war mehr als gering.

Der Film wird Ihnen zeigen, mit welchen Mitteln immer erneut versucht wurde, sie Interesse gewinnen zu lassen an Farbe und Form; wie immer wieder die Inhalte der Pantomimen, auf die sie ansprach, in ihr Blickfeld gerückt wurden, um Körpersprache mit Farbe und Linie nachzuzeichnen.

Malarbeiten

Jahr um Jahr verging, ohne daß erwähnenswerte 'Ergebnisse' aufzuzeigen gewesen wären.

Das einzig Mutmachende war die eindeutig erkennbare - aber nicht erklärbare, geschweige denn eindeutig erklärbare - Tatsache, daß Doris mit großer Freudigkeit zu ihren Stunden kam.

Leider wurden ihr Ausmalhefte erlaubt, mit der positiven Absicht, ihr, aus der Sicht der Schule, schlechtes Schriftbild vielleicht zu verbessern, wenn sie bei Ausmalheften lernte, die Begrenzungslinien zu respektieren.

Der Therapeut seufzt beim Anblick solcher Hefte - wer könnte aber nicht verstehen, daß einer um die Versetzung besorgten Mutter alle Mittel recht sind?

Unterschätzen wir doch auch nicht, wieviel Zweifel, seien sie auch unausgesprochen, dem gegenüberstehen, was der Therapeut als Fernziel - musizieren mit hörenden Kindern - anstrebt.

Im Film werden Sie sehen, wie Doris zum ersten Mal eine Bongo auf blinkendem Ständer ausprobiert: in einer Hand einen Schlägel mit schwarzem, in der anderen einen mit weißem Kopf. Kurz darauf trollt sie sich - uninteressant. Ein Jahr später ist der gleiche Bongoständer mit den gleichen Schlägeln, die ein Jahr lang in jeder Stunde stumm und unangepriesen im Raum standen, plötzlich von Wichtigkeit: Doris hat ein Kind nach Noten spielen sehen. Die schwarzen und die weißen Kullerchen sind plözlich interessant. Hier erntet nun der Therapeut die Früchte des Wartens.

Ohne das Fundament des Vertrauens, das in Jahren gewachsen ist, wäre es schwerlich möglich, die Lernprozesse, zu denen es ja schwierige Hürden der sprachlichen Verständigung gibt, zu vollziehen.

Aufgrund der guten menschlichen Beziehung lassen sich alle Hindernisse erträglich gestalten durch das gemeinsame Geheimnis: der Papa darf nichts ahnen! Erst unter dem Weihnachtsbaum darf er hören, was Doris und Mama in langen Wochen geübt haben als Überraschung für ihn: Ihr Kinderlein, kommet! O Tannebaum. Vom Himmel hoch.

Mama kann inzwischen auf der Alt-Blockflöte die Melodien spielen und Doris 'instrumentiert' mit einem großen Aufgebot von arabischen Pferdeglocken, niederländischer Rammelaar, Hohlblocktrommel, Sistrum, indischer Ekatara, japanischer Rassel die Melodie, dem Wortsinn angemessen.

Alle Instrumente wurden in die Partitur eingezeichnet und Doris wachte darüber, daß an ihrem geistigen Eigentum der Instrumentierung nicht gerüttelt wurde.

Als sie strahlend aus den Weihnachtsferien zur ersten Stunde kommt und von der gelungenen Überraschung berichtet, malt sie die häusliche Szene unter dem Weihnachtsbaum.

Durch ein glückliches Zusammentreffen hat gerade eine neue Lehrerin zu dieser Zeit versucht, Musizierfreudigkeit in der Klasse zu wecken - sie ist auf wenig Verständnis gestoßen, aber Doris hat zum ersten Mal einen deutlichen Vorsprung vor den anderen mit Hörresten begabten Kindern.

Wir beginnen im Januar ein tschechisches Frühlingslied vorzubereiten, dessen Vögel zu malen nur möglich wurde auf dem Umweg, sie vom Biene-Maja-Schablonenmalen fortzulocken durch kolorierte Kupferstiche von Amsel, Star, Lerche und Kuckuck, die sie dann mit Freude abmalt.

Tilo Medek komponierte uns 'Gedanken um Doris' für Klanghölzer, Bongo und Cello.

Es geht jetzt nicht mehr um einfache Melodien und deren Begleitung, sondern um Achtelbewegungen, Pausen, Synkopen, synchrone Bewegungen auf Klangholz und Bongo. Doris' Augen glänzen, die Wangen röten sich und sie wird nicht müde, eine Stelle so lange zu wiederholen, bis s i e sie gut findet. Mama lernt, auf dem Cello leere Saiten pizzicato zu spielen.

Doris ist klar, daß sie an einer schweren Komposition arbeitet.

Wie wird Papa Weihnachten staunen!

Nicht mehr nur: O Tannebaum!

Der Film wird Ihnen zeigen, wie ein Berliner Philharmoniker, den Doris kennt, seit sie bei LERINA ist, mit ihr, als der Rohbau erarbeitet ist, die feinen rhythmischen Besonderheiten noch einmal durcharbeitet. Sie wird immer weißer um die Nasenspitze vor Anspannung, aber mit leuchtender Freude musiziert sie mit ihm.

Sie werden nun bei den Dias den denkwürdigen Augenblick miterleben, in dem Doris die Mama ertappt bei einem Fehler. Mama ist erstaunt und weist den Vorwurf zurück - aber Doris zeigt in der Partitur den Takt, in dem Mama eine Achtel zu früh losgespielt hat! Und Doris hat recht!

Malarbeiten

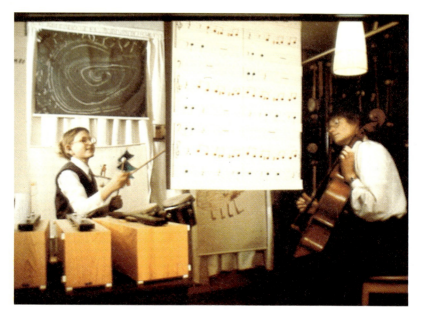

"Mama, schau: diese Achtel hast Du zu früh gespielt!"

Im Januar nach diesem Weihnachtsfest malt Doris das Musizieren am Heilig-abend erneut. (s. Bild S. 93)

Ich gestehe Ihnen: sähe ich diese Bilder aus der Sammlung einer Maltherapeu-tin mit dem Vermerk, zwischen den beiden Darstellungen der musizierenden Mama läge nur ein Jahr - ich würde es nicht glauben.

Fragen Sie mich nicht, wie dieser große Sprung zu erklären ist — ich weiß es nicht. Ich kann nur von Herzen froh sein.

Eine große Rolle spielte in dem zwischen den beiden Musizierdarstellungen liegenden Jahr ganz gewiß auch der Tag, an dem Doris nicht wieder vom Sprungturm beschämt runterkletterte, weil der Mut doch wieder nicht ge-reicht hatte.

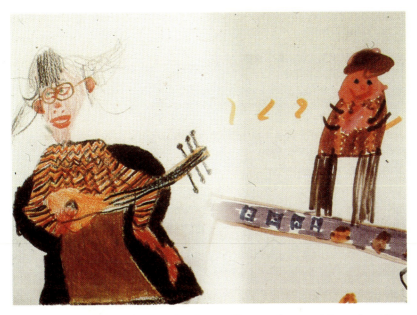

Nur 365 Tage liegen zwischen den Darstellungen der musizierenden Mama

Ein paarmal hatte sie Anlauf genommen, endlich das zu wagen, was alle Altersgefährten längst konnten. Aber die anderen brauchten ja auch nicht wegen einer zusätzlichen Sehbehinderung eine starke Brille zu tragen!

Doris h ö r t e oben auf dem Sprungbrett nicht von unten das fröhliche Rufen der anderen Kinder und die Wassergeräusche und s a h nicht all die Köpfe mit den lustigen bunten Bademützen.

Vor ihrem Sprung stand ein starker innerer Kampf.

Zum Glück gewann sie ihn an einem Tag, an dem sie nachmittags zur Arbeit zu mir kam. So hatte noch nicht der Schlaf einer Nacht den Zauber von diesem Erlebnis genommen, als sie mit fröhlichem Hüpfen den Raum betrat. Immer, immer wieder gestaltete sie pantomimisch das Ereignis und nicht nur den siegreichen Augenblick des Sprunges - genauso intensiv erzählte ihre Körpersprache immer wieder von der Angst.

Malarbeiten

Mütter, die meinen, einmal erzählen reichte und Wiederholung sei nur Wichtigtuerei und ermüde die Erwachsenen, die zuhören sollen, versperren ihrem Kind die Möglichkeit, das Er - eignis des Tages, die Er - reichnisse des Tages, vom Gefühlten ins Gewußte zu bringen.

Doris mußte im Spiegel meiner antwortenden Pantomime sehen, daß ich, wenn sie - den Zeigefinger der einen Hand angstvoll fest zwischen den Zähnen, die andere Hand mit gespreizten Fingern weit von sich getreckt - auf dem Sprungbrett stand, mit Sicherheit wußte, daß sie soviel Angst hatte, daß sie ganz, ganz bestimmt n i c h t springen würde.

Und dann eben d o c h sprang!!

Nach meinem pantomimischen Staunen mit angehaltenem Atem, dem dann der Jubel folgte, mußte sofort von vorne begonnen werden: Doris kletterte wieder auf die Leiter, stutzte, zögerte, verlor den Mut, ich sah die Angst und war völlig sicher, die Angst bliebe Sieger, Doris sprang, ich staunte, strahlte - und Doris kletterte wieder die Leiter zum Sprungbrett hinauf.

Es ist wie bei den Märchen: einmal hört ein Kind zum ersten Mal von der Gefahr, in der der schöne Königssohn schwebte und atmet erleichtert auf, wenn alles zu einem guten Ende kommt. Also brauchte das Kind doch das Märchen nicht noch einmal zu hören, es 'weiß' doch, daß der Prinz gerettet wird?

Stattdessen muß es eben dieses Märchen so oft hören, bis dessen innere Botschaft ihm gewußter Besitz geworden ist.

Aus dem gleichen Grund muß Doris die Angst vor dem Sprung, die Selbstüberwindung, auch das physische Erleben des Falles in der Luft, des Eintauchens ins Wasser immer wieder spielen, damit die gewonnene Erfahrung dieses Tages innerer Besitz werden kann.

In dem Glücksgefühl des Erlebten ist Doris sogar bereit zu malen. (Nicht aus eigenem Bedürfnis, sie antwortet nur auf mein Angebot.) Und es entsteht ein Bild, das in meiner in Jahrzehnten zusammengetragenen Sammlung von Kindermalarbeiten, die manche Kostbarkeit enthält, einmalig ist:
sie malt sich mit vier Armen!

Doris malt Angst und Sprung.

Zwei Arme sind in Bewegung: der linke Zeigefinger steckt im Mund, die rechte Hand ist in Abwehr weggestreckt. (s. Titelbild)

Die beiden anderen Arme sind in gespannter Ruhe: sie hängen seitlich am Körper herab wie es zur Sprunghaltung gehört.

Ein weiteres wichtiges Malereignis war ihre Selbstdarstellung in dem von ihr selbst erdachten Faschingskostüm.

Seit den Weihnachtsferien hatte sie bis in den Februar hinein an dem inzwischen 4 Meter lang gewordenen Bild vom Heiligabend 1980 gemalt.

Nun gingen die Gedanken voraus zum Fasching.

5 Schuljahre lang hatte Doris am Rande der Klassen'gemeinschaft' gestanden, immer in Angst vor Schabernack, der so weit ging, daß ihr Wasser in den Schulranzen geschüttet wurde.

Inzwischen hatte ihr Ichgefühl ein tragfähiges Fundament bekommen. Doris wollte ein Turner sein, der gut Rad schlägt. Sie fragte mich nicht um Rat, sie weihte mich nur in ihren Plan ein. Ich faßte natürlich gleich nach und fragte, wie sie sich ihr Kostüm denn denke? 'Linien aufs Blatt werfen' mag man sonst nur von einem Modeschöpfer sagen - ich wüßte nicht, wie ich Doris' Malweise besser beschreiben könnte! Dieses Kind, das seit mehr als 4 Jahren immer nur das Format 60 x 80 zum Malen bekam und bisher immer nur kleine Darstellungen an den Blattrand gequetscht hatte, ergriff Besitz vom ganzen Bogen und legte ihre Selbstdarstellung so weiträumig an, daß die Beine keinen Platz mehr gefunden hätten. Ich hielt 2. Blatt und Klebstoff bereit. Als Doris' Hand am unteren Blattrand stutzend innehielt, ging die Blattverlängerung so fix vonstatten, daß Doris' Malfluß nicht unterbrochen wurde.

Als sie fertig war, betrachtete sie das Bild zufrieden und kommentierte: "Die sollen nämlich Angst vor mir haben." (s. Bild S. 96)

Darum sind die flatternden violetten Ärmel an dem Trikot, darum vor allem erdachte Doris eine Gesichtsschminke aus blau, rot und violett.

Was aber am stärksten den Weg des früher so sprunghaften Kindes zum zielstrebigen aufzeigt ist die Tatsache, daß Tage zuvor das Schminken vor dem Spiegel geübt wurde mit Ausdauer und Korrektur. Eine vorbereitende Sorgfalt, die ein Jahr vorher noch undenkbar gewesen wäre. "Die anderen sollen mich nicht erkennen."

Malarbeiten

Der Film zeigt Ihnen nun, wie weit der Weg war, wie schwer. Wie aber in keiner Phase der Entwicklung, um irgendwelcher 'Ergebnisse' willen, der Leitgedanke von LERINA verlassen wurde: einem Kind in Intensität und Kontinuität getreuer Weggefährte zu sein, der in geduldigem Warten weiß, daß es auch dann im Kinde wächst, wenn unsere Augen keinen 'Fortschritt' sehen.

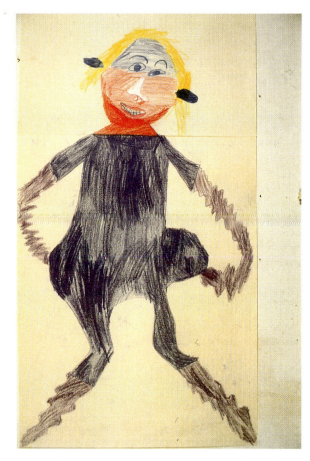

Format 60 x 80 reicht Doris nicht aus: die anderen Kinder sollen Angst haben vor ihr

Aufgaben und Möglichkeiten der Patientenschule

Martin Urner

Kürzlich sagte mir eine Mutter, ihr Kind hätte Angst, es könne nach dem Spitalaufenthalt mit seiner Schulklasse nicht mehr Schritt halten. Diese Angst ist relativ häufig. Sie ist oft eine große Sorge und eine Belastung für die Familie. Unsere Aufgabe im Akutspital liegt darin, dem Kind den Anschluß an seine Klasse wieder zu ermöglichen. Gewisse Schwierigkeiten, die es in der Schule nicht zu bewältigen vermag, können im Einzelunterricht besser erfaßt werden als im Klassenverband.

Ich erlebe den Einzelunterricht immer wieder als eine Chance, Lücken zu füllen, den Stoff zu vertiefen, Schulängste abzubauen, dort, wo das Kind unsicher ist, zu verweilen, ihm Zeit zu lassen, an die Sache heranzugehen und sich auf seine eigene Art damit auseinanderzusetzen. Es kann sein, daß ich immer wieder auf eine Aufgabenstellung zurückkomme. Wenn der Schüler plötzlich ruft: "Aha, so ist das!" bestätigt er damit, den Zugang zum Problem gefunden zu haben. Die Angelegenheit kommt ihm jetzt auf einmal ganz klar und einfach vor. Sie ist nun nicht mehr mit dem Kopf, sondern mit dem ganzen Wesen erfaßt. Das Kind ergreift immer gerne das, was einfach ist. Der Weg des Lernens führt zur Einfachheit, zur Vertiefung, zur exakten Vorstellung, zur Bildhaftigkeit. Sehr kleine Lernschritte sind gerade beim kranken Kind von Vorteil und geben ihm die Möglichkeit, immer wieder kleine Erfolge zu erleben. Ein Kind braucht wenig, um sich am Lernen zu freuen. Wenn es spürt, daß ihm wieder etwas gelungen ist, so freut es sich! Das gibt ihm den Mut und die Neugier, die Grenzen seiner Auffassung und seines Standorts immer wieder zu erweitern, Neuland zu entdecken. Das Kind bringt einen dabei auf neue Lernwege, die sich manchmal mit geradezu zwingender Logik ergeben.

Frau Haenchen erwähnte gestern, wie wesentlich das Gegenwärtig-Sein, die Präsenz ist, damit das Kind zu seinem eigenen Ausdruck gelangt. Ebenso bedeutsam wie dem Kind zuzuhören, ist es, gleichzeitig seine eigenen Gefühle wahrzunehmen. Sonst besteht nämlich die Gefahr, daß wir das Kind belasten, wenn wir uns einzufühlen suchen. Es muß aber in der Beziehung den Raum haben, in dem es sich selber spüren kann. Das ist besonders für das Kind wichtig, das aus dem Koma erwacht, für das schwerverletzte Kind auch, etwa nach einer Verbrennung. Das intensive Dabeisein, zuhören was es sagt, und wie es etwas sagt, ist dann das Entscheidende. Doch wird im Spital die Phase des Aufwachens eigentlich noch wenig beachtet, und ich bin sehr gespannt, was Frau Haenchen dazu noch sagen wird. Meistens werde ich erst geholt, wenn für das Kind das schulische Lernen wieder möglich ist. Es ist eben auch eine zeitliche Frage, da in unserem Akutspital bei etwa 250 Betten nur 2 1/2 Lehrerstellen bestehen.

Patientenschule

Wenn ich an das Bett eines Kindes oder Jugendlichen trete, achte ich jeweils auf seine momentane Stimmung, auf seinen Gefühlszustand. Es geht dabei neben anderem auch darum, den Bereitschaftsgrad und die Energie, die dem betreffenden Knaben oder Mädchen zur Verfügung stehen, abzuschätzen. Während des Unterrichts ist es vorteilhaft, auch auf Dinge zu achten, die das Kind nicht ausspricht. Das ist oft nicht einfach — gerade im Unterricht stehen wir vielfach unter Zeitdruck. Das Zuhören ist hier aber ebenso wichtig wie das Zeigen, Handeln, Erklären. Wie das in einer Schulklasse realisiert werden soll, wo so viele Kinder sind, das ist mir heute noch unklar. Ich habe selbst lange in Klassen unterrichtet und dabei die Erfahrung gemacht, daß der Charakter unserer herkömmlichen Schulen den Schüler zum ausführenden Organ bestimmt, der die Anordnungen der Lehrmittel und des Lehrers in die Tat umsetzen soll. Der Schüler selbst wird wenig erfaßt; er soll nur ausführen.

An verschiedenen Orten wird deshalb versucht, neue Wege einzuschlagen: in Alternativschulen wie auch von einzelnen Lehrern in öffentlichen Schulen. Man trifft da außerordentlich interessante Vorgänge an, die einem Mut machen, der Zukunft unseres Schulwesens positiv entgegenzuschauen. Denn wir spüren natürlich auch die Not, die in vielen Schulzimmern herrscht und auf manches Kind, auf manche Familie abfärbt.

Im Einzelunterricht ist es einfacher, sich dem Kind aufnehmend zuzuwenden. So kann es vorkommen, daß es sich über seine Verletzung oder Krankheit äußert, mir seine Wunde zeigt, von daheim erzählt und mich an dem, was es beschäftigt, teilnehmen läßt. Es ist dann auch bereit, sich dem Schulstoff zuzuwenden. Viele Kinder sind froh, etwas zu tun, sie haben ja Zeit, sie liegen im Bett. Und da ist es ganz schön, daß mal jemand vorbeikommt, der sie jeden Tag weiterführt, vielleicht nur einen kleinen Schritt, ihnen auch Aufgaben gibt, und sie so in ihrem Kinderberuf — dem Schülersein — fördert.

Der Lernprozeß ist nie nur eine Sache der Information, sondern er ist zugleich ebensosehr ein emotionaler Bewußtwerdungsvorgang. Der Schüler braucht dazu die positive Einstellung des Lehrers, denn das Lernen im Kindesalter und auch oft bei Jugendlichen, ist noch persongebunden. Der tägliche, nie abbrechende Versuch, einen neuen Schritt zu tun, stärkt das Vertrauen des Schülers in sein Können! Der Lehrer am Spitalbett wird in dem Maße Co-Therapeut für das Kind, wie er sich mit ihm zusammen dem Lernprozeß unterstellen kann. Co oder con ist vom Lateinischen "cum" abgeleitet und bedeutet "mit" oder "zusammen". Die Silbe "Co" meint also Gemeinsamkeit, Gleichzeitigkeit, Übereinstimmung, Zusammenklingen. Therapieren heißt "dienen". "Co-Therapie" ist also ein gemeinsamer Dienst am Leben.

Die geringste Stärkung des Selbstwertgefühls bedeutet eine Unterstützung des Heilungswillens, es bedeutet ein Quentchen Kraft, sich mit der gegebenen, oft harten Situation auseinanderzusetzen. Dabei muß das, was an Fortschritt wünschbar oder notwendig wäre für den Anschluß oder für die Zukunft, der geringeren, oft sehr geringeren Möglichkeit des Kindes unterstellt werden. Man muß es dem anpassen, was das Kind zu leisten bereit ist, nicht was wir von ihm fordern oder wollen. Da ist dann weniger mehr, Vertiefung ist wichtiger als Vielfalt. Das verunfallte, kranke oder behinderte Kind kann nicht an vielen Orten zugleich Fortschritte machen! Man darf die Kräfte des Kindes nicht verzetteln! — Und da ist es ein Trost zu sehen, wie auch in unerwarteten Belangen Kräfte konstelliert werden, wenn an einem Ort ein echtes Fortschreiten gelingt. Es ist so, wie es Frau Eckle ausführte: Das Suchen eines eigenen Lernweges hilft dem Kind auch auf anderen Gebieten.

Einseitigkeit des Lernens — während einer gewissen Zeit — kann sich recht positiv auswirken. Das gilt besonders auch für behinderte Kinder, die aus Heimen oder Rehabilitionsstationen zur Operation in unser Kinderspital eingewiesen werden. Im Unterricht sehe ich, wie überfordert oder zugleich unterfordert solche Kinder oft werden und so die Leistung nicht erbringen, die ihnen zustände. Behinderte Kinder, die dauernd durch ein vollständiges Programm belastet sind, durch Schulunterricht, Gymnastik, Freizeitgestaltung, Therapien, Werken, Schulaufgaben usw., die haben oft zu wenig Zeit, zu sich selber zu kommen. Das ständige Beschäftigt- und Angeleitetwerden führt dazu, daß die eigenen Kräfte, und seien sie noch so gering, sich nicht zu entfalten vermögen. Das Kind wird geradezu — das ist ein hartes Wort — zur Passivität erzogen. Das Lernen nach Vorschrift führt zur Abhängigkeit. Und dabei ruft gerade die Behinderung nach stetem Neubeginn, nach Selbstständigkeit, nach Realisierung des seelischen Eigenwertes!

Vom erzieherischen Standpunkt aus geht es beim Behinderten in noch höherem Maße als beim gesunden Kind darum, daß es in sich selbst "beschäftigt" sein kann, daß es mit sich selber "zusammensein" kann, bei sich selbst "daheimsein" kann. Auch in der öffentlichen Schule wird das oft übersehen, und die Belastungen werden — besonders in der Mittelschule — unglaublich ausgedehnt. Ich sehe das, da ich Schüler in allen Schulstufen — vom kleinen Erstklässler bis zum 16-jährigen Gymnasiasten — unterrichte. Dazu kommen auch Schüler aus Sonderschulheimen. Das Spektrum ist also sehr groß. Und jedes Kind ist anders.

Noch etwas muß ich sagen zur Situation des behinderten Kindes oder Jugendlichen — vielleicht auch des Erwachsenen — in einer Rehabilitationsstation oder in einem Heim. Wir müssen ja so darauf achten, daß die Beziehungen nicht willkürlich oder aus Organisationsgründen unterbrochen werden. Die

Patientenschule

Beziehung ist etwas Lebenswichtiges. Wenn sie abbricht, kann der Betroffene in eine Regression fallen oder ihm sonstwie der Mut zum Leben vermindert werden. Der Heranwachsende lernt nicht nur in der Schule, in der Therapie, durch Anleitung, sondern er lernt vor allem unwillkürlich: durch seine Umgebung, durch seine Bezugspersonen, dadurch wie diese im Leben stehen, sich damit auseinandersetzen, wie diese die Dinge sehen, was diese erleben, für wichtig nehmen. Der junge Mensch nimmt unglaublich viel auf durch absichtsloses Lernen. Als Erwachsene machen wir uns davon wahrscheinlich gar keine richtigen Vorstellungen! Wir besitzen ja ein ganz anderes Lebens-und Zeitgefühl.

Information allein genügt nicht für die Begleitung des kranken Kindes und auch nicht für die Begleitung seiner Eltern. Es braucht zwar die Information und sie muß exakt und richtig sein. Sie muß stimmen. Sie ist notwendig für das Planen, das Voraussehen und Entscheiden von Fragen, die die Zukunft des Patienten betreffen. Für die Begleitung von Kind und Eltern aber — wir kommen vielleicht im folgenden Gespräch noch darauf zurück — gehört unbedingt auch die andere Seite des Lernvorgangs, den ich den Prozeß der emotionellen Bewußtwerdung nenne: das Mit-Tragen, das Mit-Lernen, das Mit-Vollziehen. Hier geht es um die gegenseitige Beziehung, die Begegnung, die Ablösung.

Zur Reintegration eines Behinderten in die Familie, in die Schule und die Gesellschaft gehören sowohl die ärztlich-medizinische Rehabilitation als auch die psychische Integration in die unbewußten Beziehungs- und Lernvorgänge, die fortwährend zwischen Menschen ablaufen, die miteinander zu tun haben. Denn eine Wiederherstellung der Mitmenschlichkeit ist für den Behinderten das Wesentliche überhaupt: Nur sie gibt ihm einen Sinn und einen Grund, die körperliche Einschränkung tragen und sich selber finden zu wollen. Zur Behandlung des körperlichen oder geistigen Gebrechens tritt daher die Gegenseitigkeit der Beziehung, auf der jedes echte Lernen — des Einzelnen wie der Gruppe — basiert. Als Co-Therapeuten müssen wir eben ins mitmenschliche Gefüge selber richtig eingeordnet sein — eine Aufgabe, die andauernde Aufmerksamkeit erfordert.

Jetzt will ich aufhören, sonst kommen wir nicht mehr zum Gespräch — vielleicht sind doch noch einige Fragen?

Haenchen: Unterrichten Sie nach dem Lehrplan? Fangen Sie an der Stelle an, an der das Kind, bevor es ins Spital kam, in der Schule stand, oder gehen Sie auf seine besonderen Neigungen ein oder im Gegenteil auf seine besonderen Schwächen, um ihm da eine gewisse Stützung für den späteren Anschluß an die Klasse zu geben?

Gespräch

Urner: Ich frage zuerst einmal, was es in der Schule gerne mache, oder wo es Schwierigkeiten habe. Es ist am Anfang wichtig, festzustellen, genau, wo ist der Standort im Lehrplan, wo können wir einhaken? Wenn das Kind nicht dort ist, und das kann vorkommen, dann muß man versuchen, die schwachen Stellen zu entdecken und aufzuarbeiten. Man kann keine Wunder vollbringen, aber es kann vielleicht ein Weg gefunden werden, die Situation zu bessern. Wir haben auch etwa Kinder, wo eine Weichenstellung angezeigt ist. Das Kind hat zu wenig Boden oder zu wenig Halt daheim u n d in der Schule. Dann wird es krank, hat einen Unfall, gerät mit dem Velo ins Tramgeleise. Dann ist die Frage: wie können wir anfangen?

Urner-Wiesmann: Erzähl doch bitte zum Thema "Lehrplan" von diesem Kind, das selbst gemerkt hat, wie weit vorn es wieder beginnen mußte. Das ist so interessant, wie Kinder das spüren.

Urner: Ja, da saß ich also im Krankenzimmer — wir haben ein Schulzimmer, aber ich arbeite gern auf der Station. Das ist wichtig wegen des Kontaktes mit den Mitarbeitern des Spitals, die dort wirken. — Und da sah ich ein Kind, das immer wieder schrie vom Schock her, das langsam erwachte. Das ging tagelang, ich hatte am Bett nebenan Schule. Auf einmal sagte das Kind zu mir: "Ich möchte rechnen." Ich frage: "Ja, was möchtest du denn?" "Bringen Sie mir das Zweitklasse-Rechenheft und Rechenbuch."

Es war eine Fünftklässlerin mit einem Schädeltrauma, die genau bemerkt hatte, wo sie wieder einsteigen konnte. Es ist ja oft schwierig, den Einstieg zu finden.

Hekel: Ich empfinde es als sehr wohltuend, wenn ich höre, wie Sie — obwohl viel auf Sie eindringt — auf die Kinder eingehen. Auf der anderen Seite erlebe ich ja sehr oft Eltern, die nun unbedingt möchten, daß die Kinder während des Krankenhaus-Aufenthalts nichts an Schulstoff versäumen, damit sie hinterher den Anschluß wiederfinden. Erleben Sie da sehr viel Druck von den Eltern?

Urner: Ich erlebe das, aber auch das Gegenteil. Eine Mutter hat einmal gesagt: mein Kind soll erst einmal gesund werden. Es hatte drei Monate keine Schule, erholte sich, hatte wieder Kräfte und kam in der Schule gut wieder nach; es war aber eine Steiner-Schule.

Hekel: Ich denke mir, daß das auch so ein Problem sein kann, mit den Eltern ins Gespräch zu kommen. Es kommt dann wahrscheinlich auch auf die Anforderungen der Eltern an und deren Bereitschaft zum Zuhören.

Patientenschule

Urner: Es kommen Eltern, die stehen unter ganz großer Belastung, die wollen unbedingt, daß das Kind — auch wenn es nur 14 Tage hier liegt — wieder in der Schule mitkommt. Es soll unbedingt noch Schule haben. Und durch das Gespräch zeigt sich dann, was eigentlich vorliegt, oder — was nötig ist.

Kurzmann: Sie haben etwa 250 Betten. Ich nehme an, da sind auch die Vorschüler dabei?

Urner: Ja

Kurzmann: Wieviele Schüler haben Sie ungefähr zur gleichen Zeit?

Urner: Ich würde sagen: gleichzeitig so zwischen acht und zehn. Wenn es mehr sind, dann ist es viel.

Kurzmann: Wie machen Sie das bei einem Schädeltrauma, dessen Heilungsprozeß ja am Anfang sehr langsam vor sich geht: Können Sie dann Ihren Plan verändern, z.B. mit dem Kind täglich zweimal arbeiten, damit sich die Belastungsfähigkeit steigert, oder ist das System sehr starr, so daß Sie bei der halben Stunde bleiben?

Urner: Nein die halbe Stunde ist eine Richtzeit. Manchmal sind es nur 5 Minuten bei einem Sekundar-Schüler, wo einige Impulse und die Aufgabenkorrektur genügen, manchmal ist es eine Stunde oder auch länger, falls es nötig ist. Das ist sehr verschieden.

Kurzmann: Und es ist ja schließlich ein Unterschied zum Gesunden, was der Patient in der Rekonvaleszenz braucht: einerseits das Nachgeben - andererseits die Anregung. Sind Sie allein für kognitive Fähigkeiten zuständig? Oder gibt es da noch Spezialisten, die sich des Kindes annehmen?

Urner: Ja, wir haben Spezialisten in der Ergotherapie, Physiotherapie, Logopädie, Psychologie und Sozialarbeit. Ich meine, daß die Arbeit eben eine Teamarbeit ist. Wir sitzen jede Woche mit den Schwestern der Abteilung zusammen zu einer gemeinsamen Besprechung. In schwierigen Fällen finden auch gemeinsame Besprechungen statt. Das ist etwas ganz Entscheidendes, daß der Spezialist nicht allein steht! Er muß integriert sein in etwas Größerem, damit jeder das, was er vom Kind sieht und denkt, aussagen kann. So werden Eindrücke und Meinungen zusammengetragen, es gibt ein plastisches Bild des Patienten. Man spürt dann auch, was man selber übernehmen muß, was der andere übernimmt. Auch der Draht zum Arzt ist gewährleistet, eine gewisse Kanalisation findet statt in diesem komplizierten Getriebe. So ist es möglich, das Kind sehr genau aufzufassen, und zwar gemeinsam, nicht allein.

Kurzmann: Machen Sie von Anfang an Schriftübungen mit ihm, was ja eigentlich noch vorschulische Übung ist? Also vieles, was bis zum Alter von 6 Jahren schon im Kindergarten erfolgt und was anzeigt, daß ein Kind gestört sein kann. Oder gibt es dafür noch jemanden, die Logopädin ist ja auch nicht ganz die Richtige, Ergotherapeutin auch nicht. Ist da noch jemand oder teilen Sie sich das einfach auf und übernehmen Sie z.B. hier auch Aufgaben, die vor dem schulischen Bereich liegen, wenn ich das so ausdrücken darf. Ich meine das, was nicht mehr zum Schulstoff gehört, was aber als Anbahnung einfach wieder da sein muß.

Urner: Es gibt viele Gebiete, wo die Kindergärtnerin sich ganz anders bewegen kann, als ich das vermag. Und gerade die Zusammenarbeit mit ihr ist etwas sehr Wertvolles und muß sorgfältig abgesprochen werden.

Kurzmann: Also es arbeiten auch Kindergärtnerinnen mit?

Urner: Ja.

Schriever: Und die würden dann auch tätig werden, wenn ein Kind in der Entwicklung soweit zurückgefallen ist, obwohl es körperlich älter ist, daß es geistig im Moment in das Kindergartenalter gehört?

Urner: Ja.

Urner-Wiesmann: Die Ergotherapeutin ist doch auch diejenige, die in der Phase des Erwachens die allerersten Übungen mit dem Kind macht, um es zu aktivieren und damit die Voraussetzungen schafft zu allem weiteren Lernen.

Mutter von Florian: Ich habe beobachtet, daß die Ergotherapeutin versucht, nicht eine Lehrsituation entstehen zu lassen, sondern daß sie etwas aus ihrem großen Repertoire von Übungsgeräten heraussucht, wo das Kind - ohne zu merken, daß es lernt - spielerisch irgendwelche Funktionen wieder übt. Man kann nicht zu schreiben anfangen, solang das Kind den Arm nicht heben kann. Und da muß sie sich eben etwas ausdenken, vielleicht kleine Übungen, wo das Kind einfach gezwungen ist, den Arm etwas zu bewegen, und je besser es heilt, um so mehr macht es mit. Beim Schädeltrauma ist ja die Möglichkeit, mit Lernen anzufangen, ziemlich weit hinausgeschoben also mit schulischem Lernen. Und da wird es sicher auch möglich sein, den Eltern klar zu machen,

Patientenschule

daß die Schule nicht das Vordringliche ist, sondern eigentlich erst ein Höhepunkt der Wiederherstellung.

Feenstra: Wie ist es bei liegenden Kindern mit den Ferien? Schulferien sind immer zu bestimmten Zeiten. Gilt das für das kranke Kind genau so?

Urner: Wir haben durchweg das ganze Jahr Schule. Es ist immer jemand dort von den Lehrern, so daß ein Kind in den Schulferien unterrichtet wird, aber nur dann, falls das wirklich notwendig ist.

Feenstra: Bei uns haben wir seit zwei Jahren eine Schule für kranke Kinder und der Lehrer, der das Ganze organisiert hat, hat erzwungen, daß die normalen Schulferien eben auch im Krankenhaus gelten, und ich fand das immer etwas merkwürdig.

Kurzmann: Unterstehen Sie nicht dem Zürcher Stadtschulrat als eine öffentliche Schule in dem Sinne, daß Sie auch den Feriengesetzen unterliegen? Oder sind Sie Privatlehrer des Krankenhauses?

Urner: Das Krankenhaus ist die Universitätskinderklinik von Zürich und ist eine private Stiftung. Ich unterstehe der Direktion der Kinderklink.

Kurzmann: Können Sie — beispielweise — ein Zeugnis ausstellen über das Bestehen einer Klasse, z.D. Abschlußzeugnis, daß ein Kind in die nächste Klasse aufsteigt? Können Sie das, rechtlich gesehen? Wenn wir die Kinder monatelang hier haben, ist das nachher eine Frage.

Urner: Wenn ich ein Zeugnis ausstelle, bestätige ich darin nur, wo der Schüler die Schule besucht hat, aber nicht, wie er schulish steht. Das darum, weil wir relativ kurze Aufenthaltsdauern haben. Wenn ein Kind länger hospitalisiert sein muß, kommt es in die Aussenstation des Spitales, in die Rehabilitationsstation mit einer eigenen Schule.

Schüler: Wann fangen Sie an, ein Kind zu unterrichten oder hinzugehen und zu sagen: 'Hättest Du Lust?'

Urner: Da staune ich immer wieder über den Spürsinn der Schwestern, die sagen dann einfach im richtigen Moment: 'Jetzt sollten Sie mal vorbeigehen.' Oder wir sprechen darüber und dann merke ich selbst aus dem, was sie über das Kind erzählen, daß es jetzt Zeit ist.

MENACHA

Hede Haenchen

Susanne, 5 Jahre alt, fuhr mit ihrem kleinen Fahrrad vorschriftsmäßig in der Mitte des Bürgersteigs, als, bei überhöhter Geschwindigkeit, eine Autofahrerin, die die Gewalt über ihr Fahrzeug verloren hatte, von der Fahrbahn abkam.

Ein Rettungshubschrauber brachte das schwer verletzte Kind in die Intensivpflegestation einer großen Klinik.

Medizinisch war Susanne dort bestmöglich versorgt. Alles zur Erhaltung ihres kleinen Lebens Notwendige geschah mit der Präzision der ständig überwachten Apparatur.

Der V e r s t a n d des Therapeuten kann allen eingeleiteten Maßnahmen nur voll zustimmen.

Aber das G e w i s s e n des Therapeuten stellt in der bekannten Situation angesichts des gebundenen, ausgelieferten kleinen Kinderkörpers immer wieder die Frage nach der Hilfe für die S e e l e des Kindes.

Daß lebenserhaltende Maßnahmen von zentraler Bedeutung sind, kann und will niemand leugnen. Daß sie, aus der Sicht der Intensivmedizin, vorrangig sind, läßt den Therapeuten immer wieder erneut nach Wegen suchen, die der Seele des Kindes helfen, ohne die medizinischen Maßnahmen für seinen Körper zu stören oder gar zu beeinträchtigen, denn

> das Kind auf der Intensivstation besteht nicht nur aus bedrohter Leiblichkeit!

An Susannes Bett stehend überfiel mich die Verlorenheit dieses Kindes, fühlte ich seinen Sehnsuchtsruf nach einem seelischen Uterus, in dem es sich geborgen, beschützt fühlen könnte.

Mir war im selben Augenblick klar, daß wir über die in diesem Zustand einzig sichere Brücke — über den Ohrensinn — dem Kind die Ruhe geben können, die es braucht.

Es müßte also bass ostinato den Herzschlag der Mutter hören und die sich darüber vielfarbig schwingende Melodie des zärtlichen Sprechens, Summens und Singens der Menschen, die seinem Herzen am nächsten sind.

Daß LERINA den Kindern diese Möglichkeit schaffen muß, daß Ulrich Herz mir helfen würde, die technischen Probleme zu bewältigen, wußte ich in diesem Augenblick mit unverrückbarer Sicherheit.

Daß der Weg nicht nur weit war, sondern zuweilen das Umkehren aus einer Sackgasse erforderlich wurde, können Sie sich vorstellen.

MENACHA

Nur ein Beispiel:

Meine Idee erforderte non-stop-Cassetten, die es aber zu dem Zeitpunkt noch gar nicht gab. Ein Autorepeatrecorder kam stattdessen nicht in Betracht, weil durch seine Rücklaufzeit von etwa einer halben Minute eine Unterbrechung des Herztons entstanden wäre, die geängstigt hätte!

Darüberhinaus mußte eine Apparatur erdacht und gebaut werden, die das Mischen von Herzton mit den von den Eltern besprochenen oder besungenen Bändern in bester Tonqualität ermöglichte, um den Ohrensinn nicht durch technische Mängel zu belasten.

Im ersten Halbjahr der Erprobung hatte Ulrich Herz alle Cassetten 'von Hand' hergestellt.

Seit immer mehr Anfragen kommen, mußte die Mischtechnik verfeinert werden — es müssen z. B. die beiden Wendepunkte des non-stop-Bandes so bespielt werden, daß der Herzton unverändert im Intervall bleibt, er darf weder verlangsamt noch beschleunigt werden, um das Kind nicht zu beunruhigen — damit nicht durch das Bemühen, mehr Kindern zu helfen, dem einzelnen weniger gut geholfen wird!

Wir sind inzwischen auch freudig dazu übergegangen, für jedes Kind nicht nur eine non-stop-Cassette herzustellen, wenn das von den Eltern geschickte Band so ergiebig ist, daß wir mehrere Sequenzen verwenden können. Wir beschriften dann — zur Erleichterung für die pflegerischen Kräfte — die Schutzhülle mit Hinweisen, wann diese Cassette dem Kind zuzuspielen wäre, etwa: "Guten Morgen, André!", "Hast Du Hunger, Florian?", "Lieg ganz schön still — horch, was ich Dir vorsinge!", "Es wird alles gut, Katharina!", "Jetzt kommt Dein Abendbrot, Johannes!", "Gute Nacht! Schlaf gut, Christine!".

In der ersten Phase der Anwendung kam aus England die Pressemeldung, daß eine junge Frau aus dem Koma erwacht sei, als sie die Stimme ihres neun Monate alten Sohnes vom Tonband hörte. Ich schrieb an die Frau und bat — Zeit spiele keine Rolle! — wenn sie sich kräftig genug fühle dazu, mir doch zu berichten, wie es ihr ergangen sei beim Hören der Stimme ihres Kindes.
Sie antwortete nach vier Monaten: ". . . I do believe that having tapes played to you while in a Coma does help. Apart from having my sons voice played to me, I also had a tape of Singer George Benson played. I'm sure this was a help also to get me out of the Coma as this was one of my late husband Steves favourite singers. Therefore having tapes played from someone who is very close to you I do believe helps . . ."

106

Hören sie jetzt ein Lied dieses Sängers, damit Ihnen deutlich wird, wie wichtig die weiche, einschmeichelnde Stimme mit ihrer leisen, sanften Melodie und ihren zärtlichen Worten ist!

"... someone who is very close to you ..." Dabei spielt die Ebene der Nähe ganz gewiß keine Rolle!

Sehen Sie nun auf der Leinwand ein Bild von Mirjam, wie sie, am verlängerten Wochenende zuhause, mit der großen Schwester Petra in der Badewanne sitzt, von Mamas sicheren Händen gehalten, und verstehen Sie, wie Mirjam an den Tagen in der Hooge Burch sich diese wohlige Situation vorstellt, wenn sie Petras und Mamas Stimme und das Badewasser platschen hört.

Ich möchte Sie bitten, Bild und non-stop-Cassette bewußt in sich gleichzeitig aufzunehmen, damit Ihnen verstehbar wird, was die MENACHA für ein Kind im Koma bedeuten kann.

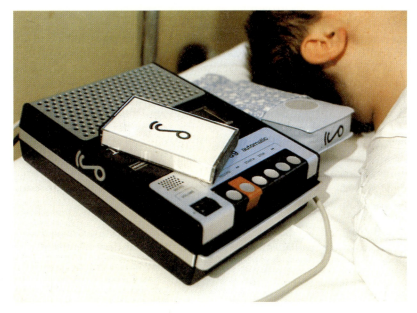

Über den Ohrensinn kommt Frieden in die Seele

MENACHA

Es folgt jetzt eine Dia-Serie, die Ihnen Mirjam allein in Hooge Burch zeigt. Gleichzeitig h ö r e n Sie die non-stop-Cassette, die auch Mirjam hört, wenn sie allein in ihrem Bettchen liegt.

Mirjams Papa hatte eine gute Idee: in eine Schaumstoffplatte, die genau so dick ist wie das Hörkissen, hat er in die Mitte ein Rechteck geschnitten, in das das Hörkissen genau hineinpaßt. Über die Schaumstoffplatte kommt ein Baumwollbezug und Mirjam hat ein Kopfkissen wie jedes andere.

Wenn nun Mama nach dem gemeinsamen Vormittag — Frühstück, Physiotherapie, Spazierfahrt, Mittagessen — nachhause gehen muß, schleicht sich ja doch eine leise Traurigkeit in Mirjams Herz: Mama geht, das bedeutet Trennung. Mama legt Mirjam noch selber in ihr Bettchen zum Mittagschlaf, bevor sie geht. Mama geht — aber aus dem Hörkissen (unter Mirjams Kopf) kommt ja weiterhin Mamas Stimme, die beteuert, daß sie ja ganz gewiß morgen wiederkommt — und seit mehr als einem Jahr i s t Mama j e d e n Morgen wiedergekommen! — und daß sie jetzt nur gehen m u ß, weil Papa und Petra Hunger haben und sie ihnen Mittagessen kochen muß. Papa und Petra haben Hunger — das kann Mirjam verstehen. Und während Mamas Stimme ganz heiter und liebevoll weiter zu Mirjam spricht, kuschelt sie sich schon in Schlafhaltung. S c h a u e n Sie das Bild, h ö r e n Sie gleichzeitig das Band!

Auf dem nächsten Bild hat Mirjam schon nach der Puppi gegriffen; und nun, auf dem Bäuchlein in Schlafbereitschaft liegend, klappern schon die Augenlider. Während Mamas Stimme noch weiter lieb an ihr Ohr und in ihr Herz kommt, ist Mirjam ohne ein Tränchen eingeschlafen.

Etwas schwieriger mit dem Einschlafen ist es am Donnerstag: Da sagt nämlich Papas Stimme auf der non-stop-Cassette, daß er sich ja schon so freut, daß Mirjam nur noch eine Nacht in Hooge Burch schlafen muß und morgen von der Mama nachhause geholt wird für Freitag, Samstag, Sonntag; daß sie erst Montagmorgen zurück muß in die Klinik. In der Vorfreude hat Mirjam Mühe mit dem Einschlafen — aber bei so viel Vorfreude braucht man doch auch nicht zu weinen, nicht wahr?

Ebensowenig wie Sie das Niederländisch der soeben gehörten Cassetten im Wortlaut verstanden haben, werden Sie den Wortlaut der folgenden Cassetten verstehen — aber was atmosphärisch übermittelt wird, teilt sich Ihnen auch so mit!

Hier ist ein Junge, der nur Platt kennt, in ein Krankenhaus gekommen, in dem Ärzte und Schwestern ausschließlich Hochdeutsch — für ihn eine

Fremdsprache — sprechen. Ich hatte die Eltern ermutigt, so zu ihrem Kind auf der Cassette zu sprechen, wie sie es auch zuhause täten: also Niederdeutsch. Wenn Sie auch nicht alles verstehen — fühlen Sie die Innigkeit, die dieser Dialekt vermittelt!

In der Stille langer Nachtstunden habe ich mich — zuerst wirklich mühevoll — an meinem Schneidetisch hineinhören müssen in die Mundart des Frankenwaldes. Ich gebe Ihnen jetzt Tonbeispiele, die Ihnen verdeutlichen werden, daß man einem Kind aus dieser deutschen Landschaft mit n i c h t s anderem als diesem heimatlichen Klang inneren Frieden vermitteln kann.

Auch dies spricht gegen Rehabilitationsze n t r e n: unsere Sprache ist zum Glück noch so vielfarbig und gestaltreich, daß nach 3oo km bereits Schwierigkeiten bestehen, alle Feinheiten der örtlichen Sprechweise nachzuvollziehen.

Wenn aber die Aufforderung einer Krankengymnastin, das rechte Bein zu strecken, mit eben dem Begriff gleich ist, den die Mutter daheim anwendet, wenn das Kind sein rechtes Bein in die Trainingshose stecken soll, ist es ihm leichter, der therapeutischen Aufforderung zu folgen. (Siehe dazu auch Besuchszeit: 15.00 — 15.30 S. 45)

Eine echte Fremdsprache ist Deutsch für ein türkische Kind, das noch so klein ist, daß es vor dem Verkehrsunfall noch nie mit deutschen Kindern gespielt und sie sprechen gehört hat. In dieser Fremdsprache sprechen Ärzte und pflegerische Kräfte aber in dem Krankenhaus, in dem das türkische Kind sich wiederfindet nach den für es unverständlichen Ereignissen. Wir haben tief beglückt erlebt, wie die erste Silbe Türkisch das Weinen s o f o r t verstummen ließ. Dabei war es nicht einmal die Stimme der eigenen Mutter! (Sie war selber noch im Krankenhaus zur Behandlung.) Es war 'nur' die Muttersprache, die da so beruhigte!

Wir haben in Jugoslawisch, Italienisch, Türkisch Wiegen-, Schlaf- und Kinderlieder auf non-stop-Cassetten gebracht, um Kindern von Gastarbeitern s o f o r t eine Hilfe zuteil werden lassen zu können, noch bevor die eigenen Eltern eine Cassette besprechen oder besingen konnten, die ja derzeit noch auch erst nach Berlin geschickt, analysiert und gemischt werden muß. (Ganz zu schweigen von der Verzögerung, die dadurch entsteht, daß es große Mühen bereitet seitens der Station, den Eltern verständlich zu machen, w a s wir von ihnen erbitten und w o z u es dienen soll.)

MENACHA

In Anbetracht der ethnischen Vielfalt in Israel haben wir jemenitische, hebräische, jiddische, marokkanische, sephardische Wiegen- und Kinderlieder auf non-stop-Cassetten übertragen.

Wie wichtig auch religiöse Bräuche in der Familie für ein Kind im Koma sein können, möchte ich Ihnen zeigen am Beispiel von Cassetten, auf denen Mütter die Morgen-, Abend- und Tischgebete der Familien gesprochen haben als erstes nach der Aufforderung, das auf Band zu sprechen, was ihr Kind am stärksten an Zuhause erinnert.

Als ich eine türkische Küchenfrau in unserer Klinik bat — sie kann weder lesen noch schreiben — mir zu helfen, daß türkische Kinder nach einem Verkehrsunfall in einem deutschen Krankenhaus nicht gar so traurig sind, fiel ihr s o f o r t eine Sure aus dem Koran ein, die sie sogleich in der modalen Kantillation rezitierte.

Allah sieht vom Himmel ein Kind traurig, allein, verlassen stehen. Er ruft den Propheten und beauftragt ihn, als reicher Mann verkleidet zur Erde zu gehen und dem kleinen Muslim zu helfen. Muchammed fragt das Kind, warum es weine? Es sagt, es habe Hunger. Der Prophet fragt, warum es denn Hunger habe? Weil es keine Eltern habe, antwortet das Kind. Der 'reiche Mann' macht, daß das Kind nie wieder Hunger hat. Da das Kind weiter traurig ist, forscht Muchammed nach dem Grund: es friert, es hat nichts anzuziehen. Auch für Kleider auf Lebenszeit sorgt der 'reiche Mann'. Aber das Kind ist immer noch betrübt. Als der Prophet nach dem Grund fragt, klagt das Kind, daß die anderen Kinder nicht mit ihm spielen wollten, daß es immer allein sei. So stellt denn der 'reiche Mann' auch noch die Verbindung zu den anderen Kindern her, bevor er in den Himmel zurückgeht und Allah berichtet, daß er seine Weisung erfüllt habe.

Ohne ein Wort Türkisch zu verstehen, wird sich Ihnen bei dem nächsten Tonbeispiel vermitteln, mit welcher Inbrunst eine orthodoxe Muselmanin alle muslemischen Kinder in Not ans Herz drückt, als sie in der Teeküche einer Berliner Klinik, fern der Heimat, in Mikrophone singt, was zuhause gesungen werden würde, wenn ein Kind im Koma läge.

Wie aufrichtig unser Bemühen um eine kleine Nimet, um einen kleinen Achmet auch immer wäre — wir vermöchten nicht die Ruhe zu geben, die Medinah mit ihrer Kantillation gibt.

Große beruhigende Wirkung geht vom 'Zärtlichkeitsgezwitscher' der Mutter aus bei Kindern, die bis zum Alter von 6 Monaten in die Klinik eingeliefert werden müssen, damit Lippen-, Kiefer- oder Gaumenspalten rechtzeitig operiert werden können, um späteres symptomfreies Sprechen des Kindes gewährleisten zu können.

Ich möchte Ihnen beim nächsten Tonbeispiel anhand des 'zärtlichen' Umgangs eines Vaters mit seinem Sohn zeigen, wie relativ der Begriff 'zärtlich' ist! Sie hören die für unsere Ohren eher erschreckenden Laute, hören aber den Säugling vor Wonne quietschen. Er hat nie eine andere, leisere Form von Zuwendung erlebt und freut sich über die Laute seines Vaters.

Ich denke, Sie werden mir zustimmen, daß ein anderer halbjähriger Säugling u.U. kläglich weinen würde, wenn er sich der 'Bedrohung' durch diese 'zärtliche' Stimme ausgesetzt sähe!

Ein junger Säugling mit Spaltenbildung, dem man nicht erklären kann, warum er von der vertrauten Umgebung getrennt wird, braucht die MENACHA, um die Zeit der Trennung, der Operation mit der geringst denkbaren Belastung zu überstehen.

Das Kleinkind mit Anfallsleiden, das zur Einstellung stationär eingewiesen wird, versteht auch nicht, wie viel man reden mag, warum es nicht mehr zuhause ist.

Gewinnt man nach dem ersten Gespräch den Eindruck auch bei weiteren Kontakten, daß die Eltern entweder nicht in der Lage sind, die Bedeutung genauester Einhaltung der Medikation zu erkennen oder durch berufliche starke Belastung — zumal in ländlichen Gegenden, in denen auch die Mütter bei Außenarbeiten stark beteiligt sind — nicht die Gewähr gegeben ist, daß das anfallsgefährdete Kind rechtzeitig und regelmäßig die erforderlichen Medikamente bekommt, wird man den stationären Aufenthalt ausdehnen bis man sicher ist, eine eindeutige Einstellung erreicht zu haben.

Der — zum Schutz des Kindes — verlängerte stationäre Aufenthalt bedeutet gleichzeitig eine verlängerte Trennung von der Familie.

Wenn im Alter zwischen 2 und 4 Jahren bis zu 18 Monaten Trennung von Eltern, Geschwistern, vertrauter Umgebung in Kauf genommen werden müssen, ist die daraus resultierende Entfremdung zu verhindern, wenn dem Kind immer neue Cassetten für die MENACHA gesandt werden, die es — aus der Entfernung zwar — aber doch teilhaben lassen am Geschehen zuhause. In solchen Situationen werden die beiden Arbeitskreise der nicht institutionalisierten 3.Kraft eng zusammenarbeiten: der Therapeut, der die seelischen Bedürf-

nisse des Kindes erkennt, wird einen Mitarbeiter der LERINA-Abendgespräche bitten, von einem Hausbesuch bei den Eltern die derzeit erforderlichen Bänder mitzubringen: sei es Omas Stimme, die ein Märchen erzählt, sei-
en es die Stimmen der Geschwister, die Nikolauslieder singen, sei es vielleicht
das Gezwitscher eines Kanarienvogels in der Wohnstube bei Nachbarn.

Hier wird wieder einmal deutlich, wie andere Wege die Therapie geht als die
Apparate-Medizin und die Pharmazie.

Wenn man eine Krankheit behandeln will, kann man aus den Erfahrungen
von Reihen Durchschnittswerte gewinnen, die man dann verallgemeinert.
('Normal' ist immer ein numerischer Begriff!)

Wenn man einem kranken Kind helfen will, muß man auf seine individuelle Ganzheit eingehen, auf alle seine persönlichen Bedürfnisse und Besonderheiten. Ein Kind erlebt immer alles mit vollen Sinnen, seinem ganzen Gemüt und allen Kräften seiner Wahrnehmung. Dem gerecht zu werden,
erfordert einen Einsatz an Kraft und Zeit, einen Aufwand an individuellen
Hilfsmitteln, den zu leisten die derzeitige Institution Krankenhaus nicht imstande ist; ja, wir erleben gar immer wieder, daß sie ihn nicht einmal zu dul-
den bereit ist, wenn er von nicht institutionalisierter Stelle erbracht wird.

Wir werden aber nicht aufhören, nach Gesprächsbereitschaft zu suchen um
der Kinder willen.

Und wir werden nicht müde werden, die Bedeutung der Gleichzeitigkeit des
Beginns sinnvoller Hilfen beim Kind auf der Intensivstation und den Eltern
zuhause immer wieder den Menschen vor Augen zu führen, die bisher nur die
Behandlung des Körpers eines unfallgeschädigten Kindes im Blick hatten.
Auf die Reihenfolge: erst Akutversorgung, dann Rehabilitation werden wir
immer antworten: SPÄTER IST ZU SPÄT.

Neben dem Zugang zum Kind im Koma, im Sopor, der durch die MENA-
CHA über die Brücke des Ohrensinnes geht, erreichen wir es über den
Nasensinn.

In der TÖPFEREI IM ZELLERTAL wurde nicht nur die Idee verwirklicht,
sondern ihr auch der Name gegeben: Duftflöte.

Der natürlichen Handform angemessen, (die Größe richtet sich nach dem Alter des Kindes) wird auf der Töpferscheibe die Form gedreht, die nur einmal
gebrannt wird, somit durchlässig bleibt für die ätherischen Öle, die eingefüllt

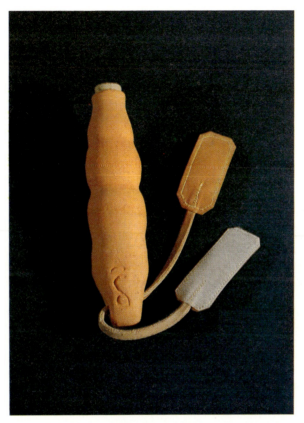

Den Nasensinn erreichen Düfte, die zur Rückkehr ins Leben verlocken

werden, um auf dem kurzen Weg von der typischen Haltung der geschlossenen Hände neben dem Brustbein zum freien Nasenloch, in dem nicht die Sonde liegt, dem Nasensinn Botschaften zu übermitteln, damit er nicht verkümmert in der Zeit der Sondenernährung.

Gegenüber der durch einen Korken verschlossenen Öffnung zum Einfüllen der Duftstoffe liegt im Ton eine Führung für den Lederriemen, mit dem die Duftflöte am Handgelenk mit Klettverschluß befestigt wird.

Eine weitere Möglichkeit liegt in ähnlichen Behältern, die zweimal gebrannt werden für feste Duftstoffe. Unterhalb der Einfüllöffnung sind mehrere

MENACHA

Löcher in den Ton gearbeitet, durch die die Duftstoffe austreten können. Nelken, Zimtstangen, Vanilleschoten, Muskatnüsse, Wacholderbeeren werden durch die Wärme der Hand, die die Duftflöte hält, noch intensiviert in ihrem Duft.

Hier lassen sich die F o r m e n in Serie arbeiten, der I n h a l t jedoch bedarf wiederum sorgfältigen Nachfragens in der Familie, um besondere Vorlieben und Abneigungen des Kindes zu berücksichtigen. Auch hier gibt es keine Norm!

Um Ihnen die Wahl des Namens verstehbar zu machen, möchte ich Sie erinnern an das Ende der 'Wasser der Flut über der Erde'.
Martin Buber verdeutscht im 8.Kapitel von IM ANFANG aus den Versen 6 -9:

"....Am Ende von vierzig Tagen war's, da öffnete Noach das Fenster.......und schickte den Raben aus.

Der zog in Zug und Kehre, bis das Wasser von der Erde getrocknet war. Da schickte er die Taube von sich aus, zu sehn, ob das Wasser vom Antlitz des Ackers verringert sei.
Die Taube fand keine Ruhstatt...."

Im Urtext steht das aramäische Wort Menacha (spr. mᵉnachá) für 'Ruhstatt'. Es schien mir geeignet, auszudrücken, was Herzton und Stimmen wollen: eine Ruhstatt schaffen für die Seele des Kindes im Koma.

KENAGARA,
die nicht institutionalisierte 3. Kraft
LERINA

In einem kleinen Dorf einer deutschen Landschaft, in der noch, selbst im Geschäftsleben der nächsten Kleinstadt, Niederdeutsch die Umgangssprache ist, verunglückte ein Junge. Er wird in die nächste große Stadt gebracht, deren Krankenhaus über eine Intensivstation verfügt, eine Station mit allen Errungenschaften moderner Apparate-Medizin, die für die Erhaltung des Lebens dieses Kindes von entscheidender Bedeutung sind.

Am Wochenende kommen die Eltern zu Besuch und fragen in dieser fremden Welt scheu nach dem Ergehen ihres Sohnes. Sie bekommen die zu diesem Zeitpunkt einzig mögliche Antwort: "Den Umständen entsprechend. Wir müssen abwarten."

Die Eltern gehen still nachhause. Sie kennen das ja von den Masern und der Lungenentzündung bei zwei anderen ihrer 6 Kinder: Man muß abwarten. Das können sie verstehen.

Am Sonntag darauf besuchen sie wieder ihr Kind in der Stadt, stellen wieder die Frage nach seinem Befinden und sind erstaunt, nichts zu hören von guten Fortschritten.

Sie gehen aber immer noch recht ruhig heim.

Als sie am dritten Wochenende fragen, wann ihr Junge denn nun endlich wieder nachhause kommt, hören sie fassungslos, daß daran in absehbarer Zeit nicht zu denken sei. Tief beunruhigt verlassen sie das Krankenhaus und fahren in ihr Dorf zurück.

Im Lauf der Woche reift der Entschluß, den Doktor zu fragen, w a r u m ihr Kind noch nicht wieder zurück darf.

Die Eltern hören von schweren Verletzungen durch den Autounfall, die viel Zeit brauchen. Sie gehen kopfschüttelnd: eines ihrer Kinder ist mal vom Heuwagen gefallen, eines hat sich mal auf dem Eis Knie und Stirn aufgeschlagen — na, und wie oft auf blutende Wunden ein Pflaster geklebt werden mußte — das kann man nicht zählen, wenn man 6 Kinder großgezogen hat! Wunden am Kopf — das ist doch kein Grund, ihren Jungen so lange festzuhalten in der Stadt!

KENAGARA

Die Eltern wissen inzwischen, wo das Arztzimmer ist auf der Station, und stehen das nächste Mal steif an der Wand, entschlossen, hier stehen zu bleiben, bis sie den Doktor gesprochen haben. Der zuckt mit den Achseln, sagt etwas gedehnt: "Liebe Frau! Ich habe Ihnen doch schon zweimal gesagt, daß das ein schwerer Unfall war. Sie müssen Geduld haben." Das Wort Geduld kennen die Eltern. Von der christlichen Tugend der Geduld spricht ja auch immer der Priester. Sie bemühen sich, Geduld zu haben. Aber am nächsten Sonntag bricht es doch aus der Mutter heraus: "Aber warum denn Herr Doktor? Warum muß unser Junge so lange hier bleiben?"

Der Arzt fragt kurz: "Kennen Sie ein Kalbshirn?"

"Nein, Herr Doktor, eine Kuh können wir uns nicht leisten, wir haben ja 6 Kinder. Für Milch haben wir eine Ziege und auch Schafe. Und dann mästen wir uns noch ein Schwein."

Der Arzt wird nervös bei der langatmigen Rede: "Ist ja egal — dann kennen Sie ein Schweinehirn?"

"Aber sicher, Herr Doktor, wir . . ." — weiter kommt die Mutter nicht. Der Arzt kommt ihrer befürchteten Ausführlichkeit zuvor, hebt den rechten Arm mit geschlossener Hand, so, als hielte er etwas darin, schiebt die linke Schulter vor und macht eine Wurfbewegung zur gegenüberliegenden Wand. Als die Mutter mir den dabei ausgesprochenen Satz des Arztes wiederholt, zieht sie die Schultern hoch, ihre Augen verengen sich zu einem schmalen Spalt, ich höre förmlich das Sirren des Peitschenhiebs, unter dem sie sich duckt: "Werfen Sie ein Schweinehirn so an die Wand. Und dann gehen Sie hin und sehen sich an, was unten liegt — so sieht es im Kopf Ihres Sohnes aus!"

Was ist hier geschehen?
Lassen Sie uns gemeinsam überlegen.

Es ist ja nicht von ungefähr, daß in der Freien und Hansestadt Hamburg Ärzte gegen den Dienstplan in ihrem Krankenhaus vor Gericht klagen, weil sie so viele Stunden hintereinander Dienst tun müssen, daß sie fürchten, am Ende nicht die volle Verantwortung für ihre Entscheidungen tragen zu können.

Wir alle kennen es aus unserem Alltag: manchmal trifft in einem Spätdienst so viel Ungewöhnliches zusammen, wie sonst in vier Tagen nicht. Daß an einem solchen Ballungstag auf der Intensivpflegestation die Nerven der Verantwortlichen bis zum Äußersten angespannt sind, ist mühelos einsehbar. Wenn der augenblicklichen Krisensituation die Spitze genommen ist, folgt eine Erschlaffung, die den Menschen verletzlich und reizbar macht.

Da will der diensthabende Arzt nur mal zehn Minuten in seinem Zimmer am offenen Fenster stehen — und sieht vor seiner Tür ein einfaches Elternpaar mit treuherzig-entschlossenem Gesicht auf ihn warten. Alle bisherigen Gespräche blitzen ihm durch den Kopf, er weiß schon im voraus, welche Frage jetzt kommt, und er weiß ebenso im voraus, daß jede Antwort, wie er sie auch formulieren mag, nicht verstanden wird.

Daß er jetzt die Beherrschung verliert — wir können es nicht entschuldigen — aber können wir es nicht verstehen?

Größer als das Verstehen ist die tiefe Trauer, daß angstvollen Elternherzen Wunden zugefügt wurden, denen sie wehrlos ausgeliefert waren.

Aus der Trauer aber muß die Frage erwachsen:
wenn schon dieses Unrecht geschehen ist — wie kann eine Wiederholung verhindert werden?

Und nicht nur für diese Eltern und dieses Kind!
Wie können wir für alle durch Verkehrsunfälle so plötzlich schwer Betroffenen eine Möglichkeit finden, den schweren, unbekannten Weg in gutem Geleit zu gehen?

Ich habe im Haus der Familie, von der ich berichte, 3 Tage mit den Eltern und Kindern, und ab abends 19 Uhr zusätzlich mit 10 - 12 Nachbarn und Verwandten, gelebt. Ich habe viel zugehört, ab und an Fragen gestellt. Vom Abend des zweiten Tages an konnte ich vorsichtig die Gedanken in eine Richtung lenken, die bisher außerhalb des Denkbereichs gelegen hatte. Als die dadurch gewonnenen Ausblicke sich über Nacht gesetzt hatten, fragten die Eltern am dritten Tag und kamen mit den aus der Liebe zu ihrem Kind kommenden Fragen so sicher an die entscheidenden Bereiche heran, daß in Vertrauen und Offenheit ein Gespräch möglich wurde, das ihnen die Unruhe aus dem Herzen nahm.

KENAGARA

Diese drei Tage haben viel Durcheinander geklärt, haben Möglichkeiten eigenen Tuns aufgezeigt und damit das lähmende hilf- und tatenlos - daneben - Stehen von der Familie genommen.

Aber diese drei Tage kamen fünf Monate zu spät!

Das Kind lag schon fünf Monate im Krankenhaus, immer noch mit Sonde ernährt, nicht ansprechbar.

Am Abend des Unfalltages hätte es an der Tür der Wohnküche klopfen müssen, als alle Verwandten und Nachbarn ratlos beieinander saßen!!!

LERINA-Abendgespräche nennen wir den Dienst, der in Zusammenarbeit mit der Klinik steht.

Am Unfalltag besucht ein pensionierter Sozialarbeiter zum ersten Mal die Familie, hört zu, worum die Gedanken kreisen, erfühlt die Ängste, die unausgesprochen auf den Menschen lasten.

Hilfe gibt der erste Besuch noch nicht, aber Erleichterung, weil den unter Schock stehend Verstörten das Gefühl vermittelt wird, daß da ein Mensch zuhört, der zudem verspricht, morgen wiederzukommen und den Kontakt zur Intensivstation zu übernehmen.

Vielleicht ist die erste Erregung gar am zweiten Abend schon so weit abgeklungen, daß der Versuch gewagt werden kann, das 'Zärtlichkeitsgezwitscher' für die Menacha aufzunehmen.

An einem späteren Abend kommen vielleicht ganz konkrete Fragen nach der Finanzierung einer krankengymnastischen Behandlung zuhause nach der Entlassung aus dem Krankenhaus.

Ganz gewiß sollte im Rahmen des Verstehbaren der Familie der körperliche und seelische Zustand eines Kindes im Koma nahegebracht werden, damit auch Rehabilitationszeiträume besser verstanden werden können. Das ist oft nur in kleinen, einfachen Sätzen mit vielen Wiederholungen möglich, aber es beruhigt die Familie, wenn sie langsam Zusammenhänge zu verstehen beginnt und in diesem Geflecht von Bedingtheiten ihren eignen Ort und dessen Bedeutung erkennen lernt. Daß liebhaben, streicheln, da sein, voll zuversichtlicher Hoffnung auf eine gute Zukunft sein Bedeutung haben kann in dieser verwirrenden Vielfalt bedrängender Apparate — das müssen Eltern erst lernen. Und nicht nur Eltern. Darum gehört es zu den Aufgaben des Begleiters aus dem Kreis der LERINA-Abendgespräche in Eltern den Mut zu wecken und zu stärken, sich gegen Ablehnung durchzusetzen.

So sind die gesprächsgeübten Mitarbeiter der LERINA-Abendgespräche eine gute Hilfe für die betroffenen Eltern.

Und das betroffene Kind?

Ein Arzt, der bis zum Rand seiner Kraft arbeitet, die pflegerischen Kräfte, die sich voll einsetzen, die Therapeuten, die mit ganzem Einsatz arbeiten, können nicht mehr tun, als sie täglich tun.

Daß dennoch vieles — zu vieles! — ungetan bleibt, kann man ihnen nicht anlasten. Aber das ist kein Grund, sich mit der Tatsache abzufinden, daß so vieles Not — wendige ungetan bleibt.

Die Medizin hat in den letzten Jahrzehnten vorher kaum denkbare Fortschritte gemacht: der Diagnostik stehen hochentwickelte Hilfsmittel zur Verfügung, die schnell entscheidende Hilfe ermöglichen; die differenziertesten Operationstechniken schaffen Heilung, auf die früher nicht zu hoffen gewesen wäre. Pflegerische Kräfte können durch Zusatzausbildung zu hochqualifizierten Fachkräften werden bei der Behandlung einer Krankheit.

Diese medizinisch/technischen Errungenschaften haben einen erheblichen Vorsprung gewonnen vor den therapeutischen Gegebenheiten. Da liegt das Problem! Denn es geht nicht um die Behandlung einer K r a n k h e i t sondern um die Behandlung eines k r a n k e n   M e n s c h e n!

Das, was ein Kind im Koma, ein Kind mit langsam aufhellendem Bewußtsein, ein Kind beim Erkennen von bleibenden Behinderungen nach einem Unfall, braucht, ist derzeit von der Institution Krankenhaus nicht zu leisten.

Die I n t e n s i t ä t und die K o n t i n u i t ä t, die erforderlich sind im Umgang mit schwerst geschädigten Kindern nach einem Verkehrsunfall, können nicht gewährleistet werden bei dem Menschenwechsel von Früh-, Spät- und Nachtdienst.

Wenn es schon wünschenswert wäre, daß auch die pflegerischen Maßnahmen bei einem Kind i m m e r von derselben Hand ausgeführt werden — um wieviel mehr muß Kontinuität gefordert werden bei der Begleitung des Kindes, wenn es aufzuhellen beginnt.

KENAGARA

Es geht um die Erkenntnis, daß bei dem Erwachen aus dem Koma ein zweites Leben beginnt. Alle Sinne müssen behutsam geweckt und täglich neu angesprochen werden. Alle Wunder dieser Welt müssen täglich zum Kind kommen: Der Ohrensinn hört heute ein Vogellied, morgen die Regentropfen auf dem Fensterblech. Dem Nasensinn begegnet heute eine voll erblühte Levkoje, morgen zerreiben Daumen und Zeigefinger ein Blatt und bringen den würzigen Duft von Zitronenmelisse. Die Augen folgen heute den ziehenden Wolken und nehmen morgen das Spiel von Schatten wahr. Der Hautsinn erlebt eben einen Stein, der lange in der Sonne lag und erfährt morgen, was lockere Schafwolle ist. Der Zungensinn freut sich heute am reifen Pfirsich und wundert sich morgen über Quark mit Dill.

Schneckenhaus, Rinde, Schieferplatte, Heu, Honig, Kiefernzapfen, Kastanie im grünen Igel, Früchte vom Springkraut müssen er — lebt werden!

Dem Gemüt des Kindes muß der geschützte Raum geschaffen werden, in dem es sich entfalten kann, in dem es aber auch schnell und nachdrücklich reagieren lernt, wenn ein anderes Kind von Ungutem bedroht wird. Vom Wissen zum Gewissen kann ein Kind den Weg nur gehen lernen, wenn es an der Hand eines Menschen geht, dem es vertraut.

Märchen, Lieder sind Wegbegleiter. Gespräche in der Abenddämmerung, in denen die kleinen Erlebnisse des vergangenen Tages befragt werden über ihren Wert für das Ich und Du.

Schrittweise muß ein Selbstwertgefühl aufgebaut werden, das zur Ich-Stärke führt, damit die Kraft reicht für den Weg in ein zweites Leben.

Es wäre schön, wenn ein erwachendes Kind sich im Arm von Mutter, Vater, Großmutter fände, wenn die, die seinem Herzen am nächsten sind, es fortan Stunde um Stunde, Tag um Tag begleiten, auf Monate, auf Jahre hin. Wie wenigen Kindern ist diese ideale Möglichkeit beschieden!

Sollen alle anderen allein bleiben?

Nur 'repariert' werden, damit sie wieder 'funktionieren'?

Es scheint in unserer Zeit schwer zu sein, selbst Menschen in pädagogischen und sozialen Berufen dazu zu bringen, mit Freudigkeit und Einsatzwillen das zu tun, was getan werden muß, statt auf die Uhr zu schauen.

Der erste Erfahrungsbericht "Hilfen für Kinder in Notlagen" [34] enthält den

Satz: ''....Die Anlaufschwierigkeiten....waren größer als erwartet. Erhebliche Probleme bereitete(n)....die Auswahl der Mitarbeiter. Es wird vermutet, daß Erzieher den Versuch scheuen sich mit einem Konzept das Arbeit, Freizeit und Beruf miteinander verbindet....einzulassen....''

Kinder nach Verkehrsunfällen sind ja wohl auch 'Kinder in Notlagen'!

Damit ihr zweites Leben ein rundes, erfülltes Leben werden kann, suchten wir die 'nicht institutionalisierte 3. Kraft', die wir für die Eltern dieser Kinder in den Mitarbeitern der LERINA-Abendgespräche gefunden hatten, unter den Frauen der zweiten Lebenshälfte, deren Kinder verheiratet sind, die wegen ihrer Berufsausbildung aus dem Haus gegangen sind, die nach Scheidung oder Tod des Partners allein sind und ihr Dasein nicht erschöpfen möchten im Fensterputzen oder wöchentlichem Gang zum Friseur.

Was die Amerikaner so sinnvoll im sozialen Bereich ermöglichen für Frauen der zweiten Lebenshälfte — 'second career' — müßte doch auch bei uns zu verwirklichen sein?

Es ist gar nicht erforderlich, daß ein Mensch — ob Mann ob Frau — der einen neuen Ansatz und Einsatzpunkt sucht, vorher eine pflegerische oder soziale Ausbildung hatte.

Er bringt ein Startkapital ein in Gestalt seiner Lebenserfahrungen, seiner überwundenen Enttäuschungen, seiner Beobachtungen in der Entwicklung eigener Kinder. Darauf läßt sich gut aufbauen!

Ein solcher Mensch begleitet erst einmal für längere Zeit einen etwas Erfahreneren, stellt in der Teestunde die Fragen, die ihm beim Hospitieren gekommen sind und wächst so schrittweise in die Arbeit hinein. Gespräche, Seminare vertiefen das Geschaute und Erlebte.

Wie solch eine Entwicklung in der Praxis aussieht, berichtet Ihnen nun Frau Brandt.

KENAGARA
Die Erfahrungen der vergangenen zweieinhalb Jahre
Elfriede Brandt

Im September 1978 zu den "Zehlendorfer Kindertagen"sah ich in der Abend-
schau des SFB die Sendung "Der Stuhl an meinem Bett bleibt immer leer . . ."
In einem Kurzbericht wurde der Arbeitskreis LERINA vorgestellt. Ich hatte
bis dahin von diesem Kreis noch keine Vorstellung. Der Hinweis, daß besonders ältere Menschen die Einsamkeit betroffener Kinder im Krankenhaus etwas lindern könnten, gab mir zu denken. Mein Entschluß stand fest: ja, wenn
jeder etwas beitragen würde, zu helfen, dort wo man noch gebraucht wird in
der zweiten Lebenshälfte, gäbe es bestimmt keinen leeren Stuhl.

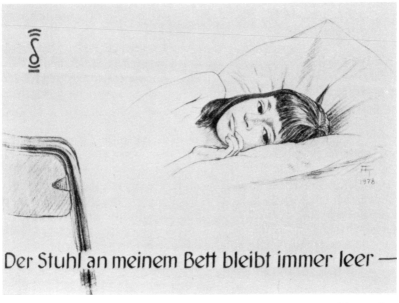

Der Stuhl an meinem Bett bleibt immer leer —

Anne Tröger fec.

Ich muß dazu sagen, daß ich mich kurz vorher beim Diakonischen Werk gemeldet hatte und auf Antwort wartete. Ich entschloß mich aber, gar nicht erst
zu warten und fuhr tags darauf zum Rathaus Zehlendorf. Dort fanden die
Kindertage statt. In einem Raum, umgeben von Kindern und lustigem Trei-
ben war ich besonders beeindruckt von den schönen therapeutischen Arbeits-
mitteln, die selbst den Laien erkennen ließen, daß in diesem Kreis gezielt für
behinderte Kinder gearbeitet wird.

KENAGARA-Helferkreis

In einem ersten Gespräch mit Frau Haenchen erfuhr ich auch von dem viel-seitigen, großartigen Aufgabengebiet des Arbeitskreises LERINA. Sie erklär-te mir, daß alle Arbeiten von vielen Mitarbeitern ausgeführt werden, und zur Anwendung bei körperbehinderten Kindern gelangen. Zu dieser Zeit war ich nicht die einzige ältere Dame, welche Interesse zeigte an solch einer schönen, erfüllenden Aufgabe.

So hing wohl ein jeder seinen Gedanken nach, als die Gespräche wegen einer Pantomimeaufführung der Kinder des LERINA-Arbeitskreises Goslar unter-brochen wurden. Irgendwie fühlte ich mich angesprochen, in diesem Kreis mitzuwirken. Ich glaubte, den eigentlichen Sinn der Sache aus den späteren Gesprächen erkannt zu haben. Meine Hoffnung auf Mitarbeit schwand gleich dahin, denn ohne medizinische Kenntnisse war solche Arbeit wohl unmög-lich, von mir aus gesehen. Frau Haenchen war ganz anderer Meinung.

Es gibt sehr, sehr viele Dinge, welche von Kindern gebraucht werden. An erster Stelle steht die Liebe zum Kind, welche aus dem Herzen kommt. Meine Gedanken kreisten: oh, helfen wollte ich schon immer und Liebe zu Kindern hatte ich eigentlich auch stets gehabt. Ich versuche, dachte ich bei mir, das zu geben. Ich wollte es eben versuchen.

Im Oktober 1978 kam ich dann in das DRK-Krankenhaus. Wir vereinbarten, zuerst an zwei Nachmittagen zusammenzukommen.

Meine allerersten Arbeiten, Laternen aus Käseschachteln und Buntpapier ba-steln, oh, wie lange hatte ich so etwas Lustiges nicht mehr getan. Ich dachte: sicher ein Test; aber das war es nicht. Am Anfang führte ich alle Arbeiten im Aufenthaltsraum im Krankenhaus aus. Es war für mich eine so große Umstel-lung und Anpassung. Die Patienten des Hauses wollten sehr viel wissen, und ich konnte ja nur immer sagen: ich bin keine Schwester.

Der Raum war voller Zigarettenqualm. Ab und zu kam auch mal Frau Haen-chen zu mir an meinen Arbeitstisch. Wir sprachen miteinander, meine Fra-gen beantwortete sie, doch am allerliebsten hörte ich zu. So konnte ich mich immer etwas besser in alles hineindenken und -fühlen. Trotzdem, wenn ich etwas ausgeführt hatte, und mir auch nicht so richtig klar war, ob es nun gut genug ist, überkam mich ein Unbehagen. Ich wollte ja immer Fertiges sehen, so wie ich es gewohnt war, schaffen und den Nachmittag erfüllt sehen. Ein-mal hielt ich es nicht aus, so ganz allein von Fragen umgeben und Blicken. Ich ging einfach fort. Ich dachte: das ist sicher nichts für dich, muß ich hinzufü-gen.

Nach einem weiteren Gespräch mit Frau Haenchen erklärte sie mir, daß diese kleinen Arbeiten ihre Zeit brauchten, wenn sie so gewissenhaft ausgeführt würden. Ich fragte sie auch, wo denn die anderen Damen sind, die auch bereit waren, zu helfen, denn so ganz allein hatte ich es mir eben nicht vorgestellt, weil es Arbeitskreis LERINA hieß.

Kurz vor der Adventszeit klärte mich Frau Haenchen erst einmal richtig über ihren Schützling im Krankenzimmer Nr. 15 auf. Bisher hatte ich es kaum gewagt, anzuklopfen, geschweige denn, einfach hineinzugehen. Es war mir aber der Name Frank schon recht vertraut. Nun, sagte sie, ich glaube, ich kann es wagen, Sie in das Zimmere vom lieben Frank zu nehmen. Gleichzeitig machte sie mich darauf aufmerksam, daß von Frank eine Unruhe ausgehen könne, da muß ich dazu erklären, daß ich das später auch immer gemerkt und gefühlt habe, wenn irgend jemand ins Zimmer trat und Frank nicht wußte, wer es ist, daß er entweder unruhig wurde, oder er akzeptierte diese Leute, Frank ist ja erblindet im Koma. Und da dachte ich mir: das geht nicht gut, wenn er mich nicht sehen kann, dann wird er sicher unruhig, und ich bin wirklich so, ach, so richtig ganz leise rein und habe mich an den Tisch gesetzt. Diese Vermutung blieb, Gott sei Dank, aus — also, diese Unruhe. Vorher erklärte mir Frau Haenchen noch, daß sie im Krankenzimmer die Puppe "Andi" verkörpert. Das ist so ein kleiner Junge, so in Puppenform, wie sagt man? Ja, so eine Handpuppe.

Was der Andi möchte oder auch nicht tun möchte, überträgt dieser kleine Junge auf den Patienten. Er braucht sich ja "nur", auf die liebe Puppe an seinem Bett zu verlassen. So stellte mich auch der Andi, meinen Namen sagend, beim Frank vor. Ich selbst verhielt mich ruhig und beschäftigte mich mit Dingen, um die mich der liebe Andi bat. Fragen stellte ich nur betreffs der Arbeiten. Frank lag zu dieser Zeit ganz apathisch im Bett. Ich konnte nur seinen Haarschopf sehen. Er hatte vorher wohl eine Blinddarmoperation überstanden und war dadurch in seinem Zustand wieder etwas zurückgeworfen. Ganz liebevoll war der Andi um Frank bemüht. Er sprach zum Frank ganz deutlich und artikulierte jedes Wort. Frank hörte ich auch hin und wieder lallen. Mir war aber klar, daß der Frank den Andi verstand. Es gab ja Gegenfragen und -antworten.

Es war nun Adventszeit, ein Engelgeläut gab leise Weihnachtslieder von sich. Ich summte bei meiner Arbeit ganz langsam dazu mit. Frank lauschte, das konnte ich nämlich in seinem Gesicht sehr gut erkennen. So nebenbei erzählte ich, was ich eben so gerade mit der Hand für Arbeit ausführte und sprach von einer Schraube, die ich angeblich nicht auf bekam und schimpfte mich selbst aus mit der Aussage: ach, Frank, du könntest es bestimmt besser. Ich hatte es kaum ausgesprochen, da erscholl ein Lachen, ich hatte so eine Mühe, ihn zu beruhigen. Also, Frank hatte mich verstanden und sich auch so freuen können.

Seine Seele lebt, ging es mir durch den Kopf. Trotz der Arbeiten am Tisch nahm ich ja am Geschehen um Frank im Bett mit teil, wenn alle zwei Stunden die Mahlzeiten gereicht wurden, das Trinken unter den schwierigsten Umständen schluckweise in den Mund kam, wie Frank gebettet, hoch- und runtergekurbelt wurde, seine Gliedmaßen sorgfältig gelagert wurden und ohne ein Fältchen, das ja drücken könnte, von einer Seite auf die andere gerollt, endlich einschlafen konnte.

Ich nahm beim Trinken die vielen Lobe vom Andi wahr, wenn Frank einen Schluck hinunterbekommen hatte. Ich merkte mir das alles sehr gut.

An jedem Besuchstag ging ich an sein Bett, so ganz allmählich nahm ich Kontakt mit ihm auf und nahm seine rechte Hand zur Begrüßung. Inzwischen erholte er sich zusehends, ganz, ganz langsam aber. Nur verstehen konnte ich immer noch kein einziges Wort. Und nun kam folgendes: Der Andi wurde ja sehr oft einmal zu Gesprächen abgerufen, und ich war dann allein mit ihm. So passierte es auch, daß Frank etwas murmelte, und das tat er eigentlich sonst nie. Er murmelte wieder, ich sprang auf, legte die Arbeit beiseite, und wagte mich an sein Bett, verstand aber nichts. Frank wurde direkt unruhig. Und nach vielem, vielem Gefrage verstand ich "Topf". Ich wiederholte das Wort und Frank dankte mir mit seinem ungewöhnlichen, lauten Lachen. Oh, jetzt hilf, dachte ich, und es klappte wirklich. Von dem Andi bekamen Frank und ich ein Lob.

Zur Erdbeerzeit hob Frank den Löffel zu mir. Der Andi sagte, das ist eine ganz gute Geste, die nicht jedem zuteil wird.

Inzwischen konnte ich mit ihm, dank seiner Zuneigung und Mithilfe recht gut umgehen. Es waren oft ganz kleine Zeichen, z.B. Topf, wenn ich sagte: oh, Frau Brandt weiß doch gar nicht wie, dann merkte ich ganz genau, so soll es sein, so rückte er sich dann so ein bißchen zurecht, und es klappte dann immer.

Zur Teestunde setzte ich mich ganz nah an sein Bett und erzählte etwas. Er gab mir seine rechte Hand durch das gepolsterte Gitter und ich spürte, daß er ganz entspannt war. Ich hatte die Gitterstäbe gepolstert, weil Frank so an den Füßen wund war, und immer, wenn er daran stieß, dann tat es ihm weh. Da habe ich mit Schaumgummi, das mir Frau Haenchen gab, und Mullbinden jedes Gitter umwickelt. Und das war dann eine schöne Erleicherung für ihn.

Die vielen, vielen neuen Worte verstand ich nun alle. Eines Tages kam ich ins Zimmer und Frank begrüßte mich mit "Guten Tag, Frau Br--aandt". Die Buchstaben waren sehr auseinandergezogen, also, daß das Wort ziemlich lang wurde. Ich freute mich so sehr, und dachte erst, ich hätte gar nicht richtig gehört, daß Frank wieder so laut und lange lachte, und ich für ihn sogar Luft holen mußte. Zur Belohnung las ich ihm ein Märchen vor.

Je nachdem sein Zustand es erlaubte, blieb Frank länger wach. Der Andi gab Anregungen für Spiele, welche er mit mir ausführen konnte. Seine Hände mußten Bewegung haben. Und so ließ ich mir auch vieles einfallen. Das Ballspiel war geeignet, war es auch nur ein kleines Rollen. Freude hatte Frank immer daran; er war entspannt.

Dazwischen kam auch immer wieder ein schlechter Tag für ihn. Er klagte und hielt meine Hand, und ich verstand, daß er etwas sagen wollte. Nein, sogar zeigen. So tastete ich mich bis zu seinem "aua, aua" am Bein, legte es in eine andere Lage, pustete ein paarmal, der Schmerz war bestimmt nicht weg, doch Frank schlief fest ein.

Inzwischen hatte ich ja auch mitbekommen, wie ich seinen Körper, ohne ihm weh zu tun, belasten konnte. Wenn ich mit ihm ganz allein war, kam ich zu keiner anderen Arbeit. Ich widmete mich ganz dem Frank und versuchte, wohlgemerkt: versuchte, so zu handeln, wie ich es vom Andi gelernt hatte. Sicherlich machte ich noch viele Fehler. So mußte ich dann auch abends pünktlich nach einer Schwester Ausschau halten. Frank mußte doch pünktlich seine Insulinspritze bekommen. Und von ganz allein kam ganz selten eine Schwester pünktlich. Es kam auch vor, daß ich zweimal auf Suche ging. "Ist doch noch Zeit" oder "Komme gleich" war jedesmal die Antwort. Ich bat sehr höflich, weil dies doch für Frank so notwendig ist wegen der Abendmahlzeit, die ja immer sehr pünktlich eingenommen werden muß, und ich mich an Frau Haenchens Anweisung halte. So stand ich wieder einmal vor einer Schwester, wie erwähnt. "Herrgott" meinte sie "ich kann doch nicht schneller". Und als ich die Klinke in der Hand zum Zimmer hielt, sah ich gerade noch den Finger an der Stirn. Na, das galt nur mir, macht nichts, wenigstens kam sie dann. Aber ganz ruhig entschuldigte sie sich, daß es später geworden war. "Es soll nicht wieder vorkommen." Und sie wiederholte sich sogar ein paarmal. Ich habe weiter nichts darauf gesagt.

Am nächsten Tag kam diese Schwester sehr pünktlich. Ich brauchte nicht die Station abzusuchen. Der Frank kennt nämlich jede einzelne Schwester, weiß und fühlt genau, wer es gut mit ihm meint. Soviel Zeit müßte sich jede Schwester, von meinem Standpunkt aus gesehen, nehmen, wenigstens den

KENAGARA-Helferkreis

Frank ruhig darauf hinzuweisen, daß er seine Spritze bekommt, bevor man einfach so die Decke wegzieht. Frank ist doch ein Mensch mit Gefühl und braucht besondere Worte, da er ja erblindet ist im Koma.

Es gibt aber auch liebe Schwestern, die stets ein paar freundliche Worte auf den Lippen haben, und darüber freut er sich ganz besonders, das kann man stets am Entspanntsein erkennen.

Dazu muß ich auch noch sagen, (ich glaube, ich habe eine einigermaßen gute Beobachtungsgabe,) ich habe mal erlebt, da war ich noch gar nicht so lange mit im Zimmer, wir waren vorher sehr lustig beim Spielen, da kam ein junger Arzt herein. Frank blieb der Mund offen. Ich dachte, was ist denn da los, der Arzt war eigentlich sehr lieb und sprach ihn auch an. Frank lag da wie baff, keine Miene, nichts, Mund auf. Ich habe dann noch zu Frau Haenchen gesagt, als der Arzt sich entfernte, ich verstehe das gar nicht, er war doch gerade noch so munter und so ansprechbar. "Ja," sagte Frau Haenchen "der wird schon wissen, warum er so ruhig ist und sich überhaupt nicht muckst". Also, da spürte man richtige Angst, obwohl er den weißen Kittel gar nicht sah. Aber mit anderen geht es sonst ganz gut.

Inzwischen liegt Frank gänzlich ohne hochgezogene Gitter, setzt sich, nur kaum wahrnehmbar mit Fingerreichungen, allein auf, lernt Ausgleichen seines Körpers, bewegt beide Beine nach Belieben, und die linke Hand, mit der wir sehr viel geübt haben, betätigt sich auch bei vielen Darreichungen, sei es ein Glas oder sogar der viel, viel schwerere leere Teller.

Haenchen: Frau Brandt, wäre es Ihnen recht, wenn wir jetzt zwischendurch die Dias zeigten?

Brandt: Ja, dazu muß ich sagen, das hatte Frank noch nie gemacht, den Teller mit seiner linken Hand, die noch nicht so kräftig ist, gehalten. (s. S. 9)

Er hatte es mir zur Freude gemacht, ich habe ihm zugeredet, und ich war selbst ganz erstaunt, daß er durch Konzentration den Teller so halten konnte und mit der rechten Hand essen. Ich glaube, wir waren damals alle sehr erstaunt.

Haenchen: Bitte beachten Sie oben die mitessende Frau Brandt. Sie können gerade ihren Hunger noch sehen.

Brandt: Ja, ich habe immer für ihn mitgeschluckt.

128

Jetzt kontrolliere ich auch, ob er das, was er auf dem Löffel hat, auch richtig runtergeschluckt hat. Das war immer sehr, sehr schwierig. Die Angst, er könne sich verschlucken.

Ja, dazu muß ich auch noch sagen, diese Angst hatte ich abends noch, wenn ich mit dem Bus nach Hause gefahren bin. Ich habe immer gedacht, besonders, wenn ich ganz allein war, und das passierte sehr oft, daß ich auch mal mehrere Nachmittage gegangen bin, und mit ihm doch alles so ausführen wollte, wie es Frau Haenchen auch macht, wie ich es von ihr gesehen und gelernt hatte. Dann habe ich abends überlegt: hast du alles richtig gemacht, wird er morgen noch leben und alles sowas ist mir im Kopf herumgegangen. Ich habe auch manchmal gar nicht einschlafen können, na ja, so nebenbei.

Haenchen: Das ist gar nicht ''so nebenbei.''

Brandt: Doch ich war dann richtig erschöpft, das stimmt.

Haenchen: Ja, das will ich glauben.

Brandt: Früher sagte Frank: ach, bitte, verwöhne mich! Heute sage ich das zu ihm, na, nicht immer. Trotz aller Sorgen und Bereitschaft zu ihm, darf man nie eine Verwöhnung daraus entstehen lassen. Die Voraussetzung, immer, je nach Situation, das Richtige zu fühlen, zu denken und so zu handeln, ist ganz allein eigene Verantwortung, ja, das stimmt. Man muß korrekt bleiben. Ich habe eigentlich immer versucht, im Spiel alles so auszuführen; das ist mir eigentlich auch recht gut gelungen, um Frank dabei zu ermutigen.

Natürlich befragte ich mich stets mit dem Andi, ob ich dies oder jenes, und ob ich das Richtige versuche. Die Antwort lautete immer prompt: der Frank sagt es ja mit seinem Gesichtsausdruck! Ja, ich will ja helfen und möchte absolut nichts zerstören, und das kann man nur mit großer Einfühlung.

Frank dankte mir meist beim Abschiednehmen, indem er schwierige Bewegungen ausführte. Ganz entschieden verbot ich diese von mir genannten Experimente oder Künste, gleichzeitig lobten wir ihn für diese Anstrengung. Ich sagte z.B.: tu das nicht nochmal, Dein Bein kann das nicht oder schafft das nicht. Er hat dann strahlend gelacht und hat es erst recht gemacht. In Wirklichkeit wollte ich es vielleicht noch mal. Es gab dann ein so großes Lachen noch während seiner Versuche.

KENAGARA-Helferkreis

Man kann das alles wirklich gar nicht deutlich genug beschreiben, daß man auch einem behinderten jungen Menschen viel Freude bereiten kann und dieser ebenso seinen Betreuer erfreuen kann.

Ich möchte noch erwähnen, daß ich eigene Anregungen zum Spielen oder zum Sprechen, Raten, Singen gegeben habe. So sind wir zwei mit dem Korb über den großen Markt gegangen und haben eingekauft. Ich habe gestaunt, Frank dachte nach und kam auf alles, es war eine gute Anregung. Sogar die Bananen vergaß er nicht. "Eines Tages kaufe ich mit dir auf dem Markt ein," sagte er immer. "Ja," sagte ich, "dann gib dir bloß große Mühe beim Laufenlernen." Es dauerte eben alles eine gewisse Zeit; und eines Tages wird Frank bestimmt auch sich fortbewegen können.

Wenn ich zurückdenke, meine erste Begegnung mit so einem hilflosen Körper, wie mit einem Baby wurde mit ihm umgegangen. Später entsprach Frank einem vierjährigen Jungen im Denken.

Inzwischen sind zweieinhalb Jahre vergangen. Sein Erinnerungsvermögen tritt deutlich in den Vordergrund. "Komm doch bitte zu mir, liebe Frau Brandt, ich will dir etwas erzählen." Oder; "Bitte, ich habe eine so große Frage."

Dann versuche ich genau zuzuhören und auch auf seine Frage einzugehen. Oft kommt er mit seinem Zeigefinger auf meine Lippen, das bedeutet, er will antworten. Ja, wenn ich das alles niederschreiben würde, was jede Woche an meinen Besuchstagen an Wortschatz und Turnübungen zu erkennen ist, gäbe es kein Ende. Meistens sitzt er nun am Tisch, ich setze mich neben ihn, und so nimmt Frank dann seine Mahlzeiten selbst zu sich. Leider steht der Mund oft nicht gern still. Meine Mahnung: erst essen, dann erzählen, versucht er zu befolgen. Dafür erntet er wieder ein Lob.

Neuerdings wäscht Frank sich fast allein im Bett. Er erleichtert den Schwestern die viele Arbeit, und er hat auch sein Gutes: er kann dafür frühmorgens etwas länger schlafen.

Sein Waschbedürfnis ist unverkennbar. Da muß ich noch einen lustigen Satz sagen: neulich hatte er geschlafen, und dann ruft er ja: komm doch bitte, ich muß auch den Wecker stellen. Das sind alles so kleine Sachen, die ihn auch erfreuen, wenn es dann zufällig klingelt, wenn er wach wird. Und da sagt er doch — Frau Haenchen hat es auch mitgehört — "Komm doch mal bitte, ich muß dir etwas erzählen, ich habe eine Bitte." "So," sage ich, "ich höre." Ich gehe auch ganz nah heran, und da hat er zu mir gesagt: "Ich möchte mich jetzt waschen." Ach, das war so niedlich, so das erstemal das Waschbedürfnis zu erkennen, von ihm selbst aus gesehen.

So eine Freude, wenn er plötzlich das rechte Bein in die Waschschüssel plumpsen läßt! Natürlich stehen der Andi oder ich zur Verfügung, damit es keine Überschwemmung gibt. So geht es Schritt für Schritt mit ihm vorwärts, bis er sich eines Tages selbst helfen kann. Die miterlebte Entwicklung verdrängt alle Ängste, welche auch mir nicht erspart blieben; z.b. genau aufpassen beim Essen, Trinken, Schlucken, auf gute Tischmanieren achten, jeden Griff fest beherrschen, kurz: Einfühlungsvermögen braucht man, um für diese Aufgabe bereit zu sein.

Neben Frank gibt es vielseitige, erfüllende therapeutische Handarbeiten, von denen ich keine Ahnung hatte. Hier ist die Einstellung in jeder Hinsicht: zurück zur Natur, das erste Gebot. So gab es auch oft viel Freude beim Gestalten, und Gelingen — und auch Nichtgelingen. Selbst, wenn ich damals gesagt habe: beim Modellieren eines Puppenprinzen-Kopfes, welcher ganz nach Vorschrift bestimmte Gesichtszüge und Nase zeigen sollte, Frau Haenchen, für solch eine Arbeit hätte ich mich bestimmt niemals angesprochen gefühlt, denn ich kam ja aus einem ganz anderen Handwerk. Schön, zu wissen, daß all diese Dinge für unsere, vom Leben auf die Schattenseite verdrängten Kinder nützlich sind, damit sie sich daran orientieren können.

Ich betone: all diese Arbeiten wurden mit sehr viel Liebe hergestellt. Meine Erfahrungen im Umgang und der Mitbetreuung eines behinderten Jugendlichen entwickelten sich aus Gesprächen und Belehrungen mit Frau Haenchen. Hinzu kommt eigene Überlegung und Verantwortung. Selbst die Voraussetzung, regelmäßige Besuchstage einzuhalten, ist eine Vertrauensgeste dem Patienten gegenüber. Am Anfang ahnte ich ja nicht, wie freudig Frank diesem Tage entgegensieht. Das ist der schönste Augenblick für mich, wenn ich ihn so freudig und entsprechend wohlauf wiedersehe.

So habe ich noch viel dazugelernt und nicht bereut, damals ganz leise bei LERINA anzufragen, ob auch eine nichtgeschulte Kraft mithelfen kann. Ich hoffe, hiermit ein Zeichen gesetzt zu haben.

Schriever: Liebe Frau Brandt, vielen Dank für Ihren eindrucksvollen Bericht. Hier sind bestimmt noch Fragen und Anregungen. Ich kann selbst noch eine kleine Episode beisteuern. Ich war auch wiederholt in dem Zimmer bei Frank gewesen und habe ihn auch erlebt, so ganz am Anfang. Und einmal, vor gar nicht so langer Zeit, kam ich rein und Frau Haenchen sagte betont laut: "Pst, der Frank schläft." Und da sah ich dann auch, daß er "schlief", ich sagte: "Ja, ich sehe es, bis auf seine Hand schläft er fest," denn die steckte er gerade raus zum Guten-Tag-Sagen, feixte dabei heftig, und er hatte auch sofort erkannt, wer ich bin. "Du bist der Papa von Bettina und Melanie."

Dann hatte ich mir einen Spaß gemacht: da ich gerade von einem ausländischen Kongreß kam, habe ich in Englisch auf ihn eingesprochen, und er hat auf Deutsch geantwortet. Das hat er wohl auch noch nicht erlebt, daß er englisch angesprochen wurde, und er kam auf Deutsch mit den richtigen Antworten. Das fand ich sehr eindrucksvoll. Was mich immer beeindruckt, und nachdem, was Sie jetzt gesagt haben, überrascht mich das nicht mehr so ganz, diese Fröhlichkeit, die er ausstrahlt, wenn man dort ist.

Aber, wenn er eine solche Betreuung hat, dann ist das ja vielleicht auch kein Wunder.

Drossel: Was mir eine besondere Freude gemacht hat, und was aus dem, was Sie gebracht haben, klingt, ist ja, daß der Patient abgeholt wird, an der Stelle, wo er ist. Und hier ist die große Spannung zu unseren Institutionen. Wer selber in dem Beruf steht, weiß, daß der notwendige normale Ablauf, der ja eingepaßt ist in die Möglichkeiten, die große Schwierigkeit bereitet, den Patienten dort aufzusuchen, wo er ist. Und es kommt auf das Geschick jedes einzelnen an, im Bereich seiner Möglichkeiten dieses Konzept zu realisieren.

Es ist heute gang und gäbe, das lange Lied der Kritik an den Ärzten, Schwestern und sonstigen zu singen. Das Lied hat unendlich viele Strophen, und unsere Boulevard-Presse und die Illustrierten haben das ja zur Genüge übernommen. Und Sie können verstehen, daß bei vielem, was Sie sagten, ich besonders betroffen war. Ich wehre mich gegen diese Global-Verurteilung "die Ärzte". Und unser Doktor Schweinehirn, ich hoffe, ist eben kein Vertreter "der Ärzte".

Ein kluger Mann in der Stadt, in der ich studiert habe, hat gesagt, er kenne Mediziner und Ärzte. Und wir müssen heute feststellen, daß vielleicht die Mediziner zunehmen. Das liegt an dem klugen System der Auswahl heute. Mein Sohn hat doch Abitur mit 1,0 gemacht, na, der muß natürlich Medizin studieren, auch wenn er gar keine Lust dazu hat. Und wir sind heute daran, eine negative Auswahl zu treffen, und das geht jetzt seit etwa 10 Jahren, und ich merke in der Klinik die ersten Folgen davon. Daß nämlich junge Menschen, die dafür geeignet sind, nicht dazu kommen, weil sie nicht Abitur mit 1,0 gemacht haben. Zum andern: bei den Schwestern merke ich jetzt langsam die Früchte der Brisanz einer Politik, die eingesetzt hat vor etwa 15 Jahren, als u.a. auch von den Gewerkschaften laut verkündet wurde, der Beruf der Schwester ist "ein Job wie jeder andere."

Was soll denn da herauskommen dabei? Und darum trifft es uns so sehr, diese Vorwürfe, die leider zu einem großen Teil berechtigt sind. Wir wissen heute noch nicht, ob das Pendel voll wieder zur anderen Seite ausschlagen wird. Ich muß Ihnen sagen, ich bin von der Seite besonders betroffen und traurig.

Kurzmann: Ich muß ergänzen, was Herr Dr. Drossel vorhin noch sagte: man darf nicht verallgemeinern; es gibt sehr sensible Ärzte, und wir wollen ja beileibe nicht durch eine Kritik, die wir heute bringen, die Arbeit dieser Leute erschweren oder denen auch noch den Wind aus den Segeln nehmen.
Ein kleines Kind, ein erwachsener Mensch im Koma ist wie ein kleines Kind, reagiert äußerst sensibel darauf, gelobt zu werden, und ich glaube, wir Menschen alle leben in irgendeiner Weise davon, gelobt oder in unserer Konzeption anerkannt zu werden.

Mittendorfer: Ich möchte noch zu der sogenannten 3. Kraft oder 3. Dimension, wie sie Dr. Drossel genannt hat, erwähnen: wir sollten schließlich doch wieder den Weg dazu finden, daß jeder vom Betreuungspersonal, egal ob es jetzt Arzt oder Schwester ist, oder eben die nicht institutionalisierte 3. Kraft, diese Kraft wieder in sich spürt, auch wenn sie institutionalisiert ist. Und ich glaube, daß die Bereitschaft in jedem Menschen, der im Pflegeberuf steht, vorhanden ist, man muß sie nur wecken. Man darf sie ihm nicht von vornherein absprechen, auch, wenn sie ihm vom System her von der Organisation des Krankenhauses abgesprochen wird, weil eben die Krankenschwester nur Handlanger des Arztes ist. Ich glaube sehr stark, daß jede Schwester, der Großteil der Schwestern, diese Kraft, diese Dimension, in sich hat, nur hat sie nicht die Zeit und die Möglichkeit, diese Dimension auszuspielen. Die wichtigsten Personen, die diese Dimension ausspielen können, sind heutzutage im Krankenhaus die Raumpflegerinnen, die Fenster putzen, das Zimmer putzen, und dort den Kontakt, den menschlichen Kontakt mit dem Patienten finden. Und wir sollten nicht vergessen, daß die Entwicklung auch ins andere Exstrem gehen kann, daß man aus der Polemik gegenüber den Medizinern, Brücken abbrechen kann, anstatt Brücken zu schlagen, und jedem Menschen vom Betreuungspersonal die in ihm steckende Möglichkeit aufzeigen. Es wird natürlich eine starke Umstrukturierung und wahrscheinlich auch Vermehrung des Personals erfordern.

Drossel: Bitte haben Sie Verständnis, daß ich nochmals das Wort ergreife. Und zwar möchte ich eine Apologie halten für die Intensivstation.

Bedenken Sie bitte, die Intensivstation besteht etwa bei uns seit anderthalb Jahrzehnten. Das heißt, in dieser Zeit muß man erst einmal sehen, daß die ganze Sache klappt, und man hat in der 3. Dimension ja noch keine Erfahrungen. Zum anderen bedenken Sie daneben, die Menschen, die heute auf einer Intensivstation am Leben gehalten werden, sind früher gestorben. Das sehen wir heute gar nicht mehr.

Es ist so selbstverständlich, daß sie am Leben bleiben, — auch in einem verminderten Leben dann, — das muß man sehen. Und wenn man eine Institution einrichtet, dann ist man erst mal froh, daß die ganze Sache klappt, mit Dienst, mit Funktionen, mit den Äußerlichkeiten.

Der alte Howard, glaube ich, dieser Amerikaner, hat gesagt, mir fällt es gerade ein: "We have added years to their life" das ist das Faktum, "and now it is necessity to add life to their years".

Haenchen: It is our responsibility!

Drossel: Wir sind da an der Stelle, wo wir jetzt merken, das genügt noch nicht, das Nur-am-Leben-erhalten. Das treibt uns um.

"Und wer da hat, dem wird gegeben" — ich zitiere es wieder "und wer da nicht hat in diesem Bereich, dem wird das, was er hat, auch noch genommen". Das erleben wir heute. Das heißt also, daß die Menschen, die nichts zu bieten haben in dieser anderen Dimension, daß die eben so reagieren wie wir das kennen. Und die Schwester, die kam wahrscheinlich gerade vom Kaffeetrinken oder vom Zigarettenrauchen.

Haenchen: Es steckt gewiß in jedem die Bereitschaft dazu, denn hören Sie sich bitte an, was Schwester Cornelia erzählt, was sie tun möchte, und was sie tun muß. In diesem Spannungsfeld leben Schwestern für die ihre tägliche Arbeit kein Job ist.

Drossel: Wobei sie fragen soll, ob das "tun muß", eben jetzt unabdingbare Notwendigkeit ist. Ich habe eine Fülle von Stichworten mir aufgeschrieben, eben die Kritik an der Struktur. Es ist etwas dran. Aber die schlechteste Struktur ist vorzüglich, wenn Menschen da sind, die etwas aus ihr machen. Und die beste Struktur ist nichts, wenn keine Menschen dahinter stehen, die etwas daraus machen.

Ich habe gerade eine Examensarbeit, da geht es nur um die Struktur. "Löse die Struktur und dann ist alles gut." Denkste! Wenn ich das Wort schon höre, bin ich allergisch, weil nur an den Strukturen gerätselt, herumgebastelt wird. An den Menschen liegt es heute. Und aus den Strukturen, die wir haben, heute in Deutschland — es scheint in der Schweiz manches anders zu sein, und auch in Österreich, vielleicht sogar besser — aus unseren Strukturen ließe sich etwas machen, und wir sind auf dem Wege, das zu lernen, auch in der Intensivstation. Aber wir sind auf dem Wege. Und nun bitte nicht die, die auf dem Wege sind, zu sehr verunsichern mit dieser permanenten und zum Teil bösartigen Kritik.

Kurzmann: Ja, ich wollte noch etwas genau zu diesem Punkt sagen. Sie meinten, es komme nicht auf die Strukturen an, sondern auf den Menschen. Was ich meine ist nur, daß eine Überforderung dann besteht, wenn ich nur sage: der einzelne Mensch muß das auch bringen. Für mich ist entscheidend, unabhängig von den Strukturen, das M i t e i n a n d e r, das die Kräfte fördern muß.

Diesen Aspekt wollte ich noch mit hineinbringen, weil es mir wirklich schwer erscheint in der heutigen Zeit, wo sonstige Kraft im privaten Leben auch so schwer herauszuholen ist, daß der Einzelne oft theoretisch überfordert ist.

Domig: Noch zu dem was Herr Drossel gesagt hat. Es herrscht eine bestimmte Unruhe unter den jungen Ärzten in Krankenhäusern, die sicherlich andeutet, daß sich da etwas ändern wird in naher Zukunft. Ich möchte sagen, beschränken wir uns nicht darauf, daß wir mit Fingerzeig sagen, das und das muß dort geändert werden. Überlegen wir uns, was können w i r bei uns selber tun? Und zwar nicht nur an unserem Arbeitsplatz, sondern im höchstpersönlichen Bereich, wenn es um Mitmenschen geht, vor allem natürlich, wenn es um Kinder geht. Was hier getan wird, was LERINA macht, ist ja im wesentlichen doch dieses: Kindern nach einem schweren Trauma neu ins Leben zu verhelfen. Aber eben nicht nur körperlich! Das Kind in seiner Ganzheit von Sinnen, Gefühl, Gestaltungskraft wird langsam und behutsam ermutigt, einen neuen Weg zu wagen. Es kommt einem vor, als gäbe es für LERINA den Begriff 'Zeit' gar nicht.

Das Kind beginnt sein neues Leben nach s e i n e m inneren Rhythmus und der Therapeut begleitet es, aufmerksam, helfend, ermutigend, aber nie drängend, nie auf ein Ziel, auf einen Termin hinarbeitend.

Und da machen wir, jeder von uns, irgendwie Fehler, bzw. wir sind auch beeinflußt von einem gewissen Denken, das die kindliche Gefühlswelt mehr und mehr vernachlässigt. Ich möchte nur das pädagogische Spielzeug erwähnen. Nichts gegen pädagogisches Spielzeug für Kinder, aber wir dürfen nicht Kinder von Anfang an nur pädagogisieren. LERINA spricht immer nur von Muscheln, Steinen, Holz, Schafwolle, Ton, von der Phantasie des Kindes, von Farben, von Klängen.

KENAGARA-Helferkreis

Wir müssen den Kindern Möglichkeiten lassen, Kind zu sein, Zeit zu haben, zu verinnerlichen, zu verdauen usw. Herr Urner hat das heute angesprochen mit den Worten: wir erziehen Kinder zur Passitivität, wenn wir ihnen immer nur anbieten, anbieten, fördern. Ich meine, fast bei jedem von uns herrscht auch ein gewisses Denken, was bringt das, was nützt das, also ein gewisses Leistungsdenken. Das setzt sich da natürlich fort in der Schule, und in all den Berufen, die Sie hier versammelt sehen, kommt das in irgendeiner Form zum Tragen: Ob wir jetzt das Kind, oder überhaupt den Mitmenschen, nicht nur das Kind, vom Standpunkt der Effektivität aus beurteilen, vom Leistungsdenken aus beurteilen und nicht, ob es darum geht, daß das Kind — oder eben der Mitmensch als solcher — sich entfalten kann. Ich glaube, dieses Denken ist nicht nur konzentriert auf das hochspezifische Denken, wie es in der Klinik der Fall ist: meßbare Erfolge, Ergebnisse, sondern, das fängt sehr, sehr viel früher schon an, nämlich bereits in der Wiege, daß wir das Kind leistungsbetont sehen bzw. daß wir immer wieder versuchen, eine gewissen Leistung aus dem Kind hervorzuholen, und ihm immer viel zu selten Zeit lassen, sich selbst zu entfalten und nur etwas regelnd, vielleicht führend, eingreifen. Mehr sollte Pädagogik nicht sein.

Schüler: Ich finde es gut, wenn Menschen, mit anderen, die in einer abhängigen Situation sind, der Hilfe bedürfen, menschlich sind. Aber ich denke auch, daß dieses ständig-da-sein-müssen und ständig-lieb-und-gut-sein-müssen, wenn man es täglich muß, auch eine enorme Forderung an diesen Betreffenden sind. Man selbst, wenn man in dieser Arbeit steht, ist einfach nicht immer in der Lage, jeden Tag und jede Stunde so zu sein. Ich denke auch, da ist das Team sehr wichtig, daß man sich da hilft. Ich erinnere in meiner Gruppenarbeit, wenn mein Kollege mal ankommt und einen furchtbar harten Tag hatte und jetzt aber auch in der Gruppe da sein muß, daß er sagt: "Ich bin so fertig, ich brauche jetzt Ihre Hilfe". Da ich als Hausfrau dann in die Arbeit reinkomme, nicht so gestreßt bin wie er, kann ich darauf eingehen. Und er hat Zeit, sich ein bißchen zu besinnen, und dann irgendwann einzusteigen. Aber ich denke, wenn jemand so permanent da sein muß, ist irgendwann auch eine Überforderung im sozialen Bereich da. Dann geht eben mal eine Sicherung durch.

Haenchen: In der 40-Stunden-Woche muß von den pflegerischen Kräften niemand 'täglich', niemand 'jeden Tag und jede Stunde' so voll einsatzbereit und einsatzfähig sein. Dennoch können persönliche Probleme, persönliches Wohlbefinden, Streßsituationen auf der Station dazu führen, daß ein Mensch sich am Rande seiner Kraft fühlt. Damit die Auswirkungen aber nicht den Patienten treffen, insbesondere den Kinder-Patienten, der die Zusammenhänge noch nicht durchschauen kann, d a r u m ist die Mitarbeit der nicht institutionalisierten 3. Kraft von so großer Bedeutung für die Kinder und das Stations-klima! Frau Brandt hat auch die Arbeiten erwähnt, die sie macht, wenn ein Kind schläft.

Wie vielgesichtig diese Arbeiten sind, macht Ihnen dieses Bild deutlich, das Ihnen zeigt, wie wir Kinder vorbereiten auf die Hirnstromableitung und wie wir ihnen Ängste nehmen, damit die EEG-Auswertung ein möglichst klares Bild der Situation ergibt. Erinnern Sie sich mal, wie ein EEG-Gerät aussieht, das hat diese Wölbung. Da haben wir einfach hier oben eine alte Gießkannen-tülle genommen, in die die "Leitungen" einmünden. Ein Kind, das sich grault vor dem EEG, kann selbst im Spiel im Bettchen Sicherheit gewinnen. Um sein Ichgefühl zu stärken, haben wir für den Bär Mutzli auch eine Vorrich-tung zur Hirnstromableitung — eben in Bärenkopfgröße gemacht.

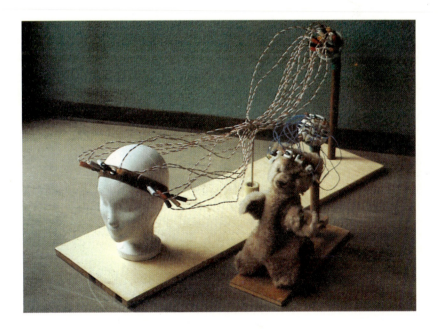

Wir nehmen dazu Klingeldraht in vielen Farben mit Bananensteckern für elektrische Eisenbahnen in ebenso vielen bunten Farben. Da hat der Bär Mutzli eine EEG-Vorrichtung bekommen, und er brummt ganz entsetzlich, weil er so schrecklich Angst hat. Das Kind tröstet ihn und sagt: "Tut bestimmt nicht weh", setzt dann seinerseits das Stirnband auf und sagt: "guck mal, ich hab das ja auch, und das tut gar nicht weh." Wenn wir dann ins Waldhaus fahren, und eine Hirnstromableitung machen lassen, kennt das Kind das ja längst! Das haben wir ja schon gespielt! Wir wissen ja genau Bescheid! So kann es sich völlig locker und entspannt in den Stuhl legen, und alles ist gut.

Schauen Sie, das wollte ich Ihnen zeigen als Hinweis auf das, was Herr Drossel sagte: wenn man 1,0 im Abitur hat, muß man Medizin studieren. Dies ist die Reklame einer Firma auf den Tragetaschen zur Einschulung im letzten Jahr. Da braucht ein Kind, dessen Eltern ihm nicht mal sagen können, was der Junge da für einen komischen Hut auf hat, keine Erklärung. Die Ellenbogenbewegung und "ich bin vorne", sagt deutlich: wir sind nicht mehr Klassenk a m e r a d e n, wir sind Klassenr i v a l e n. Das paukt die Wirtschaft mit einer solchen Reklame auf der Tragetasche bereits ein, bevor ein Kind überhaupt den ersten Fuß ins Klassenzimmer gesetzt hat.

Mitterdorfer: Die Werbung ist sehr gut. Und vielleicht sollten wir wenigstens von dieser Werbung was für uns lernen, daß wir Sprüche erfinden, die dieselbe Wirksamkeit haben.

Mutter von Florian: Herr Drossel fragte vorhin, als er zum Kaffee gehen wollte, ob ich weiß, was LERINA ist? Ich möchte anregen, daß man eine ganz kurze Information über LERINA zusammenstellt. Ich habe in dem Buch über die letzte Arbeitstagung gesucht, was ist LERINA? Diesen Artikel, jenen Artikel. Ich habe nicht richtig verstanden, was für mich in diesem speziallen Fall von LERINA kommen kann. Und wenn man jetzt annimmt, in Deutschland gibt es so und soviele Kliniken, die nicht Zeit haben, die ganzen Tagungsberichte zu lesen, meine ich, daß man eine ganz kurze Information verteilen würde, in der knapp umrissen alles verdeutlicht wird.

Haenchen: Eine solche Schrift ist in dem medizinischen Verlag, Ernst Reinhardt, Basel, erschienen. [33] Ich möchte Ihnen dazu sagen, warum wir derzeit noch gar nicht daran interessiert sind, solche Informationen breit zu streuen. Wir stellen uns immer vor, wir seien selber betroffene Eltern, bekämen durch solch eine Schrift neue Hoffnung, setzten uns in Verbindung mit LERINA und bekämen zur Antwort, wir seien Nr. 27 auf der Warteliste. Das wäre ein Fußtritt ins Herz angsterfüllter Eltern, dessen wir uns nicht schuldig machen möchten. Zuerst müssen wir genügend ausgebildete Helfer zur Verfügung haben,dann erst darf die Publikation kommen.

Drossel: Ich hätte vorhin hinzusetzen sollen, ich habe LERINA jetzt kennengelernt, nicht nur über den Verstand, sondern auch mit dem Herzen.

Mein Weg zum Mut

LERINA

Eine Mutter, deren Kind gesund geboren ist, einen schweren Impfschaden davontrug und ein Anfallsleiden bekam, geht mit ihrem Kind einen mühevollen Weg der kleinen Schritte. Immer bedacht, jeden weiteren Schaden von dem Kind fernzuhalten. Wir klugen Fachleute reden dann leicht — zu leicht — von Überbehütung, weil wir ja nicht in der ständigen Sorge leben wie diese Mutter.

Natürlich haben wir recht: auch ein solches Kind sollte alle Entwicklungsstufen möglichst natürlich durchlaufen. Aber ich denke, unsere Phantasie sollte uns helfen, Wege zu finden, Annäherungswerte zu schaffen, die dem Kind Freude und der Mutter keine zusätzlichen Ängste bereiten.

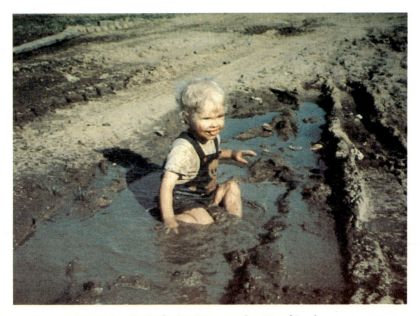

Den Po auf der Erde, die Füße im Wasser, den Kopf in der sonnenwarmen
Luft und darüber ein hoher Himmel

Schauen Sie diesen wonnigen kleinen Burschen an! (s. obenstehendes Bild)
Wenn er überfällig ist, zieht seine Mutter sich Gummistiefel an, watet in die
Pfütze, packt ihren Lausejungen beim Nackenfell, hält ihn mit ausgestreck-
ten Armen weit von sich, und gießt mit einer großen Gartengießkanne erst
einmal den gröbsten Modder ab, bevor sie ihn in die Badewanne steckt, frisch
anzieht und in die Freiheit entläßt, die natürlich wieder Pfütze heißt.

Nach spätestens ¾ Stunde wiederholt sich die Szene. Einem Kind, das so
spielen kann, das diese Phase, die in seiner Entwicklung so zentral wichtig ist,
in einem so herrlichen Ausmaß genossen hat, kann eigentlich gar nichts passieren.

Wer gestern abend den DORIS-Film gesehen hat, hat die Sequenz miterlebt,
in der ich Ihnen sublimierte Eierpampe zeigte, in der Form, daß ein Kind auf
großformatigem Papier in Tapetenkleister mit nicht-toxischen Erdfarben
malt. Das ist Pfützenmatscherlebnis auf einer anderen, nicht so unmittelbaren Ebene, aber immerhin eine Nachholmöglichkeit.

Weg zum Mut

Nun aber zurück zu Gabi und ihrer Problematik. Ich hatte mir sehr überlegt, was man denn nur tun könnte, um dieser Zweieinhalbjährigen und ihrer Mutter diese köstliche Matschphase wenigstens in Andeutungswerten nahezubringen.

Ich hatte der Mutter viele verschiedene kleine Metallförmchen geschickt, wie man sie zum Ausstechen für Käsegebäck benutzt, dazu in lauter Schraubgläschen eingepackt verschiedene Lebkuchengewürze, Orangeat, Coriander, Nelken, Anis, Kardamom, Zimt, Muskat, Zitronat und hatte ihr geschrieben, sie möchte doch bitte in der Adventszeit mit Gabi backen. Sie möchte mit Gabi zusammen einen Teig machen, in dem eindeutig nur ein einziges Gewürz enthalten ist, damit dieser Teig nur einen einzigen Duft und nicht einen Lebkuchen-Mischgewürzduft ausströmen könnte. Und sie möchte von diesem Teig, mit dem nur einen Gewürz, mit Gabi mit nur einer einzigen Form Plätzchen ausstechen. Sie möchte das ganze Blech belegt mit diesen gleichmäßig duftenden, gleichmäßig geformten Plätzchen in den Ofen stecken und Gabi miterleben lassen, wenn die Plätzchen gar sind, und nun die ganze Duftwolke verdichtet durch die Wärme, aus dem Backofen kommt. An einem anderen Tag sollten die beiden einen Teig herstellen mit einem anderen Gewürz und die daraus geformten Plätzchen sollten eine andere Form haben, sodaß sich für Gabis Vorstellung Duft und Form verbinden. Gabi sollte mit ihren sehr ungeschickten kleinen Händen nach Herzenslust in dem Teig herumwirtschaften.

Selbst das Hinschicken aller Arbeitsmaterialien hat nicht zu dem geführt, was Gabi eigentlich in der Altersphase erleben sollte.

Da fehlte eben wieder ein Mitarbeiter von den LERINA-Abendgesprächen, der nicht nur das Backen zum Fest für Mutter und Kind gemacht hätte, sondern hernach als Heinzelmännchen alle Spuren getilgt hätte, damit die Mutter nicht vor einem Riesenabwasch stand am Ende eines schönen Nachmittags.

Unser Kind im Koma
Eltern erleben Ärzte und pflegerische Kräfte auf der Intensivstation

Die Eltern von Lutz

Haenchen: Die Bewohner dieses Hauses sind plötzlich auf die Idee gekommen, der Baum stört, er muß weg. Dann ist dieser Baum, da, wo Sie oben die völlig frische Schnittfläche sehen, abgeschlagen worden, und steht nun so, daß sich einem das Herz umdreht, mitten auf der Wiese. Ich hatte diesen ganzen Stamm jeden Morgen, wenn ich in die Klinik fuhr, vor mir. Und eines Tages kam an dieser Stelle weiter unten neues Grün. Es war ein veränderter Baum, aber ein Baum, der wieder ein Baum wurde.

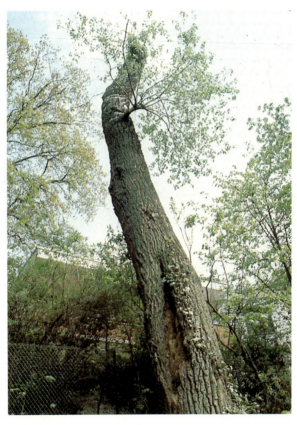

Der schwer verwundete Baum grünt aufs neue

Kind im Koma

Mich hat dieser Baum immer so sehr an Lutz erinnert. Ich dachte, da hat auch etwas nicht Einsehbares eine entscheidende Veränderung hervorgerufen. Aber, wenn wir der Kraft des Lebens vertrauen, dann kommt an einer Stelle neu und kraftvoll, schön und gut, an der wir es früher gar nicht erwartet hatten, ein Neubeginn.

Die Mutter von Lutz: Mein Sohn wurde verlegt von der Intensivstation ins Urbankrankenhaus, wo die Dekubitus-Stellen etwas tiefer wurden, und noch einige dazu kamen. (27.10.79) Er bekam anschließend noch mal eine Lungenentzündung und war immer noch nicht wach im Sinne der Ärzte und Schwestern. Da wir jeden Tag bei ihm waren, ich vormittags einige Stunden, oder im Wechseldienst, wie meine Arbeit es mir erlaubte, auch nachmittags, und abends löste mich mein Mann ab, nahmen wir wahr, daß Lutz immer wacher wurde und von uns ansprechbarer, also, daß wir immer merkten, da ist irgend etwas. Aber sagten wir es den Ärzten oder Schwestern, sagten sie zu uns, wir bildeten uns das ein, und es wäre eben Wunschdenken oder irgend solche Sachen, so wurden wir abgetan. Na, das war es erst einmal.

Nachdem Lutz operiert werden sollte, nochmals, und zwar, um seinen Katheter zu entfernen, hatte ich langsam den Eindruck, daß ich da etwas mehr eingreifen müßte und nahm während der Wochenenden Lutz immer drei Tage nach Hause und übte mit ihm Urinlassen mit Abstöpseln, und im August gelang es mir dann, den Katheter ziehen zu lassen. Also war diese Operation erst einmal überflüssig.

(15.6.80) Dann wurden seine Schmerzen immer stärker, er wurde wacher und seine Schmerzen in den Beinen, das sieht man auch da, daß die Beine sehr hochgezogen sind, wurden immer stärker, daß er praktisch im Bett nur noch schreiend lag, wenn jemand das Zimmer betrat. Und als wir zum Schluß nicht mehr wußten, was wir machen sollten, auch im Krankenhaus wußte niemand mehr, was die Sache ist, so wurde er vorgeschlagen zu einer Operation. Da sollte eine schlaffe Lähmung an den Beinen herbeigeführt werden, daß die Schmerzen weggingen und er "rollstuhlfähig" gemacht werden sollte.

Das war für uns der entscheidende Zeitpunkt. Wir hatten schon vorher den Gedanken, unser Kind so schnell wie möglich nach Hause zu holen, aber das war das Ausschlaggebende, wo ich gesagt habe: jetzt ist Feierabend, jetzt nehme ich ihn nach Hause, denn man sagte mir, er würde im Krankenhaus sowieso sterben, und das hätte er auch zu Hause tun können.

Wir legten Lutz erst einmal zwei Monate ganz ruhig ins Bett, und ich fing nur an, seine Stellen zu pflegen, und ihm zuzureden, was wir vorher auch immer taten, denn wir waren immer bei ihm. Und das ist das erste Bild nach zwei Monaten, wo er sagt, er möchte aus dem Bett raus und möchte dieses Hemd da anziehen und möchte sitzen. Und das waren ungefähr so fünf Minuten, die er gesessen hat, dann ging er wieder ins Bett. Er hat auch noch einen Rollstuhl mit Stützen und allem möglichen.

Ja, und ab da ging es aufwärts. Im Januar hatte ich die Dekubitusstellen zu, und er selbst war so weit, daß er sagte: er möchte jetzt langsam etwas lernen, und zwar möchte er die Punktschrift lernen. Durch den Unfall kann er nicht mehr sehen, ist er erblindet. Ich versuchte verzweifelt, irgendwo Hilfe zu bekommen, ging zur Blindenschule in Berlin, und das war so sehr schön, was man mir da sagte, daß ich echt am Verzweifeln war. Denn man drückte mir ein Blatt in die Hand und sagte: so, liebe Frau, jeder intelligente Mensch kann dieses in fünf Stunden lernen dieses Alphabet, das machen Sie mal, und dann bringen Sie es Ihrem Kind bei, und dann lassen Sie sich wieder einmal sehen.

Und da bin ich nach Hause, und wir waren alle vollkommen fertig. Also, wir waren restlos erledigt. Und, da ja meistens Selbsthilfe das beste ist, fing ich erst einmal meine Ausbildung als Schwesternhelferin an. Ich habe gedacht: so, jetzt mußt du erst einmal lernen, denn irgendwie muß das ja weitergehen mit uns.

Dadurch bekam ich die Adresse von LERINA und wandte mich dann an Frau Popitz und Frau Popitz schickte mir dann Frau Haenchen, und von da an lief alles etwas leichter.
Wir bekamen eine LERINA-Therapeutin, die mit Lutz die Punktschrift übt, die mit ihm auch Feinmotorik erarbeitet und intensive Tastübungen macht, um ihn taktil zu fördern. Lutz konnte wieder sprechen. Wir hatten uns inzwischen auch eine Logopädin besorgt, auch selbst, na ja, das war es eigentlich.

Vater: Ich möchte dazu sagen, daß mein Sohn elf Monate in starker Bewußtseinstrübung gelegen hatte. Ich habe am ersten Tag des Unfalls (4.7.79) ihn angesprochen und habe ihm gesagt, daß wir uns um alles kümmern, was seinen Angelegenheiten dient, er hat eine eigene Wohnung gehabt, und habe daraufhin gesagt, er möchte mir die rechte Hand drücken, wenn er mich versteht, und er tat es.

Und wir sind jeden Tag, sechs bis zehn Stunden im Krankenhaus gewesen: Sonnabend wie Sonntag, Sonntag vormittag, Sonntag nachmittag und dann nachts bis 10 und 12 Uhr.

Kind im Koma

Mutter: Und wir hatten immer den Eindruck, daß unser Kind uns versteht. Das ist ja das Eigenartige gewesen. Er hat bei niemand anders reagiert, aber wenn wir da waren, hatten wir das Gefühl, er versteht uns. (1.12.79) Wir haben auch alle möglichen Sachen mit ins Krankenhaus genommen, angefangen von gestrickten Socken, die seine Schwester ihm gestrickt hat, bis irgendwelches Zeug, was er in seiner Wohnung hatte, was er wieder anfassen konnte. Wir hatten immer versucht, mit ihm Kontakt zu bekommen, und wir hatten auch den Kontakt.

Vater: Es ist auch so, daß er richtig lacht, lachen kann, Frau Haenchen weiß es, daß er wieder lacht und auch wieder Lust am Leben hat, vor Freude lacht. (4.81)

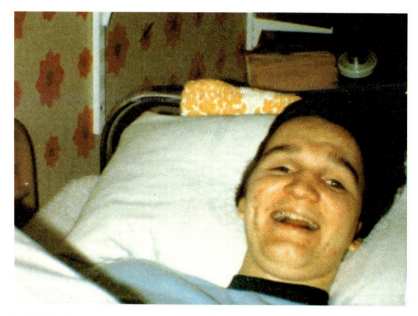

Endlich lacht er wieder!

Mutter: Ich muß dazu sagen: er kann wirklich nicht sehen.

146

Eltern Lutz

Schriever: Wie alt ist er?

Mutter: Neunzehn ist er jetzt.

Haenchen: Sie sollten durchaus mal von dieser Krisensituation berichten, in der die "Wolke 13" schon bedrohlich nahe war, in der Sie ein ganz klares, energisches Wort von Mann zu Mann mit Ihrem Sohn gesprochen haben, ein Wort, was wirklich nur ein Vater, kein anderer sprechen kann.

Vater: Die "Wolke 13" war kurz vor Weihnachten da. Und da hat mir der Arzt angeboten, ich möchte doch die letzte Nacht ein Bett reinholen, denn er übersteht die Nacht nicht mehr. (12.79) Ich habe mich auch durch das Abhören mit diesen Geräten überzeugt, daß also kaum noch irgendwelche Geräusche zu hören waren. Und dann, als die Ärztin sagte, es wäre die letzte Nacht, da sagte ich: Das gibt es nicht. Dann habe ich meinem Sohn kräftig ins Ohr gebrüllt und habe ihn für verrückt erklärt, gesagt: ob er bescheuert ist, so wahr ich hier sitze. Wir haben uns anderthalb Jahre mit ihm gequält und jetzt soll Schluß sein. Das gibt es nicht. Er gehört zu uns, das muß er wissen. Und ich habe ganz kurz zu ihm gesagt: "Paß mal auf, wenn ich morgen abend komme, dann lachst du, und jetzt gehe ich nach Hause."

Und ich bin am anderen Abend gekommen, und mein Sohn hat gegrient, als ich ihn angesprochen hatte. Und seitdem, möchte ich sagen, geht es bergauf. Das waren anderthalb sehr, sehr schwere Jahre. Denn er hat anderthalb Jahre gelähmt hier gelegen und man hat uns täglich gesagt, von Seiten der Ärzte: es gibt keine Hoffnung.

Und ich muß sagen, es hat doch Hoffnung gegeben. Und dieses harte Wort mit ihm, wirklich, es hat geholfen. Und er ist heute so weit, daß er scherzt, er lacht immer. Trotz seiner Blindheit.
Und er ist auch über seine Blindheit hinweggekommen, indem er mir gesagt hat: das Leben geht weiter, was solls? Du kannst mir sagen: das ist grün, ich weiß, wie grün ist, ich bin schlimm, es gibt noch schlimmere, viel schlimmere eigentlich. Und er hat mir versprochen, wenn wir dies Jahr aus dem Urlaub zurückkommen, daß er auf einem Bein steht. Und wenn er das macht, was er voriges Jahr uns versprochen hat, als wir in den Urlaub gefahren sind, daß die Magensonde heraus ist nach anderthalb Jahren, nach 1 ¾ Jahren, oder etwas früher, dann glaube ich es sogar, denn die Magensonde war raus.

Wenn ich das Bild heute sehe, sage ich: ich würde es nochmal so machen, wie es gewesen ist. Keine Hoffnung von der Stunde an, wo uns niemand Hoffnung gemacht hat, kein einziges Mal.

147

Kind im Koma

Mutter: Das Schlimme dabei war ja bloß immer, daß uns niemand Hoffnung gemacht hat, das war immer so wie: na, Sie sind die Eltern, Sie spinnen sowieso. Ich bin unten ins Krankenhaus hereingekommen, da haben sie mir zugelacht: na ja, das ist die Mutter vom Lutz. Und in einem riesengroßen Krankenhaus, also, da müssen Sie sich schon ein sehr dickes Fell anschaffen, und das habe ich inzwischen.

Vater: Wenn man so eine Operation vorschlägt, (23.9.80) daß die Beine rasch die Lähmung erreichen, gleich mit dem Zusatz in dem schönen Brief: dann ist es aber fraglich, ob er jemals Stuhlgang und Urin kontrollieren kann, dann lehne ich als Vater eine solche Operation ab. Denn jetzt weiß ich, daß er es kann. Und daß er seine Füße wieder teils bewegen kann, schon wieder bewegen kann, also war meine Entscheidung — war unsere Entscheidung — die Operation abzulehnen, richtig, dem Gefühl nach richtig.

Mutter: Denn wir haben ja von niemand Unterstützung gehabt, was wir gemacht haben, das war rein gefühlsmäßig. Auf dieser Intensivstation, ich empfand das da so bedrohlich, daß mir einfach nicht möglich war, mein Kind da allein zu lassen. Ich habe da gesessen und bin da wie ein Gegenstand behandelt worden, und so sind die Leute, die da gewesen sind, also die Patienten, genau so behandelt worden. (1.8.79) Hin und her geschoben, und ich war zwei Stunden da, und es hat niemand etwas gesagt, ich war drei Stunden da, vier Stunden, fünf Stunden, die haben sich überhaupt nicht darum geschert.

Da sind Geräte, die da stehen, die man nicht kennt. "Bedienen Sie sie. Wenn das Laut da gibt, müßt ihr den Knopf da drehen, müßt ihr ausschalten, ist nicht weiter gefährlich," hat die Schwester gesagt. Ich habe also auch diese ärztlichen Geräte da bedient, wir haben da Tag und Nacht zugebracht.

Nachher als die letzten Tage im Krankenhaus waren, da war es so, denn er wurde ja lebhafter, wacher, und auch schmerzempfindlicher, hat man ihm so viele Medikamente gegeben, daß, wenn mein Mann dann abends kam, wenn ich nachmittags weg war, daß der Lutz dann vollkommen ab war, er war vollkommen weg. Wir haben ihn nach Hause genommen, ich habe erst langsam angefangen, die Medikamente abzusetzen, 32 Pillen pro Tag, auch die Schmerzmedikamente und Valoron N, sodaß er jetzt überhaupt keine Medikamente mehr bekommt, er hat auch jetzt noch Schmerzen, aber die Schmerzen sind soweit unter Kontrolle, daß es nur schubweise ist, und wenn es besonders schlimm wird, kommt ein Akupunkteur und akupunktiert seine Füße, also hauptsächlich seine Beine.

Vater: Und nach der Akupunktur hat er keine Schmerzen mehr, und dann bewegt er auch die Füße, kann sie leichter bewegen als vorher. (2.2.81)

Ich selber habe Akupunktur auch gemacht, weil ich dachte, na ja, wer weiß, ich habe selbst mit der Bandscheibe zu tun, habe einmal wahnsinnige Schmerzen gehabt, habe auch wahnsinnige Kopfschmerzen zeitweilig gehabt, ich muß sagen, nach der Akupunktur ist es besser, ich bin schmerzfreier, nicht schmerzfrei, aber freier. Meine Kopfschmerzen sind mit 80% weitaus gelinderter.

Haenchen: Wir müssen aber vielleicht dazu sagen, daß dieser Akupunkteur ein Inder ist, der mit der ganzen Kraft und Fülle seiner indischen Kultur und Tradition gekommen ist, in Europa approbiert ist, hier studiert hatte, und eben nicht nur Akupunktur als eine Methode und als eine auch vielleicht sehr modische Methode anwendet, sondern wirklich aus der vollen Kraft und ganzen Fülle dessen, was er als seine Tradition und seine Kultur mitbringt.

Drossel: Er ist Doktor?

Mutter: Ja, er ist auch sehr einfühlsam, denn Lutz hatte wirklich rasende Schmerzen, und zwar so, daß er geschrien hat, das ist auch passiert, wenn der Arzt kam und diese Akupunktur machen wollte, daß es nicht einmal möglich war, diese Nadel anzusetzen, so hat der Lutz geschrien.

Es durfte kein Fremder an sein Bett, oder irgendwie ihn anfassen. (1.12.80) Es war so, also, man konnte nichts machen. Man stand nur da, und er hat nur gebrüllt. Oder man mußte ihm Medikamente geben, aber das war ja nicht der Sinn der Sache.

Vater: Er ist mitunter nachts fünf-, sechs-, zehn- bis fünfzehnmal wachgeworden und hat einem von uns beiden geklingelt, einer ist immer hingegangen.

Mutter: Es war ständig jemand bei ihm im Zimmer. Am Anfang habe ich im Zimmer mitgeschlafen, denn er hatte auch eine schwere Bronchitis (1.10.80), als wir ihn holten, und noch einige andere Sachen. Aber jetzt ist das alles weg. Der ganze Allgemeinzustand ist blendend. Nicht nur der Allgemeinzustand, sondern auch sein seelischer Zustand ist gut.

Haenchen: Was ich besonders schade fand, war, daß Ihnen, als Sie ihn nachhause genommen hatten, auch da immer noch nicht Mut gemacht worden ist, weil Ihnen da ja gesagt worden ist, warum haben Sie den geholt, der liegt in zehn Jahren noch genauso.

Mutter: Sie haben es ja selbst erlebt.

149

Kind im Koma

Anschließend hatten wir den gleichen Orthopäden dann wieder da, da war Frau Haenchen z.B. dabei. (1.4.81) Der war danach, als er den Lutz nach vier Monaten wiedergesehen hat, so umgewandelt, daß er sagte: Sie bekommen sämtliche Therapeuten genehmigt.

Weil er diesen Fortschritt sah. Denn Lutz konnte ja die Beine überhaupt nicht bewegen. (23.9.80) Die linke Hand war vollkommen verdreht, etwa so, und jetzt ist sie fast gerade. Es ist noch nicht die gleiche Kraft drinnen, aber er kann schon wieder greifen, und er benutzt sie auch.

Haenchen: Vielleicht sollten wir uns den Film jetzt einmal ansehen. Frau Popitz hat ihn im Haus gedreht, die Entwicklung, seit er in unserer Obhut ist.

Mutter: Als er nach Hause kam, da hat er den Arm so hoch gehabt und die Finger, das sehen Sie vielleicht jetzt auch noch manchmal, die waren in sich verdreht.

Schriever: Sie wollten zu einer Bemerkung von ihm noch etwas sagen.

Vater: Der Ausspruch "es war ein Gelähmter"? Ja?
Da ich einen Bericht habe vom Krankenhaus, daß mein Sohn spastisch vollkommen gelähmt ist, an Armen und Beinen, habe ich ihm das mal erzählt und darauf sagt er jetzt: "Siehst Du, das macht jetzt ein Gelähmter."

Mutter: Wir haben von Anfang an mit ihm über alles gesprochen, was wir machen, und was wir versuchen, und was wir versuchen werden, und welche Chancen er hat, wenn er mitarbeitet. Daß er mitarbeiten muß, daß wir allein nicht an ihm herumzerren können. (23.9.80 — 1.3.81).
Und das sind die Ergebnisse davon — bis jetzt.

Drossel: Nach diesem so großartigen Beitrag steht im Raum noch etwas, zu dem ich etwas sagen muß. Hier steht im Raum ein Vorwurf. Nicht?

Und der kann nicht so stehen bleiben, daß dieser Vorwurf gerichtet ist gegen die Intensivmedizin. Es sieht nämlich fast so aus, und dazu muß ich etwas sagen: ich will Ihre Vorwurfshaltung 100%ig annehmen, auch wenn sie mich emotional erheblich trifft, denn, dieses Krankenhaus, von dem Sie berichten, ist meine medizinische Heimat, dort bin ich Assistent gewesen.

Ich will den Vorwurf nicht unter den Teppich kehren — durchaus nicht. Aber es darf nicht stehen bleiben, als sei das "die" Intensivmedizin.

Ich hätte als erste Frage an Sie, die: wär' der Lutz noch am Leben, ohne Intensivmedizin?

Mutter: Nein, auf keinen Fall.

Drossel: Vielen Dank, sind wir uns klar.

Mutter: Das ist klar, es geht bloß darum, was weiter geschieht nach der Verlegung von der Intensivstation. Aber es sieht ja so aus, wenn man den Jungen erstmal am Leben erhalten hat, passiert gar nichts mehr.

Drossel: Ich habe den Eindruck hier, daß man mit Lutz vorzüglich umgegangen ist, mit Ausnahme einer Stelle, auf die komme ich noch.
Mit Ihnen aber sehr schlecht, da liegt nämlich der Fehler.
Das zweite: wenn ich diese Dekubital-Geschwüre sehe, dann ist das ja etwas, mit dem ich sehr viel umgehe, und ich gebe zu, im allgemeinen, zu 90%, läßt sich das vermeiden.

Mutter: So wie die, die wir gesehen haben, ist er von der Intensivstation gekommen.

Haenchen: Die wurden größer, die waren so groß, daß man hinten am Rücken die Wirbelsäule gesehen hat und auf den Hüften die Gelenke.

Drossel: Ich darf Ihnen sagen, daß ich berufsmäßig damit einige Erfahrung habe, und es gibt Zustände, wo sie sehr schwer zu vermeiden sind. Und nun komme ich doch auf die Struktur und auf das System. Ein Bett, ein Fluid-Air-Bett, von dem gestern jemand berichtete, ein Fluid-Air-Bett hätte das wahrscheinlich vermieden. Aber unser System ist heute so, und da kommt wieder die Systemveränderung, man muß durch die neuen Gesetze, ein neues Krankenhaus-Gesetz, so verändern, daß wir weniger Geld denn je haben. Und, wenn man dann eben hört, daß ein Senator, der in die Wüste geschickt worden ist, sein Gehalt bekommt, und daneben noch seinen neuen Aufsichtsratsposten hat, usw.,... aber ich will nicht emotional werden. Sehen Sie, da sitzen die Fehler nämlich, daß man dieser Station so etwas nicht zur Verfügung stellt, und die Schwestern und Ärzte, bitte, die sind wahrscheinlich an der Stelle machtlos. Und ob man diese Dinge hätte vermeiden können, weiß ich nicht, ich bin etwas skeptisch.

Kind im Koma

Mutter: Ich möchte dazu etwas sagen: ich haben mit den offenen Stellen ja noch zu tun gehabt, und habe gesehen, daß man durch intensive Pflege diese Sachen beheben kann. Wenn ich auf die Station kam und die haben einen gesehen: aha det! Meine erste Wut. Ich sag: "Der wird jetzt verbunden." Nein, heute wird der Lutz nicht verbunden. Da lief ihm die Jauche aber aus den Dingern raus.

Drossel: Liebe Mutti, das geht nicht um das Sehen, das geht um die Prophylaxe, sie zu vermeiden.

Mutter: Na, ja, ich mußte aber dafür sorgen, daß sie erst einmal kleiner wurden.

Drossel: Aber ich fürchte es ist heute noch so, daß man an den Stellen wahrscheinlich noch nicht die ausreichende Erfahrung hat, die wir im Querschnitt haben, so etwas zu vermeiden. Nun kommen wieder die Strukturen: mit Geld könnte man da wahrscheinlich etwas ändern. Das ist das was einem so weh tut.

Aber, bitte, machen Sie nicht die Ungerechtigkeit, das ist jetzt "die Intensivmedizin".

Mutter: Ja, bloß warum hat man auf solcher Intensivstation nicht einmal ein Fell? Daß man den Patienten so ins Bett legt auf Laken, die mit Synthetik durchzogen sind. Also, das ist meine laienhafte Frage.

Drossel: Gut, ich will auch das jetzt nicht — aber bitte nicht so global urteilen, ja? Denn es könnte sein, daß wir hier jetzt in den Trend kommen, die ganze Intensivmedizin vom Tisch zu kehren.

Haenchen: Wir alle wissen, was möglich ist in der Intensivmedizin und durch die Intensivmedizin und sind weit davon entfernt, sie zu verteufeln, sondern die Rede ist nicht von "der" Intensivmedizin, sondern wir sprechen von den Erfahrungen eines Patienten auf einer Intensivstation.

Drossel: Bloß jetzt ist eben die Frage, daß wir herauskommen jetzt aus diesen Vorwürfen usw. Wo kann man ansetzen. Das überlege ich mir jetzt dauernd. In unserem System, wo kommen wir da weiter?

Und gerade Ihre Erfahrung wäre notwendig, um zu verändern. Ich weiß nicht, wir müßten nochmal uns überlegen, wo man da ansetzt.

Vater: Und ich hatte sogar angeboten, so ein Bett zu kaufen, auf meine Kosten und dort aufzustellen, das war mein Angebot. Es gibt ein Schweizer Fabrikat in der Richtung.

Mutter: Das bekomme ich jetzt nach Hause.

Drossel: Das ist es nämlich, so ein Bett dauert mit der Lieferung im allgemeinen acht Wochen, ehe Sie es bekommen. Aber wir sehen, da sitzen die Probleme, und da muß man dran arbeiten.

Und ich komme jetzt auf mein Anliegen, eigentlich auf die Hauptsache: das sogenannte IR-Problem.

Wir haben heute unheimliche Erfolge in der Intensivmedizin, aber wer Intensivmedizin sagt, muß gleichzeitig Rehabilitation sagen. Und das fehlt uns dabei. Neben die Intensivmedizin muß das andere treten. Darauf will ich hinaus.

Und zum zweiten noch mit dem Denken. Es gibt heute das moderne Kfz-Denken. Wenn ich meinen Wagen abgebe, dann wird er entsprechend wieder hergestellt. Daß Ihr Junge da durchgekommen ist, trotz dieses EEG-Befundes usw. ist ein Wunder.

Und ich habe das Gefühl bei Ihnen, Sie müssen da den Erwartungshorizont anders ansetzen. Denn dann würde auch wahrscheinlich bei Ihnen die Emotion sich etwas ändern.

Vater: Also, ich weiß, zum Beispiel, daß er niemals ein Franz Beckenbauer werden wird, und ich weiß auch, daß er kleine Ausfälle hat, das weiß ich alles, aber er ist geistig voll auf der Höhe, voll. Sie können ihn fragen und tun lassen, was Sie wollen. Das einzige, was er nicht weiß, ist, daß er eine eigene Wohnung hatte, weil die ganz kurzfristig davor war, circa drei Monate, vier Monate und sein letzter Freund sich ein Mädel genommen hat, das weiß er nicht, alles andere weiß er. Und er ist auch heute im Denken völlig klar, im Antwortgeben ist er praktisch wie früher.

Er kann seine Situatuion auch selbst klar einschätzen.

Drossel: Aber sehen Sie, wir wissen ja heute nicht, und da fehlen uns ja noch die Forschungsergebnisse, was eigentlich da abläuft in diesem Bereich. Warum auf einmal wieder Leben entsteht, in einem Gehirn, was anscheinend vorübergehend total weg — in der Null-Linie war. Und wir dürfen nicht so

Kind im Koma

tun, als sei das selbstverständlich, daß alles wiederkommt. Ich sehe es als ein Wunder an. Denn denken Sie, daneben steht eine große Anzahl von verunfallten Jugendlichen und Kindern, die sind eben nicht wiedergekommen.

Und wir können dann also nicht mit dieser Mentalität ran, es muß also wieder alles so werden, nicht?

Mutter: Sie haben mich da etwas falsch verstanden. Ich erkläre mir vieles daher, daß wir immer intensiv bei ihm waren, denn wir hatten die ganze Zeit Kontakt zu ihm. Der Unfall war um halb zwölf, und ich bin um halb zwei im Krankenhaus bei ihm gewesen. Und von dem Tag an, war ich wenigstens jeden Tag fünf Stunden im Krankenhaus, das war das wenigste. Und anschließend hat mein Mann mich abgelöst. Wir haben immer mit dem Lutz geredet, wir haben ihm alles erzählt, was irgendwie passierte, und wenn wir was erzählt haben, wie draußen die Sonne untergeht, oder wie das Wetter gerade ist, aber laufend immer. Wir haben immer mit ihm geredet, nicht pausenlos, das kann man ja nicht. Oder wir haben bei ihm gesessen und haben einfach seine Hand gehalten, jedenfalls hatte er immer das Gefühl, daß jemand von uns da ist. Und das fand ich wichtig, das fand ich das wichtigste.

Haenchen: Herr Drossel, wenn Sie sagen, es fehlen die Forschungsergebnisse, zu wissen, wie das überhaupt entstehen kann, dann würde ich die Gegenfrage stellen: sollte dann nicht ein Arzt, der von Eltern befragt wird, sagen: wir können noch nicht übersehen, was wird, statt: mit einer Handbewegung zu sagen, da wird sowieso nichts, wie diese gräßliche Geschichte, die ich heute früh berichtet habe. Und sie ist in unserer Erfahrung leider kein Einzelfall.

Sollte dann nicht vielleicht, damit dieses Fünkchen lebenerhaltende Hoffnung für die Eltern, für ihr eigenes seelisches Leben erhalten bleibt, sollte dann nicht ihnen als Auskunft gegeben werden: wir wissen noch viel zu wenig darüber, wir können Ihnen nur versichern, wir tun das, was in unserer Macht steht.

Drossel: In der Tat, bloß der Betreffende ist nicht da, daß er sich verteidigen kann. Das meine ich eben, der diese Auskunft, sie ist ja kolportiert, gegeben hat.

Unser Kind im Koma
Eltern erleben Ärzte und pflegerische Kraft auf der Intensivstation

Die Mutter von Florian berichtet

Ich bin im Prinzip bei meinem Jungen gewesen, denn ich wußte, er braucht mich, er kann ohne mich nicht leben. Er kann ja nicht hören. Und ich war so erfüllt von dem Gedanken, daß das einfach nicht möglich ist, daß dies das Letzte sein soll, und das hat mich mit einer Fuchsglocke, glaube ich, überstülpt. Ich habe mich einfach abgeschirmt gegen andere Urteile, das Tomogramm muß so schlimm gewesen sein, daß auch Freunde, die Einsicht bekamen, sich nicht mehr getraut haben, mit mir zu sprechen. Und ich überlege jetzt, was von meinen Erfahrungen vielleicht anderen betroffenen Eltern weiterhelfen könnte.

Man glaubte, man müsse mir alles sagen, was jetzt noch passieren kann, und meistens auch passierte, und ich nahm es nicht an. Man sagte, es gäbe keine Hoffnung, und ich sollte mir keine falschen Hoffnungen machen, und ich hatte noch die Kraft, dem Arzt zu sagen, ich mache mir keine falschen Hoffnungen, ich glaube einfach, und ich hoffe, daß der Junge noch einmal eine Chance zum neuen Anfang bekommt.

Und so sind die Tage vergangen, ich weiß nicht, wie viele es waren. Nach den Röntgenaufnahmen durfte ich zu ihm und war dann bis zum Abend bei ihm. An jedem Tag untersagte ich mir immer wieder vor der Türe der Intensivstation, Angst um ihn zu haben, ich wollte den Glauben nicht verlieren, daß er wieder gesund werden wird.

Ein guter Freund von uns, Herr Professor Kiphard, hat mich beraten, daß man auch im Koma therapieren könne, und zwar durch Bewegen sämtlicher Extremitätengelenke. Und solang Florian vollkommen bewußtlos war, habe ich den ganzen Nachmittag eben seine Knöchelchen bewegt, seine Fußgelenke, soweit er nicht im Dauerstreck lag, wo ich halt ran konnte. Und ich habe dann auch ein Buch in die Hand gekriegt über Reflex-Zonen-Therapie, das habe ich sicher laienhaft gemacht, aber auch darüber versucht, Reflexe im Gehirn irgendwie anzuregen. Ich hatte einfach das Gefühl, daß ich das so machen muß, und daß ich ganz nah bei ihm sein muß.

Nach etwa drei Wochen öffnete sich ein Auge um einen Spalt und von nun an, wenn ich die geringste Reaktion merkte, wenn er ein Auge öffnete, war ich vor ihm, hatte seinen Kopf im Arm, die Schnüre und Drähte habe ich gar nicht mehr wahrgenommen, ich mußte ja ganz nah bei ihm sein, damit er

Kind im Koma

mich fühlen kann, damit meine Kraft die seinige ersetzt solange sie schläft. Ich habe angefangen, Aufzeichnungen zu machen, sowohl über die Medikation, als über die ganzen Zwischenfälle. Ich fing auch langsam an, diese Maschinen etwas näher zu betrachten. Und er wurde langsam unruhiger, er bekam dann die hauseigene Lungenentzündung, Fieber wochenlang, Schwierigkeiten mit der Beatmung, und ich erreichte also auch nicht, daß man ihm eine andere Beatmungsmaschine gab, obwohl man es für notwendig hielt, weil man eben meinte, er stagniert, und er wird es doch nicht schaffen.

Und so habe ich, wenn ich merkte, er kriegt keine Luft, einfach die Beatmung abgehängt, weil ich beobachtet hatte, daß er spontan schon atmen kann, und habe halt in der Zeit, in der ich bei ihm war, versucht, ihm zu helfen, so gut ich kann. Wenn die Schwester kam, wieder angehängt. Ich habe versucht, auf den Atemrhythmus von ihm über den Plexus coeliacus Einfluß zu nehmen, ich habe einfach versucht, irgendwo Leben in ihm zu erhalten und unter Umständen auch schlimmste Sachen zu vermeiden. Das ist auf der Intensivstation eben im Moment einfach so, daß die Geräte abgelesen werden und in dem Moment betrachte ich mich als Mutter vielleicht als den kompetentesten Menschen. Ich sehe, wenn sein Gesicht weiß ist und die Nase spitz. Der Arzt muß halt warten, bis das Blut aus dem Magen herauskommt, um zu sehen, daß er eine Magenblutung hat. Oder, ich merke, daß er nicht wegen der Maschine nicht atmen kann, sondern, weil er keine Luft kriegt. Ich habe dann wenigstens erreicht, daß die Ärzte geröntgt und festgestellt haben, daß er zwei Liter Flüssigkeit in der Lunge hatte.

Mein Junge wurde wacher, bekam dann Valium, und ich habe wahnsinnig unter diesem Valium gelitten, habe aber versucht, durch Gespräche zu erreichen, daß man einem Jungen, der nie geraucht und nie getrunken hat, nicht gleich eine große Dosis Valium geben muß. Teilweise waren die Ärzte dann bereit, nur ein bißchen aus der Ampulle reinzudrücken. Ich habe mir Aufzeichnungen gemacht und festgestellt, daß Valium bei ihm bewirkt hat, daß er vollkommen weg war, und erst am dritten Tag wieder anfing, das rechte oder das linke Auge ein bißchen zu öffnen, bis es eben wieder so weit war, daß er unruhig wurde und wieder Valium brauchte.

Mein Problem war, daß der Junge nicht hört. Das Tomogramm war so schlecht, daß die Ärzte es einfach nicht über sich gebracht haben, zu glauben, daß dieses Geschöpf noch mal irgendwo aktiv im Leben stehen wird. Und ich mußte irgend ewas haben, was er vorzeigen kann. Also, wir haben ja nun zumindest eine ganze Jugend geübt, geübt, Wörter geübt, Sprache geübt, lesen geübt, und ich dachte mir, die ersten Dinge, die er gelernt hat im Leben, sind vielleicht so tief graviert, daß ich mit denen am ersten an ihn rankomme. Ich schrieb große Schriftkarten mit Druckbuchstaben: "Mama ist da", oder

"Papa kommt", und als er einmal so ein bißchen das Auge auf hatte, habe ich ihm das vor das Auge gehalten und habe gesehen, wie die Pupille, vermutlich aus uralten, eingravierten Übungen, den Buchstaben folgte. Und ich merkte dann, daß die Augen den Schwestern folgen, das Schwesternzimmer war in seinem Blickfeld. Und es war natürlich, wie vorhin gesagt wurde, einen Tag ja, drei Tage nein, dann wieder ja. Ich hatte dann schon gemerkt, daß er die Hand drückt, daß mein Mann sagte: "Du, er hat mir die Hand gedrückt." Da habe ich erst auch gesagt: "Bilde dir das nicht ein, es konnte schließlich nur ein Reflex sein," aber jedenfalls war es schon eine erste Bewegung, und das wurde eigentlich dann immer besser.

Ich habe dann beobachtet, daß er in der Lage ist, das Becken ein bißchen anzuheben, und dann haben wir ein richtiges Training gemacht. Ich habe, wenn er das Auge offen hatte, versucht, die Knie anzuziehen, unten an das Becken zu drücken und habe vor ihm gesagt: "Komm!" Eine Mundbewegung, die bei ihm einfach auch noch aus früheren Zeiten eine Reaktion bewirkt, und dann hat er das Becken angehoben, und dann habe ich ihn furchtbar gelobt und gestreichelt und habe gemerkt, daß dieses Lob bei ihm ankommt, und daß er sich rührend bemüht, das Gleiche nochmal zu machen. Ich wollte nämlich wissen, wie genau er mich versteht.

Schon lange blickte er flehentlich zu den Ärzten hin, Sie merkten es nicht, sie sahen keine Reaktion und sagten mir, ich bilde mir alles nur ein. Weiterhin stand auf dem Krankenblatt "Pat. bewußtlos".

Es kam dann eine Zeit entsetzlicher Müdigkeit, Er hat gegähnt, ganz furchtbar. Ich habe erst einmal gedacht, das ist wieder ein Zwischenfall, bis dann schließlich der Stationsarzt zufällig dazukommt, wie er gähnt, und sagt: "Ja, der gähnt ja!" Das war das erste Mal, daß man wahrnahm, auch auf ärztlicher Seite, daß der Florian eventuell kommen könnte. Und dann setzte eine Großaktion ein, große Visite, wir müssen jetzt etwas machen, so geht das nicht weiter. Es wurde ihm ein Medikament gegeben, PK-Merz, das das Wachwerden irgendwie begünstigt, und das ging dann immer schneller. Eines Tages kam ich auf die Station, und ich hatte schon Angst, was jetzt wieder passiert ist. Da strahlt die Schwester und sagt: "Gehen Sie nur rein! Gehen Sie nur rein!" Da sitzt Florian im Bett, hatte sich den Tubus gezogen, mußte aufgesetzt werden, um nicht zu aspirieren und bewegte jetzt den Kopf hin und her.

Florian wurde wacher und sehr unruhig. Er fiel einmal aus dem Bett und bekam ein Schutzgitter und die Hände angebunden, wenn ich nicht bei ihm war, ja sogar die Füsse. An diese Einengung sollte er sich später schmerzlich erinnern.

Kind im Koma

Es wurde langsam eigentlich immer besser. Florian durfte seine eigene Kleidung schließlich hereinbekommen. Es kam zwar noch ein Schock und diese Magenblutungen und alle möglichen Erscheinungen, aber er wurde einfach immer wacher. Und schließlich freute man sich, ich weiß nicht, wieweit die Ärzte glaubten, daß das schon endgültige, gute Zeichen sind, aber ich durfte dann auf die Station mitnehmen, was ich wollte und habe dann von den Ärzten auch ganz tolle Sachen gesagt bekommen: "Wissen Sie, ich muß Ihnen das jetzt schon sagen, als Sie so die ersten Zeichen uns gesagt haben, da haben wir geglaubt, Sie reden sich das ein. Wir haben das einfach nicht gesehen. Ohne Sie hätten wir den Jungen wohl nicht durchgekriegt, und was Sie jetzt mit ihm machen, ist ja bereits Rehabilitation auf der Intensivstation." Die Hand wurde geschient, damit es keine Kontraktionen gibt, und die Station zog ihm Baseball-Schuhe an. Und der Krankengymnast hat Übungen gemacht, um eben noch schlimmere Folgeschäden zu vermeiden. Man zeichnete ein Kränzchen um sein 100.stes Tageblatt. Noch hatte er Temperatur, aber sie sank. Ich sehe am Blatt "Antibiotika ab", fürchte jeden Tag einen Fieberrückfall, aber er bleibt aus, gottseidank! Jetzt durfte er eigene Kleidung tragen, wurde zum Kreislauftraining aufgesetzt, ich durfte mit ihm die Station zeitweise verlassen.

Florian war aufgewacht — ohne Sprache, ohne Gebärde, ohne Fingeralphabet, die Ausdrucksmittel eines Gehörlosen, und angefüllt mit Angst.

Und so habe ich mit ihm alles ausprobiert, was wir eben früher kannten: das Fingeralphabet, die Gebärde, die Sprache. Mit der rechten Hand kam der erste Fingeralphabet-Buchstabe, das L, und auf einmal kam auch irgendein Laut wie ein F und ich weiß jetzt nicht mehr nach wieviel Tagen, kam das erste für mich verständliche Wort, nämlich: Heimweh. Er hatte ein solches furchtbares Heimweh. Ich war in großen Konflikten, ich wollte gern, daß er seine Apparaturen wegkriegt. Das bedeutete aber, ich mußte auf das Krankenblatt schreiben können, er hat 200g oder 100g Nahrung zu sich genommen, und er hat mich weggestoßen und fing dann an, sehr, sehr schwierig und aggressiv zu werden auf der Intensivstation, und eine Schwester war dann auch gereizt, weil sie meinte, er gehörte nicht mehr hierhin. Niemand sollte mehr an ihm herummanipulieren oder ihm Essen einführen. Viel später konnte er mir sagen, er hätte geglaubt, durch die Sonde würde ihm Gift eingespritzt. Als ihm im Schuh zur Abwendung eines Spitzfusses die Zehen versehentlich umgebogen wurden, glaubte er, man quäle ihn absichtlich. Nur mit Hilfe eines Tagesplanes im voraus konnten wir diese Zeit überbrücken. Er fügte sich schließlich dem Geschriebenen, das eben noch nicht die Heimkehr enthalten konnte, es bestand noch die Gefahr einer neuerlichen Magenblutung.

Mutter Florian

Als ich so nebenbei mitbekam, daß man über eine Rehabilitation nachdenke — nicht zu mir unmündiger Mutter — bat ich darum, selbst suchen zu dürfen. Man läßt mich, zögernd. Zum Glück fanden wir einen Arzt, der uns unbürokratisch und schnell aufnahm. Er hatte große Schwierigkeiten erwartet, da Florian ja ein Pflegefall war. Er sagte uns später, aus dieser Erfahrung hätte er gelernt, möglichst nur noch Bezugspersonen mit aufzunehmen, dadurch wären die Probleme, vor allem der unendlichen Angst der Komapatienten, wesentlich geringer. Die ersten Tage dort waren — trotz größtem Heimweh von uns beiden — ganz wesentlich für uns beide. Florian verlangte so nach mir, nach meiner Nähe, ich mußte an seinem Rücken liegen und ihn halten und wir weinten und heilten unseren tiefen Kummer aus. Unsere Seelen waren so wund, daß es gut war, uns erstmal hier alleine zu lassen!

Und wir bekamen dort ein Doppelzimmer, ich habe dann räumliche Veränderungen vorgenommen, ich habe das Bett von meinem Jungen an die Wand geschoben und meines davor, damit er mir nachts nicht herausfallen kann. Er hat sich ja die ersten Tage nicht zu schlafen getraut, aus lauter Angst, es könnte noch einmal die wahnsinnige Einsamkeit da sein. Es kam also alle fünf Minuten die Hand, oder er selbst, oder irgendwie.

Ich bin dann sechs Wochen mit ihm in dieser Klinik gewesen. Wir hatten inzwischen dann über Herrn Kiphard von Ihnen gehört, ich hatte mit Ihnen Verbindung und den Jungen am Wochenende nach Hause genommen, ihn auf die Wiese gelegt, ich mich daneben, da kam das erstemal der Kopf rüber, der eben die unentbehrliche Mama sehen wollte. Ein Bild habe ich noch vor Augen, wie wir eine Matte auf der Wiese haben, und der Florian war ja nach zwei Stunden immer müde, daß er einschlief. Und da lag er mit seinem großen Bruder, das Gesicht voller Bart, beide Arm in Arm lagen sie in der Wiese und waren beide eingeschlafen.

Und nach und nach konnte er dann eben in den Rollstuhl gesetzt werden, man konnte mit ihm herumfahren, ich konnte die Rehabilitationsmaßnahmen im Haus mit ihm wahrnehmen. Ich habe auch erreicht, daß ich mit ihm ins Schwimmbecken konnte. Das fand ich eine sehr gute Sache. Die sagten zwar, der kann ja noch nicht schwimmen, aber ich konnte ihn in das 35 Grad warme Wasser hineinlegen. Er hatte eine Treppe mit Griffen, da konnte er auch ein bißchen mit meiner Hilfe gehen lernen. Ich habe ihn dann nur auf den Rücken gelegt und durch dieses warme Wasser gezogen und eine Entspannung erreicht. Ich habe halt alles, was mir irgendwie hilfreich erschien, ergriffen. Ich habe bei der Ergotherapeutin Korbflechten gelernt, damit wir deswegen nicht immer in die Klinik müssen, und nach sechs Wochen haben wir gesagt, das Heimweh ist so schlimm, wir müssen jetzt nach Hause.

Kind im Koma

Das Ergebnis dieser sechs Wochen ist, daß der Stationsarzt, also dieser Oberarzt, sagte, er würde nur noch Rooming in machen nach dieser hervorragenden Erfahrung. Das größte Problem, das sie mit Koma-Patienten hätten, wäre diese Angst. Ist ein Familienmitglied dabei, dann ist die Schwester mit dieser Angst nicht belastet, das kann dann die Mutter, oder wie Sie sagen: die dritte Kraft übernehmen.

Nun weiß ich nicht, ob die Rehabilitation auch interessant ist, wie wir es zu Hause machen? Wir haben zu Hause an sich keine großen räumlichen Veränderungen gebraucht, nachdem der Junge das Bestreben hatte, aus dem Rollstuhl möglichst schnell herauszukommen. Wir haben ihn halt zunächst einmal mit ins Schlafzimmer genommen, solange er das Bedürfnis hatte, nicht allein zu sein. Ich habe jetzt vor ein paar Tagen ein Bild vor Augen gehabt, ich glaube, das hätte mir damals schon geholfen. Es gibt doch solche Umhängetücher, die die Mütter für kleine Kinder haben. Und so hätte ich mir das von Anfang an vorstellen müssen, daß der große Junge — er ist 1,85 groß — vorne oder hinten bei mir, und wenn ich nicht da bin, bei meinem Mann oder bei seinem Bruder, sich hinkuschelt und einfach seine Angst wegheilt, die er auf der Intensivstation gehabt hat.

Er schlief bei uns im Wohnzimmer, oder wo wir halt waren. Wenn er müde war, dann haben wir ihn ein bißchen umgedreht, dann hingelegt, und wir konnten uns vielleicht unterhalten, wenn er abends fest eingeschlafen war.

Mittlerweile hat er dann die Sprache eigentlich ziemlich gut, für mich jedenfalls verständlich , wiedergewonnen. Logopädie haben wir gleich angefangen, um die Sprechmuskulatur zu üben, denn er hat eine partiale Parese, und als Gehörloser ist er an sich auf ständige Übung der Sprechwerkzeuge angewiesen, weil er ja keine Rückmeldung hat. Das war eine ziemliche Tragödie, d.h. in dem Moment, wo die Angst um das Überleben weg ist, rücken also diese anderen Probleme in den Vordergrund.

Und wir haben Stromreiztherapie gemacht, weil er eine Paramnesie hatte, die Gott sei Dank im Abklingen ist. Wir haben zum Glück ein Schwimmbecken im Haus, das wir auf 35 Grad heizen konnten, da ist er jeden Tag unten bewegt worden, einfach, um im Wasser zu entspannen.

Und dann habe ich eine Krankengymnastin, die nach Bobath arbeitet, gebeten, ob sie mich berät, und der Florian ist ihr gleich um den Hals gefallen: "Sie sind ja toll!" Und die behandelt ihn, sie kommt jetzt zweimal wöchentlich und übt mit ihm und gibt ihm die Aufgabe, selbst weiterzuüben.

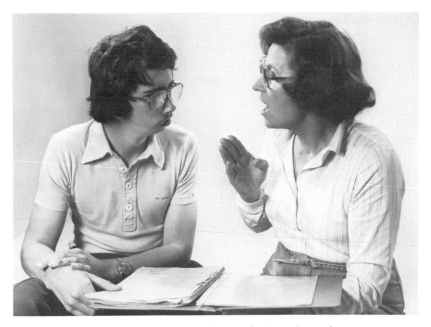

Florian lebt — alle Konzentration gilt nun der Sprachgestaltung

Das ist mittlerweile sehr gut geworden, daß er wirklich seine Übungen weitgehend selbst macht. Er hat ein Schaukelbrett, das haben wir selber gemacht: unter ein Brett einfach zwei halbe Rollen, da konnte er das Gleichgewicht erst im Liegen üben. In der Klinik fingen wir gleich etwas höher an, da hatte er Angst. Jetzt ist es so, daß er keine Angst hatte, dann Matte auf den Boden mit kreuzweise sehr viel Übungen. Um die Gesamtkoordination wiederherzustellen, haben wir ein Trainingsfahrrad. Um die athrophierte Schultermuskulatur wieder aufzubauen, machte ihm sein Bruder einen sicheren Sägebock. Hier sägte er für unseren Kachelofen viel Holz und freute sich, uns helfen zu können, und die Armmuskulatur ist endlich wieder so, wie sie vorher war, und was haben wir noch, treppensteigen, vor allem im Krankenhaus war eine sehr schöne breite Treppe, die zum Gehen sich anbot, eine Sprossenwand haben wir, die war für ihn ganz toll, weil er aus dem Rollstuhl da das erstemal aufstehen konnte. Im hiesigen Krankenhaus bekam er Reizstromtherapie gegen die Peronaeuslähmung und eine gezielte Behandlung der Hand-und Beinataxie.

Kind im Koma

Im Winter fiel mir dann ein, diese verlorene Gesamtkoordination wieder aufzubauen, das ist also etwas Entsetzliches, das dauert Monate und Monate, man sieht einfach nichts, und da fiel mir ein, daß er ja ein großer Skifahrer vor dem Herrn war. Und ich habe mir gedacht, jetzt probieren wir es einmal mit Skilaufen. Ich habe gesehen, daß Langlaufski zu wackelig sind. Er hat Skistiefel mit einer Bindung, wo der Stiefel drin sitzt. Wir haben rechts und links den Florian in einer angelegten Spur um das Haus geführt und haben festgestellt, daß das eine sehr schöne Bewegung wird, und wir hatten ja viel Schnee heuer in Bayern. Nach dem Winter konnte er mit Stöcken alleine mit Skiern um unser Haus gehen.

Ein Trampolin haben wir auch da stehen, da habe ich jetzt angefangen, nur hinlegen und leichte Schwingübungen und im Knien, ich weiß von Herrn Kiphard, daß er Trampoline sehr viel benützt, und Florian war auch auf dem Trampolin sehr gut, ich stelle mir vor, daß im Laufe des Sommers dieses Gerät immer mehr benützt werden wird.

Nun klingt das alles verhältnismäßig sachlich. Wir sind aber alle miteinander sehr glücklich, daß er wieder unter uns ist, und er selbst strahlt eine solche Freude aus. Und eines meiner größten Erlebnisse war in München, wie er das erste Mal auf dem Marienplatz bei einer grünen Ampel über die Straße ging und auf der anderen Seite die Hände 'gen Himmel spreizt und ruft: "Gott sei Dank, ich bin wieder allein über die Ampel gegangen!" Oder hier in Hamburg an dem weichen Sand an der Außenalster fängt er plötzlich zu laufen an, dieses lange Ende, wie ein Hampelmann, die Leute haben bloß geguckt, und er war also dermaßen überströmend glücklich, daß er auf diesem schönen Boden laufen kann, daß uns bereits wieder so viel zurückkommt, und daß wir so gut aufeinander eingespielt sind, daß wir einfach merken, jetzt braucht er in den Arm genommen zu werden, jetzt braucht er liebhaben, jetzt braucht er loben, jetzt braucht er Aufmunterung, und jetzt will er üben. Und daß das eben im häuslichen Bereich am allerbesten abzudecken ist.

Der Oberarzt auf der Intensivstation, bei dem wir inzwischen zu Besuch waren, der sagte, er wäre sehr interessiert daran, zu hören, wie es mit Florian weitergeht, er hätte bisher nicht gewagt, einen Intensivpatienten nach Hause zu entlassen. Wenn es aber zu Hause ginge, wäre es wohl Rehabilitation rund um die Uhr.

Und jetzt ist Florian mittlerweile so weit, daß er in Hamburg schon wieder einige Jugendstilhäuser besichtigen kann mit seinen Freunden, und er ist 19 Jahre alt, wir haben große Hoffnung, daß er weiterhin gute Entwicklungen machen wird.

Mutter Florian

Es war die Rede von Unterricht im Krankenhaus, da wollte ich noch etwas dazu sagen. Der Florian hat eine sehr starke Beziehung zu einem Lieblingslehrer, der hat ihn zu Hause besucht, schon kurz nachdem wir zu Hause waren. Und den hat er jetzt mit einer Riesenfreude in der Schule besucht. Und mit dem habe ich ausgemacht, daß er sich Zeit nimmt, und mit Florian mal schaut, wo er heute steht. Man kann das in Fachsprache Förderunterricht nennen. Ich habe so lange damit gewartet, bis der Junge selbst anfing, er hat schon vor Monaten angefangen, die Schulmappe wieder herzurichten, die steht neben seinem Schreibtisch, dann fing er an, sich Blätter herauszuholen, er fing an, Parabeln zu zeichnen, und er sagte: ich möchte irgendwie mit der Schule zu tun haben, und da war für mich der Moment gekommen, mit dem Lehrer zu sprechen: würden Sie mal mit Florian etwas anschauen. Und der sagte, der hat mit großer Begeisterung mitgemacht, aber nach einer halben Stunde brauchte er dann seine Ruhe. Er hat dann in der Pause seine gehörlosen Mitschüler wieder getroffen, er sagte nur: "Mutti bleibst du auch da?" — was ihm also sehr wichtig war — und ich stelle mir vor, wenn ich das nächste Signal kriege, daß ich dann so etwas ähnliches wieder machen werde.

Und im Kunsterziehungs- und Zeichenunterricht, die Zeichenlehrerin ist auch gehörlos, die sagte, er soll doch einfach in die vorletzte Klasse jetzt mit reinkommen. Er blieb dann auch allein drinnen, er wollte also, daß ich zwar erreichbar sein soll, aber ich muß ja nicht in der Klasse bleiben. Und da hat er also aus pastösen Farben wunderbare Bergabstufungen von orange bis rot gemalt und ist außerordentlich froh gewesen.

Und so in dieser Richtung, nehme ich an, werden wir weitermachen.

Ich habe einen Wunsch: daß die Monate, die Florian auf der Intensivstation verbracht hat, einen weiteren Aspekt in die Intensivmedizin eingebracht haben: der Komapatient bekommt mehr mit, als man annehmen muß, und er braucht zum Weiterleben außer dem enormen medizinischen Aufwand auch die Kraft und Nähe einer engen Bezugsperson. Als wir gingen, sagte man uns, ohne mich hätte man den Jungen nicht durchgebracht. Und man hätte erlebt, daß die Rehabilitation bereits auf der Intensivstation beginnen könne. Es ist als ein Wunder anzusehen, daß Florian wieder so geworden ist, aber ich hielt es für meine Pflicht, nicht untätig darauf zu warten' sondern dem Wunder die Tür offenzuhalten.

Co-Therapeuten

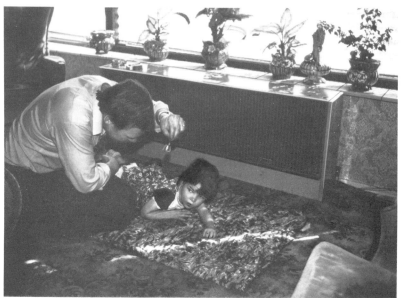

Abb.1

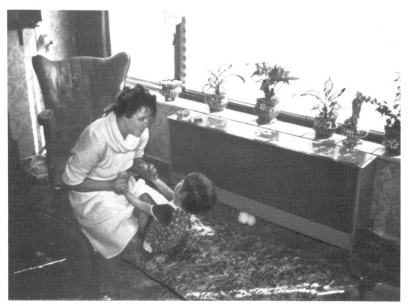

Abb.2

Wie Ria und ich LERINA Co-Therapeuten wurden

Der Vater von Mirjam berichtet

Mirjam ist jetzt 4 Jahre alt, aber es hat alles angefangen als sie 2 Jahre alt war. Mirjam bekam starkes Fieber und mußte in die Universitäts-Kinder-Klinik in Leiden eingeliefert werden. Wegen des anhaltenden Fiebers hat sie das Bewußtsein verloren, erst nach ungefähr 6 Wochen ist sie wieder zu sich gekommen. Bis jetzt kennt keiner die Ursache vom starken Fieber.

In der Zeit als Mirjam im Krankenhaus war, hat meine Frau sie jeden Morgen besucht, um sich zu beteiligen an der Pflege. Am Abend habe ich, der Vater, sie immer besucht. Mirjam war in dieser Zeit sehr gespannt, sie hatte immer die Fäuste geballt und die Beine gestreckt. Sie transpirierte über den ganzen Körper und weinte sehr viel. Die Nahrungsversorgung geschah mit einer Sonde.

Wir, die Eltern, konnten eigentlich nicht viel mehr tun als Mirjam auf den Schoß nehmen und mit ihr reden. Mirjam reagierte dann und wurde ruhig.

Der Zeitpunkt, zu dem sie wieder zum Bewußtsein kam, ist nicht genau festzustellen, weil sie sich wie ein Baby benahm.

Der damalige Arzt teilte uns mit, daß er wenig hoffnungsvoll wäre für die Zukunft von Mirjam. Zwar gab er der Hoffnung Ausdruck, daß die Situation sich bessern könnte durch unsere Mithilfe. Er behauptete, daß Mirjam nicht mehr krank wäre und deswegen aus dem Krankenhaus entlassen werden könnte. Er verstand jedoch, daß eine Versorgung zu Hause infolge der Ernährungsschwierigkeiten und wegen der Physiotherapie nicht möglich wäre, deswegen müßte Mirjam in einem Heim untergebracht werden.

Durch Vermittlung des Kinderpsychologen, Herrn J. Feenstra, haben wir uns in Verbindung gesetzt mit LERINA. Frau Haenchen hatte damals einen Vortrag im Krankenhaus in Leiden. Sie hat Mirjam während zwei Tagen beobachtet. Im Gespräch, das sie dann mit uns geführt hat, hat sie uns erzählt, wie wir mit Mirjam verfahren sollten.

Es sei ratsam, Mirjam nicht zu sehen wie ein Kind von 2 Jahren, sondern wie ein Baby von ungefähr 6 Wochen. Es sei sehr wichtig, daß meine Frau so viel wie möglich bei ihr sei. Für Mirjam sei auch sehr wichtig, daß wir den Duft von zu Hause mitnähmen ins Heim. Das geschah dadurch, daß wir zu Hause schliefen auf den Windeln und der Kleidung, die Mirjam im Heim gebrauchte. Wir sollten die Spielsachen aus Plastik ersetzen durch hölzerne oder natürliches Spielmaterial.

Co-Therapeuten

Frau Haenchen versicherte uns, daß Mirjam nicht geistesschwach sei, aber sie habe ein zweites Leben angefangen, in dem sie viel Liebe und Hilfe brauche, besonders von der Mutter.

Frau Haenchen war der Meinung, daß die Versorgung zu Hause zu diesem Zeitpunkt noch nicht ideal sei. Wir müßten ein Heim suchen, in dem Mirjam viel Ruhe und Liebe erwarten könnte. Natürlich sollte das Heim auch nicht zu weit entfernt sein, damit meine Frau in der Lage wäre, sich zu beteiligen an der Pflege und noch Zeit genügend hätte um für Petra (Mirjams Schwester) zu sorgen.
Dies war unsere erste Bekanntschaft mit LERINA. Diese Bekanntschaft hat uns Freude gemacht, weil wir zum ersten Mal in dieser schwierigen Periode brauchbare Anweisungen bekommen haben.

In Zusammenarbeit mit Herrn Feenstra haben wir Gespräche geführt mit der Hooge Burch, das ist ein Institut in Zwammerdam. Es ist zwar ein Institut für Kinder, die schwachsinnig sind, aber die Mitarbeiter sind völlig bereitwillig mitzuarbeiten an dem Programm, was uns LERINA aufgestellt hat.

Von dieser Zeit an ging meine Frau jeden Morgen zu dem Institut, um Mirjam zu pflegen, aber am Wochenende war unsere Tochter zu Hause. (Abb.2) Nach und nach gab es, langsam Schritt für Schritt, Verbesserung in Mirjams Gesundheitslage, genau wie Frau Haenchen vorhergesagt hatte.

Zwischen LERINA und uns ist ein sehr intensiver Briefwechsel zustande gekommen, in dem wir immer neue Anweisungen bekommen haben für die Behandlung unserer Tochter. Meine Frau hat die Anweisungen immer sehr konsequent durchgeführt.

Nach einiger Zeit hat Frau Haenchen uns einen Besuch gemacht, sie hat Mirjam observiert, sowohl bei uns zu Hause als in der Hooge Burch. Sie hat ein "Hörpolster" mitgebracht: eine Erfindung von Frau Haenchen selber.

Das "Hörpolster" ist ein Kassetten-Tonbandgerät, das eine Kassette dreht, auf der meine Frau spricht. Sie sagt zum Beispiel: Mutti geht nach Hause um für Petra und Vater zu sorgen, aber morgen komm ich wieder, usw. Das alles wiederholt sich immer, weil es sich um eine Endlos-Kassette handelt. Der Lautsprecher ist im Polster, sodaß Mirjam die Stimme hören kann. Am Donnerstag gibt es auch meine Stimme auf dem Tonband, ich sage dann z.B.: "Ich bin froh, daß du morgen wieder nach Hause kommst". Mirjam schläft die Nacht vom Donnerstag zum Freitag oft unruhig. Unserer Meinung nach kommt das daher, weil sie weiß, daß sie nach Hause geht; denn normal schläft sie sehr ruhig.

166

Vater Mirjam

Frau Haenchen teilte uns mit, daß Mirjam nicht in die Hooge Burch gehöre, weil die Hooge Burch für sie nicht die richtige Umgebung sei.

Frau Haenchen hat Sorge, daß Mirjams Augen im Koma gelitten haben. (Abb.1) Wir haben untersuchen lassen, ob Mirjam wirklich erblindet ist, aber bis heute haben wir noch keine Sicherheit.

Eine solche ärztliche Untersuchung ist in Holland sehr kompliziert und muß unter Narkose geschehen. Das wollten wir bestimmt nicht, auch Frau Haenchen hält eine Narkose für nicht wünschenswert.

Im Gespräche mit der Führung von der Hooge Burch haben wir erörtert, daß Mirjam eigentlich nicht auf die Hooge Burch gehört. Das Resultat dieses Gespräches war, daß Mirjam länger zu Hause bleiben darf. Zur Zeit kommt sie schon Freitagmorgen nach Hause und geht erst Montagmittag wieder zurück. Wenn sie im Heim ist, bekommt sie jeden Morgen Besuch von ihrer Mutter.

Mirjam macht Fortschritte; sie reagiert immer mehr und deutlicher auf ihre Umgebung, sie ist sehr munter und lächelt viel. Mirjam ist ab und zu eine ganze Woche zu Hause gewesen und das geht sehr gut. Wir versuchen jetzt, Mirjam völlig zu Hause zu versorgen.

Das Problem dabei ist, daß die Pflege von Mirjam zu schwer für meine Frau ist. Aus dem Grunde suchen wir nach einer Lösung. Wir sind überzeugt, daß Mirjam sich zu Hause besser entfalten kann. Zu Hause bekommt sie dauernd Aufmerksamkeit und Liebe und das ist sehr wichtig für sie. Daß wir jetzt auf dem besten Wege sind, verdanken wir LERINA.

LERINA hat uns gelehrt, unsere Tochter zu verstehen und ihr zu geben, was sie benötigt. Meine Frau und ich haben noch einen langen Weg zu gehen und ohne Zweifel werden LERINA und wir noch viele Briefe auswechseln.

Wir sind überzeugt, daß der Weg, den wir jetzt gehen (das heißt der Weg von unserem Herz zu unserem Kind) der einzig richtige Weg ist, und LERINA hat uns gelehrt diesen Weg zu gehen.

Auf diese Weise sind meine Frau und ich LERINA Co-Therapeuten für Mirjam geworden.

Physiotherapie

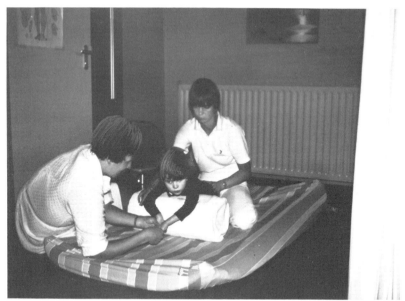

Abb.3

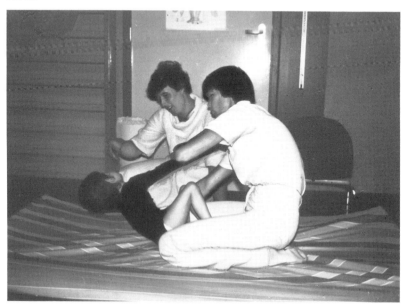

Abb.4

Physiotherapie mit Mirjam

Yvonne t'Hooft

Als Mirjam im Dezember 1979 nach Hooge Burch kam, ist sie auch zu mir gekommen zur physiotherapeutischen Behandlung.

Leider habe ich damals keinen Film oder Videofilm aufgenommen, daher will ich zuerst probieren, ihre Motorik zu beschreiben.

Wenn ich Mirjam auf ihren Rücken legte, bewegte sie ihre Beine meistens sehr unruhig und sehr unkontrolliert — und immer auf die gleiche Weise, nämlich, von eingezogen und nach außen gedreht nach gestreckt. Und manchmal bewegte sie ihre Beine nicht, dann lag sie immer, das rechte Bein gestreckt und das linke Bein eingezogen. Der Rumpf lag immer still. Ihre Arme klemmte sie steif an sich und die Ellenbogen hielt sie gebogen, und sie ballte die Fäuste. Manchmal aber streckte sie ihre Finger, meistens bewegte sie ihre Arme nicht. Der Kopf drehte sich sinnlos immer von einer zur anderen Seite und ihre Augen fixierten nichts.

Legte ich Mirjam auf ihren Bauch, dann hielt sie das linke Bein eingezogen und das rechte Bein abwechselnd gestreckt oder im Knie gebogen. Ihre Arme behielt sie immer an sich geklemmt, und der Kopf lag nach links gedreht auf dem Boden. Wenn ich sie auf ihre Unterarme stellte, dann stützte sie ein wenig, aber ohne Hilfe knickte sie durch. Beim Aufziehen zum Sitzen (Abb.4) blieb ihr Kopf rückwärts hängen bis zu einem bestimmten Punkt, und dann kam er ruckartig ganz nach vorn, so daß ihr Kinn die Brust berührte. Beim Zurücklegen aber behielt sie die Kontrolle etwas besser. Und im Sitzen ließ sie den Kopf immerzu hängen, und drehte ihn hin und her.

Wenn ich sie auf ihre Knie setzte, mußte ich sie immer sehr gut halten, sie bewegte ihren Kopf andauernd in gleicher Weise wie beim Sitzen, aber manchmal hob sie ihren Kopf.

Kriechstand war gar nicht möglich, weil sie sich nicht auf ihre Arme stützte. Und stehen war unmöglich.

Die Spannung in Mirjams Beinen wechselte sehr. Manchmal war sie schwierig zu beeinflussen und manchmal leicht. Die Spannung in Mirjams Armen war immer sehr schwer zu beeinflussen.

Die Mirjam weinte damals sehr viel und war dann sehr schwierig zu beeinflussen. Sie lächelte nie und meistens war sie sehr gespannt. Sie war nicht imstande aktiv mit der Behandlung mitzumachen, noch viel weniger war sie imstande, Aufgaben zu erfüllen.

Physiotherapie

Die Behandlung damals war zum ersten: entspannen, das werden Sie sofort auf dem Videofilm sehen, und zum zweiten versuche ich ihr Bewegungserfahrung beizubringen.

Und zwar durch das Umrollen, aus der Rückenlage in die Seitenlage durch eine Beinbewegung anzuregen. Beim Umrollen links herum rollte sie öfters ganz auf den Bauch, rechts herum kam das aber niemals vor.

Ihre eigene Aktivität dabei war sehr, sehr gering. Wenn sie auf ihrem Bauch lag, hatte sie immer das linke Bein eingezogen. Ich probierte, das Bein zu strecken indem ich Druck auf das linke Gesäß ausübte, und gleichzeitig drehte ich das linke Bein nach innen und streckte es. Sie machte dabei selbst nicht mit. Lag sie mit beiden Beinen gestreckt, dann probierte ich, Mirjam zu

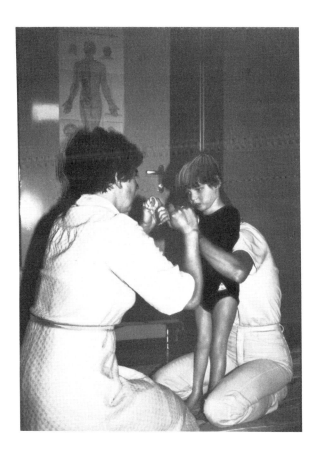

Abb.5

stimulieren, ihren Kopf zu heben. Das ging am besten, wenn sie ihren Kopf nach links drehte. Und nach ungefähr vier Monaten konnte sie ihren Kopf 45 Grad heben, sie lehnte dabei nicht auf ihren Armen. Und dann probierte ich, sie hochzuziehen zum Sitzen. Sie probierte dann, ihren Kopf hochzuheben, aber meistens gelang es nicht gut. Wenn sie saß, mußte sie probieren, ihren Kopf hochzuhalten. Nach ungefähr vier Monaten ging das ziemlich gut. Kniestand, Kriechstand und stehen übten wir damals nicht, weil es ganz unmöglich war.

Im Laufe der Zeit stellte sich heraus, daß Mirjam bei mir immer weniger weinte und jetzt eigentlich niemals, daß Mirjam zuerst lächelte, und nun manchmal schallend lacht, daß Mirjams Augen besser fixieren, obgleich ich nie die Idee bekam, daß sie mich richtig anguckt.

Eher, daß sie durch mich hindurch guckt. Daß sie immer besser reagiert auf leichte Aufgaben und bei der Behandlung mehr dabei ist, daß Mirjam weniger gespannt ist, und ihre Arme mehr bewegt, und daß Mirjams ganze Motorik sich verbessert hat.

Wie sie sich heutzutage verhält, können Sie in dem Videofilm sehen. Wir haben ihn etwa vor zwei Wochen aufgenommen und Mirjams Mutter ist dabei. Sie ist dreimal in der Woche dabei, um mir zu helfen.

Wie sie sich heutzutage verhält können Sie sich auf dem Videofilm anschauen, aber ich möchte ab und zu etwas hinzufügen:

1. Wir fangen immer an mit Entspannen. Das machen wir noch immer in gleicher Weise wie im Anfang. Aber es kostet weniger Mühe.

2. Ich versuche unruhige, unkontrollierte Bewegungen zu vermeiden. Sie soll zum Beispiel ihre Beine gestreckt halten, oder ihren Kopf so still wie möglich halten. Dazu muß sie sich sehr anstrengen und es gelingt ihr nur in einer sehr ruhigen Umgebung.
Auf dem Videofilm hört man auf einmal Lärm von einer Gruppe die im Gang läuft und dann ist ihre ganze Konzentration sofort weg.

3. Umrollen macht sie selbst, aber sie macht dabei immer sehr unruhige Bewegungen mit ihren Beinen und streckt ihren Rücken dann sehr stark. Ich versuche das Umrollen so zu beeinflussen, das Mirjam es so entspannt wie möglich macht.

4. Kriechstand. Dabei braucht sie noch viel Hilfe, aber sie kann ein bißchen auf ihren gestreckten Armen lehnen. Als Hilfe gebrauchen wir eine Rolle. (Abb.3)

171

Physiotherapie

5. Beim Hochziehen zum Sitzen gelingt (Abb.6) es ihr noch immer nicht gut, ihren Kopf mitzunehmen. Wenn sie sitzt, kann sie ihren Kopf still und aufrecht halten. Hilfsmittel ist hier ein dreieckiges Stühlchen.

6. Stehen. Meistens ist sie dann schon müde, aber wir probieren es doch immer einmal, um sie daran zu gewöhnen. (Abb.5)

Dann möchte ich noch hinzufügen, daß die Behandlung normal ungefähr 45 Minuten dauert und daß dann nicht alle Übungen gemacht werden, die Sie auf dem Videofilm gesehen haben, aber ich wollte Ihnen so viel wie möglich zeigen, damit Sie einen Gesamteindruck bekommen von Mirjams heutiger Motorik.

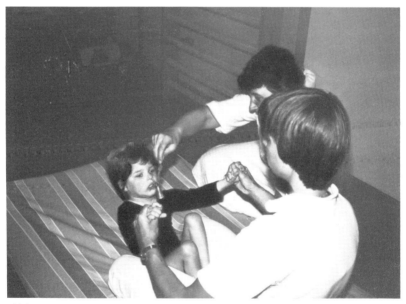

Abb.6

Die heilpädagogische Abteilung am Landeskrankenhaus in Klagenfurt
Planung, erste Erfahrungen und Zukunftsziele

Franz Mitterdorfer, Barbara Kurzmann

Mitterdorfer: Im Programm ist das Referat unter Professor Wurst angekündigt. Professor Wurst konnte leider nicht kommen, so haben wir seinen Teil unter uns aufgeteilt. Ich werde eher das Organisatorische, das Systemcharakteristische der heilpädagogischen Arbeit in Kärnten bringen, Frau Dr. Kurzmann wird dann auf einige Detailfragen der stationären Arbeit eingehen.

Wir haben uns auch entschlossen, den Referatstitel leicht abzuändern, weil man die Heilpädagogische Abteilung nicht als isolierte Einrichtung sehen kann. Sie ist ein, wenn auch wesentlicher, Bestandteil der gesamten heilpädagogischen Arbeit in Kärnten.

Die konkrete heilpädagogische Planung und der Beginn der heilpädagogischen Arbeit an sich ist ungefähr mit Beginn der fünfziger Jahre zu datieren. 1951 wurde Professor Wurst auf Initiative der Kärntner Landesregierung von Wien nach Klagenfurt berufen mit dem klaren Auftrag, eine heilpädagogische Gesamtbetreuung des Landes zu planen und zu organisieren.

Einige frühere Ansätze wären sehr interessant zu berichten, vor allem von der Wende des 18. zum 19.Jahrhundert, die habe ich aber mit Rücksicht auf die gedrängte Zeit gestrichen. Bereits 1925 waren vom Gesetz her schulärztliche Untersuchungen vorgesehen, es hat sich aber erwiesen, daß diese schulischen Reihenuntersuchungen am eigentlichen Zweck vorbeigingen, es beschränkte sich hauptsächlich auf das Messen und Wägen. Seh- und Hörproben wurden zum Teil nur stichprobenweise durchgeführt, so z.B. kann ich mich noch erinnern: in meiner Schule in Tirol, Ende der fünfziger Jahre hätte ich dringend eine Brille benötigt, ich wurde aber vom Schularzt deswegen nie kontrolliert; von der ganzen Klasse wurden höchstens zwei oder drei Kinder bezüglich Sehkraft überprüft.

Professor Wurst ging also 1951 sehr schnell daran, die schulärztlichen Untersuchungen zu intensivieren und vor allem zu individualisieren. Dies ging so vor sich: er arbeitete sehr intensiv mit einer Fürsorgerin, heutigen Sozialarbeiterin, zusammen. Die Eltern, vorwiegend die Mütter, wurden eingeladen, zur Schuluntersuchung in die Schule zu kommen. Es wurden an einem Tag vielleicht 6 - 10 Kinder untersucht, sehr intensiv untersucht. Die Fürsorgerin nahm zunächst die Sozialanamnese, die wichtigsten Daten der Anamnese überhaupt auf, leitete diese dem Schularzt weiter, so daß der Schularzt wesentlich mehr Zeit hatte für das intensive Gespräch mit der Mutter und die Untersuchung des Kindes.

Klagenfurt

Aus dieser Individualisierung heraus entstand ein sehr intensives Vertrauensverhältnis zwischen dem Arzt und der Mutter, so daß schließlich die Mutter nicht nur am rein organischen Symptom, am reinen Organfehler, der eventuell vorhanden war, hängenblieb, sondern manchmal dann auch sehr persönliche Dinge dem Arzt berichtete, wie z.B. ihre beschwerlichen Krampfadern oder erzählte, welche Schwierigkeiten sie zu Hause mit dem stark alkoholisierten Mann ständig hat.

Die schulärztlichen Untersuchungen, die dann umbenannt wurden in jugendfürsorgeärztliche Untersuchungen, liefen äußerlich auch so ab, daß der Jugendfürsorgearzt meistens einige Tage bis zu einer Woche in einer Gemeinde verblieb, auch über Nacht dort blieb, das sprach sich natürlich herum. Man traf sich abends auch zu Informationsstunden im Ortsgasthaus und verwickelte sich dadurch in sehr rege Diskussionen. Nur als kleines Bonmot nebenbei: es kam sogar der Ortspfarrer und ließ sich vom Wurst einen Zahn ziehen, oder Professor Wurst mußte einer dringenden Hilfeleistung zugezogen werden bei einer Geburt bei Kerzenschein, also er war für eine Woche der Arzt im Dorf.

Die jugendfürsorgeärztlichen Untersuchungen entwickelten sich von der reinen schulischen Reihenuntersuchung immer mehr zur gesamtfamiliären Untersuchung. Der Jugendfürsorgearzt veranlaßte, daß die Mutter auch vorschulpflichtige Kinder und bereits schulentlassene Kinder zur Untersuchung mitbrachte.

Die Untersuchungen beinhalten natürlich die üblichen Vorgänge, wie zum Beispiel das Messen, Wägen, Urinproben, Seh- und Hörproben. Einige Schwierigkeiten gab es verständlicherweise bei der Realisierung der vorgeschlagenen Förderungsmaßnahmen und der dringend erforderlichen Heilbehelfe wie Brillen, orthopädische Hilfen usw. Man muß bedenken, die Bevölkerung war in einer sehr argen finanziellen Notsituation, die meisten Landarbeiter, Bauern und freien Gewerbetreibenden hatten keine Pflichtversicherung und mußten für die Arztkosten und sämtliche Medikamente usw. selbst aufkommen.

Wenn es hier zu finanziellen Schwierigkeiten kam, griff gerne das Sozialamt oder das Jugendamt helfend ein.

Vom Jugendfürsorgearzt wurden Kinder mit größeren und auch kleineren Schäden, die möglichst bald zu beheben wären, an entsprechende Institutionen weitergeleitet, natürlich zunächst einmal zum Facharzt oder z.B. zum orthopädischen Sprechtag für Körperbehinderte oder auch zu den seit 1951 eingeführten heilpädagogischen Sprechtagen in den Außenbezirken.

Gleichzeitig mit der Individualisierung, mit der Neugestaltung des schulärztlichen Dienstes wurde von Professor Wurst auch eine zentrale heilpädagogische Beratungsstelle in Klagenfurt eingerichtet, die die Möglichkeit bot, Kinder dort genauer zu untersuchen um heiklere Fragen detaillierter abzuklären.

Durch die Neufassung, Neuformulierung der schulärztlichen Untersuchungen war es vor allem gelungen, die Mütter zu einem Umdenken zu bringen.
Die Mütter kamen immer mehr vom bloßen Symptomdenken weg und
konnten zu einer Sensibilisierung und Öffnung gegenüber vielleicht psychischer Verursachung von Störungen geführt werden.

1961 — also zehn Jahre nach Beginn seiner Tätigkeit in Kärnten - erhielt
Professor Wurst auch die ersten Psychologen, die in der zentralen Beratungsstelle oder bei den heilpädagogischen Sprechtagen in den Bezirksstätten tätig
waren.

In der Nachkriegszeit bestand — wie ich schon erwähnt habe — zuerst große
finanzielle Not. Man konnte sich viele Dinge einfach nicht leisten. Durch den
wirtschaftlichen Aufschwung kam es zu einer permanenten, sich über viele
Jahre hinziehenden Umbruchsphase, ich erwähne nur, daß durch die zuneh-
mende Mechanisierung, auch der Landwirtschaft, der Bauer die Möglichkeit
hatte, sich eine Beschäftigung irgendwo anders zu suchen, und die Landwirtschaft nurmehr nebenbei zu führen.

Die Sozialstruktur hatte sich gewandelt vom patriarchalischen System, vom
patriarchalischen Partnersystem, hin zu einer partnerschaftlichen Beziehung.
Die Mütter waren bezüglich Arbeit wesentlich entlastet, nur am Rande sei
vermerkt, daß auch das behinderte Kind eine andere Stellung bekam, die
Mutter hatte mehr Zeit für das behinderte Kind, wodurch gelegentlich auch
Verwöhnungstendenzen sich einstellten, die nicht immer positiv waren.

Aus dieser Umbruchphase heraus war es erforderlich, die heilpädagogische
Arbeit und vor allem die Tätigkeit des jugendfürsorgeärztlichen Dienstes den
neuen Gegebenheiten entsprechend anzupassen. So gesehen zentralisiert sich
heute die Tätigkeit des jugendfürsorgeärztlichen Dienstes vorwiegend auf die
Prophylaxe von Asozialität und Delinquenz, auf die Prophylaxe von psychischen Krankheiten und chronischen Leiden und auf die Prophylaxe von Inva-
lidität.

Sehr bald war es notwendig, fehlende heilpädagogische Einrichtungen im
Lande zu errichten. Professor Wurst stellte einige Prinzipien zusammen, die
für die Errichtung solcher Einrichtungen beachtet werden sollten. Um mich
nicht im Detail zu verlieren, zähle ich diese Prinzipien kurz auf:

Klagenfurt

— Die Einweisung in solche Institutionen soll nur über das Sozialamt beziehungsweise die heilpädagogische Beratungsstelle oder heilpädagogische Abteilung erfolgen.

— Regelmäßige Verlaufskontrollen über das Greifen der Förderungsmaßnahmnen sind durchzuführen.

— Bei Abschluß einer Förderung sollte eine abschließende Untersuchung durchgeführt werden, um eventuell auch Aufschlüsse über nötige Änderungen zu bekommen.

— Die Institutionen, die stationären Einrichtungen, sollten regelmäßige Heimberichte an die zentrale Stelle liefern. Dann ein sehr wichtiger Punkt:

— Stationäre Einrichtungen sollten nur dort errichtet werden, wo sie unbedingt nötig sind, ansonsten hat das Kind in der Familie zu verbleiben und wird ambulant betreut. Schließlich ist das auch ein ökonomischer Gesichtspunkt.

— Der Vorrang ist kleinen familiären Internaten zu geben, der Kontakt zur Familie sollte auf alle Fälle aufrechterhalten werden, wenn er nur irgendwie günstig für die Entwicklung des Kindes angesehen werden muß.

— Der Prävention und Früherziehung ist gegenüber der Betreuung bereits geschädigter Kinder zunächst der Vorrang zu geben.

— Eine lückenlose Kontinuität der Förderung ist zu gewährleisten, Unterbrechungen werfen zurück. Dann vielleicht ein kritischer Punkt, der aber immer wieder erforderlich ist:

— Sollte es an Kooperation der Eltern fehlen, ist die Anwendung von gerichtlicher Erziehungshilfe zu überlegen.

Nach diesen Prinzipien wurden dann überblicksmäßig ungefähr folgende stationäre Einrichtungen geschaffen:

— die heilpädagogische Abteilung,
— zwei Sonderkindergärten zur Förderung hörbehinderter und geistig behinderter Kleinkinder,
— Einrichtung für cerebral gestörte Kinder,
  verschiedene Sonderschulheime für unterschiedliche Grade geistiger Behinderung,
— Einrichtung für autistische Kinder,
— geschützte Werkstätten,
— Einrichtungen zur beruflichen Eingliederung geistig Behinderter,
— Mädchen- und Burschenwohnheime für verhaltensschwierige Jugendliche,
— ein Klimaheim für Erholung und Klimatherapie in Zusammenarbeit mit anthroposophisch gesinnten Leuten,

— entsprechende Wohn- und Werkstätten für geistig Behinderte,

— Einrichtungen für Schwerhörige, Taube, verhaltensschwierige Schulpflichtige usw., usw.

Die Kosten für die Unterbringung der Kinder wird auch heute noch vorwiegend vom Amt der Landesregierung getragen bzw. von den Jugendämtern und Sozialämtern. Die Eltern werden nur soweit zur Bezahlung herangezogen, soweit es ihre finanziellen Mittel zulassen und die Eltern dadurch nicht übermäßig belastet werden.

An ambulanten Einrichtungen gibt es derzeit folgende:

1. Der jugendfürsorgeärztlichen Dienst, den ich schon kurz skizziert habe,

2. Die heilpädagogischen Beratungen in den Außenbezirken, die monatlich von einem Team beschickt werden, das besteht aus einem Arzt und ein oder zwei Psychologen, und wo in den Jugendämtern in intensiver Zusammenarbeit mit der Sozialarbeiterin Fälle besprochen werden. Die Sozialarbeiterin greift diese Kinder, diese Jugendlichen auf und bringt sie zur Vorstellung, oder eben die Schulen schicken diese Kinder zu den Sprechtagen. Die Sprechtage sind vielleicht ein erstes Sieb, wo man kleinere Schwierigkeiten auffangen kann, wo man auch mit monatlichen Betreuungen noch das Auslangen finden kann, ansonsten werden die Kinder von dort eben auch weitervermittelt, entweder an die heilpädagogische Abteilung oder an andere Einrichtungen.

3. Die Risiko-Kinderuntersuchung. Die Risiko-Kinder werden vorwiegend von der geburtshilflichen Station des Landeskrankenhauses oder eben ähnlicher Einrichtungen in anderen Krankenhäusern an uns gemeldet. Die Eltern werden zur Untersuchung eingeladen, und man kann rechtzeitig entsprechende Förderungen vorschlagen und in die Wege leiten.

4. Die heilgymnastische Ambulanz. Kinder mit leichten bis schweren Bewegungsstörungen werden entweder in der Ambulanz der heilpädagogischen Abteilung oder in den ambulanten Einrichtungen in den Bezirksstätten von Physiotherapeutinnen betreut, beturnt, gemeinsam mit den Eltern, mit der Mutter vorwiegend, ähnlich wie es Yvonne gestern geschildert hat.

5. Die ambulante Erziehungshilfe mit einer Sonderkindergärtnerin bzw. einem speziell ausgebildeten Volksschullehrer, der eine Spezialausbildung in logopädischer Betreuung zur Behebung leichterer Sprachfehler (Sigmatismus) etc. mitbekommen hat. Die Funktion der Sonderkindergärtnerin schaut so aus, daß sie der Mutter gewisse Erziehungshilfe leistet, das kann sich auch auf die Beherrschung der Alltagsroutine wie essen, Eßverhalten beziehen oder auch auf die Reinlichkeitserziehung und überhaupt auf die soziale Eingliederung eines retardierten Kindes. Sie führt auch Sinnesübungen durch: hören, sehen usw.

Klagenfurt

6. Die Körperbehinderten-Sprechtage, wo vorwiegend Kinder mit Körper-
und Haltungsfehlern vorgestellt werden; orthopädisch-chirurgische
Gesichtspunkte stehen dabei verständlicherweise im Vordergrund.

7. Die in letzter Zeit intensivierten augenärztlichen Reihenuntersuchungen,
die man zunächst auf die Kinder in den Kindergärten beschränkt hat; es
hat sich aber herausgestellt, daß man dadurch nur etwa 30% der Kärntner
Kinder überhaupt erfassen kann, weil eben nur 30% einen Kindergarten
besuchen. Bei diesen Untersuchungen ist man nun wieder ähnlich vorge-
gangen wie schon früher beim jugenfürsorgeärztlichen Dienst, wo die
Mütter angehalten werden, auch Kinder zur Untersuchung zu bringen,
die keinen Kindergarten besuchen, so daß man eine vollständige Überprü-
fung erreichen kann.

Die heilpädagogische Abteilung wurde nach den früher erwähnten Prinzipien 1968 fertiggestellt. Sie ist Teil eines Großkrankenhauses, eines Schwer-
punktkrankenhauses des Landes. Damit Sie ungefähr einen Begriff von der
Größe haben: das Landeskrankenhaus hat ca. 2.600 Betten in allen gängigen
Abteilungen: Gynäkologie, Unfallchirurgie, Lungenabteilung usw. Die heilpädagogische Abteilung selbst hat 75 Betten und ist in 3 Stockwerke aufgeteilt, die auch ihre Schwerpunkte haben. Wichtig ist noch zu erwähnen, daß
die heilpädagogische Abteilung, die im wesentlichen als stationäre Einrichtung eine Kinder- und Jugendpsychatrie ist, sich nicht wie viele andere ähnliche Einrichtungen von der Erwachsenen-Psychatrie abgespalten, sondern
harmonisch aus einem Gesamtkonzept heraus entwickelt und sich als notwendig erwiesen hat. Die heilpädagogische Abteilung ist nicht nur stationär
zu verstehen, als stationäre Einrichtung, ein sehr wesentlicher Bestandteil ist
der ambulante Betrieb.

Nun zur Charakteristik der drei Stationen:

Auf der Station A sind Kinder und Jugendliche untergebracht (Altersgrenze
8 - 18):

Auf der Station A sind vorwiegend alle organisch bedingten Behinderungen
und Entwicklungsretardierungen. Im weiteren werden von der Station A
posttraumatische Kinder übernommen, sobald eine Betreuung an der Intensivstation nicht mehr erforderlich ist. Ferner Kinder mit Anfallsleiden, die
nicht ambulant medikamentös eingestellt werden können. Weiter Kinder zur
Abklärung möglicher Förderung beziehungsweise auch zur Abklärung, wie
zweckmäßig die in Frage kommende Förderung ist, die Frage der Einweisung
in eine Förderungseinrichtung, gelegentlich auch Kinder zur Hörgeräte-
Anpassung, Verhaltensschwierigkeiten bei Kleinkindern und Mädchen bis 18

Jahren, also Kinder und Jugendliche, die sozial gestört sind, psychotische Erkrankungen, die im Moment eine sehr intensive Therapie benötigen, darunter fallen auch Autisten, und natürlich akute Aufnahmen bei Selbstmordversuchen und ähnliches.

Die Station B beherbergt Kinder vom Kindergartenalter und Schulkinder, männlich bis 10 Jahre, Mädchen bis 18 Jahre. Durch das Betreuungspersonal werden diese Kinder, die in ihrer Altersstruktur sehr heterogen sind, in verschiedenen Schwerpunktgruppen geführt. Im weiteren sind an dieser Station Kinder mit schwereren Lernstörungen, Kinder mit stark neurotischen Störungen und als Schwerpunkt gerade in dieser Station die Anorexien; im weiteren auch, wie schon bei Station A auch, Akutaufnahmen bei Suizid-Versuchen, Mißhandlungen, oder wo es um ein gerichtliches Sachverständigen-Gutachten geht, zur Abklärung z.B. auch bei Besuchsrechtprozessen bei geschiedenen Ehen. Dann sind auf dieser Station noch Kinder mit größeren Führungsschwierigkeiten, mit Organneurosen, Enuresis usw.

Die Station C ist geplant als die eigentlich sozial-medizinisch-therapeutische Station und nimmt Kinder und Jugendliche männlichen Geschlechts von 10 bis 16 auf. Die Station C übernimmt auch posttraumatische Kinder, sobald die rein pflegerischen Momente stark im Hintergrund stehen und die restliche wichtige Rehabilitation eingeleitet und durchgeführt werden muß, schulische, soziale, handwerkliche berufliche Rehabilitation mit Sprachaufbau, und was alles notwendig ist. Ebenfalls an der Station C, jetzt nur parallel verschoben zur Station A und B, eben bei den Burschen, die stark sozial Verwahrlosten, die Neurosen, juvenilen Psychosen, Enuresis, Verwahrloste des höheren Grades, Führungsschwierigste aus diversen Heimen, Burschen, bei denen auch die Berufsfrage abgeklärt werden soll und entsprechend auch die Akutaufnahmen bei Suizid-Versuchen etc.

Die Einweisung in die Abteilung erfolgt entweder durch den praktischen Arzt, durch den jugendfürsorgeärztlichen Dienst, über Vermittlung der Schule, über Vermittlung anderer Abteilungen im Landeskrankenhaus, über das Gericht, über die Polizei, was Sie sich weiters vorstellen können, wie bei Ihnen solche Einweisungen auch zustande kommen.

Die Kosten für die Unterbringung in der heilpädagogischen Abteilung werden vorwiegend von den Krankenkassen getragen, auch bei sehr langen Aufenthalten. Wo der Versicherungsschutz fehlt, greift auch das Jugendamt bzw. das Sozialamt gern ein.

Klagenfurt

Zum Abschluß noch ein kurzer Überblick im groben ohne viel Kommentar über den Personalstand im Haus.
Erinnern Sie sich noch: 75 Betten, entsprechend dazu 75 Angestellte, was alles beinhaltet vom Akademiker bis zum Bedienungspersonal. Also, von den 75 Angestellten 7 - 8 Ärzte, 7 - 8 Psychologen, 5 Bobath-Therapeutinnen, eine Gymnastiklehrerin, zwei Sonderkindergärtnerinnen, eine Logopädin, einen pädagogischen Psychologen oder Psychagogen, eine Sozialarbeiterin, einige Krankenschwestern, viele Erzieherinnen, ungefähr 8 ausgebildete Erzieherinnen pro Station, die entsprechend im Turnusdienst drinnenstehen, Stationsgehilfinnen, die eigentlich auch Erzieherfunktion haben, dann sind auf der Abteilung noch fünf Schulklassen eingerichtet, mit allen Stufen den Pflichtschule von der Sonderschule bis zum polytechnischen Lehrgang.

Von den fünf Schulklassen sind zwei Klassen auf Kinder spezialisiert mit schweren Teilleistungsstörungen. Und sehr häufig haben wir auch Praktikanten aus der Psychologie, der Sozialarbeit, Erzieher, Sonderkindergärtnerinnen bei uns zum Praktikum. Wöchentlich werden auf jeder Station Besprechungen abgehalten, wo alle Berufsgruppen, die fachspezifisch mit den Kindern zu tun haben, beteiligt sind. Visiten gibt es in der üblichen Form bei uns keine, sie werden höchstens zur kleinen Freude aller Beteiligten durchgeführt, wenn der Chef längere Zeit auf Urlaub war oder sich im Ausland befunden hat und einen groben Überblick über die Station benötigt. Aber sie werden nicht sehr ernst genommen. Das Wesentliche läuft bei den Tanusbesprechungen ab.
Über die weiteren Details wird Ihnen Frau Dr.Kurzmann erzählen.

Kurzmann:
Ich möchte meinen Teil des Referats zuerst mit ein paar Zahlen beginnen, die zwar trocken sind, es sollen auch nicht viele sein, aber sie zeigen doch, auf welchen fruchtbaren Boden eben diese anfängliche Rucksack-Heilpädagogik gefallen ist, und wie die Saat aufging.

Wir hatten im letzten Jahr 826 stationäre Patienten, davon waren einige, das kommt in der Statistik nicht zum Ausdruck, mehrmals bei uns, so daß die echte Zahl etwas niedriger liegt. Die Aufenthaltsdauer ist äußerst unterschiedlich, im Schnitt 2 1/2 bis 6 Wochen, jedoch gibt es auch Kinder, die sich nur 2 Tage bei uns befinden, z.B. Kleinkinder, bei denen Zahnbehandlungen gemacht werden müssen, oder Narkose oder irgend etwas, die nehmen wir dann auf, weil die Kieferabteilung diese Kinder an sich nicht entsprechend übernehmen kann.

Wir haben aber auch und auch zu unserer Freude, in gewisser Weise zu unserer Freude, Kinder, die mitunter so drei bis vier Jahre dableiben, für die also keine anderen Möglichkeiten vorhanden sind, und es gelingt in besonderen Fällen eben auch, daß die Kasse diese Zeiträume zahlt.

Dann ambulant — nur um es einmal aufzuzeigen —, wir haben im ganzen Jahr 1980 5.472 ambulante Vorstellungen gehabt, das sind einmalige Untersuchungen bei einem Patienten und eben Patienten, die regelmäßige Behandlungen erfahren. Davon entfallen: 9% auf die Risiko-Untersuchung, 35% auf die Physio-Therapie, 18% auf die Anfalls-Ambulanz, 13% auf ärztliche Ambulanz und 23% auf die psychologische Ambulanz. Ich möchte dazu erwähnen, das kommt auch in diesen Zahlen zum Ausdruck, daß wir uns sehr viel Mühe geben, ein Kind in der Ambulanz möglichst einem Arzt und einem Psychologen vorzustellen. Das scheint uns nicht immer notwendig, aber doch in sehr vielen Fällen.

Zu diesen Zahlen kommen jetzt noch zusätzlich die Zahl der betreuten Kinder, also ambulant betreuten Kinder, bei den heilpädagogischen Sprechtagen in den zwölf Außenbezirken. Es fährt also in jeden Bezirk von uns ein Team monatlich, wie Herr Dr.Mitterdorfer bereits erwähnte.

Ich habe da keine zahlenmäßige Aufschlüsselung über die verschiedenen Formen von Störungen. Tatsache ist jedoch, und das sahen Sie auf der Ausstellung, daß wir im Vergleich zu ähnlich gearteten Institutionen eine verhältnismäßig große Zahl von Kindern und Jugendlichen mit sozialen Störungen aufnehmen.
Dies hat eine historische Begründung und liegt darin, daß zur Errichtung der heilpädagogischen Abteilung nicht nur das Land Geld gab, sondern die Gemeinden einzeln ihren Beitrag dazu leisteten, und zwar unter der Bedingung, daß wir in unserer Abteilung mit sozial auffälligen und öffentlich auffälligen Kindern irgendwo zu Rande kommen. Also in diesen Bereich fallen z.B. Kinder mit Delikten, permanentem Schulschwänzen usw.

Diesem Anspruch, der manchmal für uns also schon schwierig zu erfüllen ist, wollen und können wir uns aber nicht entziehen. Allerdings prägt natürlich manchmal, vor allem auf der Station C, wo größere Buben sind, schon die Charakteristik dieser Störung den Stil des Stationslebens.

Wir versuchen — und ich glaube, daß uns dies ansatzweise gelingt — daß wir doch auch irgendwo in dieser Form der Arbeit zu einer doch gemeindenäheren psycho-sozialen Versorgung kommen, eben durch diese Außenberatungen. Sie erlaubt uns natürlich wiederum keine ausgeprägte Spezialisierung, was wir aber auch nicht unbedingt wollen.

Klagenfurt

Ich möchte Ihnen jetzt ein paar Dinge aufzeigen, die ein bißchen vom üblichen Krankenhausbetrieb abweichen. Es fängt damit an, daß bei uns also jedes Kind seine private Kleidung hat, und auch die bei uns gepflegt und gewaschen wird. Es ist nicht möglich, daß man es immer nach Hause gibt, was für das Personal einen gewissen Einsatz bedeutet.

Wir haben ein Tagesprogramm, und zwar für die ganze Station, für eine Gruppe, nach speziellen Gesichtspunkten zusammengefaßte Kleingruppe, wenn der Bedarf besteht, Tagesprogramme für speziell einzelne Kinder nach Tagen oder nach Stunden. Also, wir bemühen uns da, sehr individuell vorzugehen. Das Tagesprogramm setzt sich in den üblichen Tätigkeiten Schule und so und Aufgaben machen zusammen, wobei Schulbesuch bei uns nicht bei jedem Kind verpflichtend ist, das hängt vom psychischen Zustand ab, es muß nicht jetzt zwangsläufig jedes Kind sofort in die Schule gehen. Das Tagesprogramm setzt sich zusammen aus den Ihnen bekannten Sachen: spielen, basteln, zeichnen, malen, musizieren, mit Kasperlpuppen spielen, Sport, Fernsehen, dann Gruppenarbeit, gruppendynamische Sitzungen usw.

Ein anderer Punkt, der auch schon mehrfach im Gespräch hier angeklungen ist, sind die Besuchszeiten. Wir hatten von Anfang an keine festgelegten Besuchszeiten, waren wohl anfangs noch etwas strenger in dem Bedürfnis, daß wir wünschten, daß die Eltern sich jedesmal telefonisch voranmeldeten, und wir sind auch in diesem Punkt wesentlich lockerer geworden. Es können also Eltern, Angehörige, Freunde, Freundinnen, letztere beide, nachdem wir uns bei den größeren sie ein bißchen angeschaut haben, fast zu jeder Tageszeit kommen.

Es kommt allerdings auch auf der anderen Seite, wenn wir es therapeutisch nicht für sinnvoll halten, zu Besuchseinschränkungen, zur genauen terminlichen Absprache, also, wann ist ein Besuch sinnvoll oder wann nicht, oder auch zu Besuchsverboten für eine gewisse Zeit, auch das haben wir.

Im Einzelfall können Mütter täglich kommen, um ihre Kleinkinder und Säuglinge zu füttern, mit ihnen spazieren zu gehen, sie zu wickeln usw. Es ist interessant, daß von diesem Angebot gerade bei unseren Säuglingen und Kleinstkindern relativ wenig Gebrauch gemacht wird, ich muß allerdings dazu sagen, daß es schon für die Station eine Belastung darstellt, die aber doch immer wieder durchzustehen ist. Es wird wahrscheinlich relativ wenig in Anspruch genommen, weil wir doch eben eine bestimmte Gruppierung von Säuglingen und Kleinstkindern haben. Es sind entweder stärker behinderte Kinder, die für die Familie auch schon oft ein Problem waren, oder auch in einem hohen Prozentsatz Kinder, die im familiären Milieu vernachlässigt wurden, also nicht die ganz liebevolle Betreuung erfuhren. Und aus diesem Grunde wird sicher relativ häufig nicht der Wunsch geäußert, daß sie das Kind bei uns täglich besuchen wollen.

Wir haben dann weiters kein 'Rooming in', eben aus den genannten Gründen schon wegen der Herkunft der Kinder, wegen deren familiärer Situation, ich muß aber jetzt auch ehrlich sagen, daß mir nicht bekannt ist, daß einmal von den Eltern ein wirklich ganz konkreter, klarer Wunsch in dieser Richtung an uns herangetragen wurde. Räumlich würde es auf gewisse Schwierigkeiten schon stoßen, wäre aber sicher in irgend einer Form machbar.

Dann ein weiterer Punkt: in welcher Art versuchen wir, unseren Kindern zu helfen?

Wir gehen, besonders von psychologischer Seite her, nur in ganz wenigen Fällen, in bestimmten Symptom-Gruppen, vor nach einem methodischen Plan, das betrifft z.B. die Sprachbehandlung bei Stotterern oder so. In den aller-, allermeisten Fällen, also eigentlich bei dem Großteil der Störungen, die Herr Mitterdorfer aufgezählt hat, haben wir keinen klaren methodischen Plan, es gibt bei uns nicht 'Die Therapie ist ein Kastenspiel' und 'Die Therapie läßt Szenen spielen' oder sonst etwas, sondern wir setzen alle diese Sachen recht individuell ein, und zwar einfach aus der Situation des Kindes heraus, wo scheint dieses Kind am besten anzusprechen, wo liegen seine Begabungen, woran erfreut es sich? Dann fangen wir mit einer Therapie an, wenn diese, sagen wir, abgesättigt ist, oder nicht auf entsprechende Freude irgendwo stößt, dann setzen wir einfach dieses ab und versuchen es mit einer anderen Therapie-Form.

Es kommen also therapeutisch alle bekannten Therapien, ich glaube, ich brauche nicht alle aufzuzählen, hinzu. Wir haben bei uns ausgebildete Mitarbeiter, z.B. in Verhaltenstherapie, in psycho-analytischer Richtung, Katathymes Bilderleben. Garnicht so selten verwenden wir auch einmal ganz simpel die Suggestionstherapie.

Großes Gewicht legen wir auf sozial-pädagogischen Ansatz, der — so erscheint es uns —, wenn er gut überlegt und sehr gezielt eingesetzt ist, ein relativ hohes Ausmaß an therapeutischem Erfolg verspricht, wenn man das Kind geschickt durch den Erzieher stützen kann in seiner Gruppe und anfallende Probleme aus dem Gruppenleben dann mit Erziehern oder mit anderen, also entweder Psychologen, Arzt, oder jemand, der sich einfach dafür anbietet, weil er vom Kind bevorzugt wird, gemeinsam erörtert. Wenn das Kind also z.B. da Probleme durcharbeiten kann, machen wir die Erfahrung, daß schon unheimlich viel gewonnen ist, z.B. in der Art, wie es auf einmal in einer anderen Situation steht bei uns wie in seiner Klasse, wie in seiner Geschwister-schar. Wie auf einmal Umklammerungsversuche von seiten der Eltern, vor al-lem von seiten der Mutter, irgendwo gelöst werden können. Wie auf einmal diese Furcht vor dem Vater aus einer völlig anderen Situation, wo es seine Fer-tigkeiten mehr zeigen kann, mehr Bstätigung bekommt und damit Selbstver-trauen gewinnt, einfach also dem Vater in einer anderen Form, also nicht mehr mit dieser schrecklichen, versagenden Unsicherheit begegnet. Wie also hier Ansatzpunkte geschaffen werden, daß es mit diesem Problem eher zu Rande kommt. Dies ist natürlich nur ein Teil, aber für uns scheint er ein ganz wichtiger Teil zu sein. Der andere Teil bezieht sich eben darauf, also auf eben stärker einzeltherapeutisch ausgerichtetes Vorgehen.

Ich möchte jetzt eigentlich nicht auf verschiedene Krankheitsbilder eingehen, also auf eine ganze Reihe, sondern möchte wirklich, jetzt, da wir eben beim unfallgeschädigten Kind sind, auch bei diesem Thema bleiben.

Unsere Gruppe der unfallgeschädigten Kinder, die wir ja eben dann zur Reha-bilitation bekommen, ist noch nicht sehr groß, dafür ist eigentlich jedes Kind vor allem bei uns sehr eingeprägt, einfach, weil es eine sehr lange Behandlung ist, weil sehr viele damit befaßt sind.

Wir haben im Jahr circa, man muß sagen, wirklich zum Glück, nur 2 bis 5 un-fallgeschädigte Kinder kommen zu uns.
Das sind natürlich mehr, aber viele werden von Intensiv- und Akutabteilun-gen dann doch direkt nach Hause entlassen.
Es kumuliert sich bei uns im Sommer einfach durch die Tatsache, daß dann der Fremdenverkehr vorhanden ist.

Ja, die Rehabilitation vollzieht sich, glaube ich, wir müssen dabei noch sehr viel von Frau Haenchen lernen, gerade was eben die Ausfälle betrifft, wie oft Emotionales beim Kind mehr zu erwecken ist.

Ich möchte aber hierbei andere Probleme anschneiden, die wir nämlich auch gestern mit den Eltern so hautnah nicht angegangen sind, weil wir ähnliche Situationen natürlich erleben. Es ist gerade eben bei den unfallgeschädigten Kindern, war es auch von Anfang an für uns wichtig, daß wir die Eltern mit einbeziehen, und das sind gerade eben die Eltern, die wir von Anfang an, am Krankenbett haben wollen, soviel, wie es geht. Und wir , aber auch eben, ich würde das auch jetzt ganz gern sagen, wenn Eltern noch da wären, aber sie sind, glaube ich, alle nicht mehr da. Daß es also für uns schon Probleme sehr verschiedener Art gibt. Es geht alles sehr fließend und harmonisch bei Eltern, die vor der Erkrankung bereits eine sehr harmonische Beziehung zu ihrem Kind hatten, die, wie man sieht, ein harmonisches Familienleben führen; besonders dann, wenn das Kind langsam aber permanent Fortschritte macht, ist in solchen Situationen eigentlich die Führung von beiden Seiten sehr gut.

Wir haben aber andere Probleme, daß es ja doch immer wieder vorkommt, daß Eltern die Behinderung ihres Kindes, das ja so plötzlich gestört ist, nicht akzeptieren können. Manchmal offen, meistens in versteckter Form. Es gibt das Problem, das ist Ihnen, glaube ich, allen bekannt, z.b., wer ist Schuld an dem Unfall, jetzt nur einemal ein Beispiel: die Mutter wollte berufstätig sein, Vater wollte, daß die Mutter zu Haus bleibt. Der Unfall des Kindes ist dann passiert, als die Mutter berufstätig war, und nicht genügend Aufsicht hatte. Andere Beispiele: der eine Elternteil erlaubt, daß das Kind mit dem Fahrrad fährt, der zweite Teil erlaubt es nicht usw. Und das Kind ist doch gefahren und hatte den Unfall.

Und aus diesen Situationen sind also zwischen den Eltern oft sehr viele Spannungen vorhanden und eben durch dieses Ansehen des Leidens dieses Kindes kommt es oft zum Tragen, und die Eltern können sich gegenseitig gar nicht stützen, und wir haben es bereits erlebt, wie gerade in solchen Situationen dann Eltern auseinader drängen, einfach, weil sie mit dem Problem nicht fertig werden können.

Gerade in solchen Fällen bemühen wir uns, soviel wie es geht, uns mit den Eltern auseinaderzusetzen, mit Ihnen viele Gespräche zu führen, versuchen, eine Einstellungsänderung oder zumindest einmal ein Aufschieben anderer Probleme zu bearbeiten. Die Erfahrung zeigt aber, daß natürlich in einer so akut belastenden Situation, wo der Streß für die Eltern so enorm groß sit, natürlich gerade therapeutische Arbeit, um bei Ihnen eine Einstellungsänderung zu erzielen, enorm schwierig ist.

Ich erinnere mich aus dem Bericht vom letzten Jahr, daß Herr Biermann etwas gesagt hat, was auch bei uns auffällt, daß Kinder mit Verhaltensschwierigkeiten vor dem Unfall häufiger verunfallen. Auch das ist wieder ein Punkt, warum Eltern, die ohnehin oft Schwierigkeiten haben, ein schwieriges Kind anzunehmen, durch das Kind, das jetzt eben so behindert ist, noch größere Schwierigkeiten haben. Ähnlich ist es in anderer Beobachtung, daß es ja unter den Kindern wahrscheinlich Unfallpersönlichkeiten gibt, einfach, auch wenn Kinder äußerlich gar nicht wesentlich auffallen, aber aus einer gewissen Trauer oder dem Gefühl, nicht genügend Zuwendung zu erhalten.

Dann möchte ich einen anderen Punkt dazu erwähnen: es ist mir hier eigentlich bei den Gesprächen nicht so aufgefallen, aber es ist etwas doch, womit wir zu tun haben, daß Kinder sich nach Unfällen, charakterlich wirklich schön entwickeln, daß man eine Vorstellung hat, auch, wenn Behinderungsen zurückbleiben im Leistungsbereich, im motorischen Bereich, wie die ursprüngliche Persönlichkeit ist, wo das Gefühlsleben und das Kontaktleben harmonisch abläuft.

Es gibt aber auch andere Kinder, und wir haben das eben bei jenen erlebt, von denen wir wissen, daß sie vorher schon verhaltensauffällig waren, die enorm verhaltensschwierig werden.

Von einem Ausmaß an Aggression, manchmal Sadismus, daß es vor allem auch für die Gemeinschaft aller recht schwer erträglich ist. Es ist verständlich, wenn Eltern, die dann ohnehin Konflikte mit der Annahme ihres Kindes haben, ein so aggressives, verhaltensschwieriges Kind dann natürlich um so mehr Konflikte haben, dieses anzunehmen. Gerade in dem Bereich haben wir die Erfahrung gemacht, daß wir ganz unbedingt die 3. Kraft brauchen, für so ein Kind, das eben noch vor kurzer Zeit fußballspielen, radfahren konnte und gescheit in der Schule war, und plötzlich das alles nicht mehr kann, eben gerade im Volksschulalter, erlebe ich das also besonders tragisch, wo eine gewisse Bewußtseinslage schon da ist, aber noch so schwer die Fähigkeiten vorhanden sind, daran zu reifen. Wenn da Eltern ihr Kind ablehnen, wäre es ganz unbedingt notwendig, jemanden als dritte Kraft zu haben. Wir haben uns in Einzelfällen bemüht, mit mittlerem Erfolg, d. h. wir haben Menschen gefunden, die man, weil sich nur einer fand, nehmen mußte, man hatte keine Auswahl. Dieser Mensch war vielleicht bemüht, aber vielleicht für diesen Buben nicht ganz das Richtige.

Noch ein anderer Punkt: etwas, worauf wir in unseren Elterngesprächen uns sehr bemühen zu achten, ist, daß bei diesem Schock, den die Eltern durch den Unfall ihres Kindes erleiden, zumal wenn dieses Kind kein Einzelkind ist, es sehr wichtig erscheint, daß das ganze Familiensystem im Auge bleibt. Daß es also nicht dazu kommt, daß andere Kinder in dieser Familie, also die Geschwister, sehr unter dem Mangel der Zuwendung und der Zeit der Eltern leiden, eben weil dieses kranke Geschwister im Mittelpunkt steht. Ich glaube, daß gesunde Geschwister das eine gewisse Zeit lang bei einer Akuterkrankung eines ihrer Geschwister recht gut ertragen, wenn es aber sehr lange sich hinzieht, dann ergeben sich doch in sehr, sehr vielen Fällen große Probleme für die anderen Geschwister, und auf Umwegen werden dann die in kurzer Zeit dann wiederum auch zu unseren Patienten.

Wir bemühen uns mit Eltern sehr intensiv zu arbeiten. Situationen, wie sie uns gestern geschildert wurden, erleben wir nicht ganz in diesem starken Ausmaß, ich glaube, daß so starke Gefühle, wie sie gestern geäußert wurden, sicher viel verständlicher sind, wenn es um das nackte Leben geht. Aber wir haben doch häufig auch damit zu tun, daß auch wir Aggressionen abbekommen von Eltern; es ist einfach schwer möglich, immer den Vorstellungen der Eltern zu entsprechen. Wir bemühen uns dann sehr, diese Dinge in Besprechungen zu bearbeiten.

Wir wissen aber, daß das im Grunde viel zu wenig ist, und darauf möchte ich dann zum Schluß noch einmal zurückkommen. Es macht uns die Konfliktlage eben mit Eltern schon Probleme. Wir wissen, daß wir manchmal reagieren, wie es nicht immer einfühlend ist, es ist uns ganz klar aus diesen verschiedenen Situationen heraus.

Wir wissen, daß die Eltern Probleme haben, wir können aber dieses Wissen auch nicht immer entsprechend anwenden, um uns dann wirklich ganz situationsgerecht zu verhalten. Also, versuchen wir beim unfallgeschädigten Kind, uns sehr stark und therapeutisch mit regelmäßigen Gesprächen, wobei man oft teilweise die Eltern extra hat, oder sich einfach dazu setzt einmal, wenn sie auch beim Kind sind oder so. Ich möchte noch ganz kurz darauf eingehen, wie es oft bei anderen Störungsgruppen der Fall ist.

Die Elternarbeit verläuft in gewisser Weise nämlich anders bei jenen Störungen, die wir bei uns haben, wenn die Störungen beim Kind durch die familiäre Situation verursacht worden sind. In diesen Fällen erscheint es uns einfach notwendig, erst einmal überhaupt im Einzelgespräch zu versuchen mit den Eltern eine Einstellungsveränderung zu erreichen, damit das jetzt in Behandlung stehende Kind alle seine Bedürfnisse erfüllen kann. Und in diesem Zustand möchte ich die Eltern noch gar nicht als Co-Therapeuten bezeichnen, sondern erst in dem Zustand, wenn sie es erfaßt haben, worum es geht, wenn sie gewisse Dinge verändern können, erst dann werden sie eigentlich in meinen Augen zu Co-Therapeuten, um dann, wenn die Behandlung erfolgreich war, wieder nur Eltern werden zu können. Habe ich beim unfallgeschädigten Kind von Anfang an die Eltern als Co-Therapeuten, so möchte ich sagen, daß eben gerade beim vom Milieu bedingten neurotischen erst eine andere Anlaufzeit sein muß, um dann die Eltern zu Co-Therapeuten zu machen.

Da für uns die Eltern so wichtig sind, legen wir sehr hohen Wert darauf, nicht nur die Entwicklungsgeschichte des Kindes genau zu erfahren, sondern uns auch soviel wie möglich von den Eltern über ihre Herkunft, also über ihre Lebensverhältnisse in ihrer Kindheit erzählen zu lassen. Dies hilft uns dann, dieses Familiensystem mit seinen Konflikten, Ängsten, Erwartungen usw. wesentlich besser zu verstehen und durchzuarbeiten. Das Erleben einer solchen

Klagenfurt

Anamnese ist natürlich sehr zeitaufwendig, erscheint uns aber unumgänglich. Ausführliche, wenn möglich ganz regelmäßige therapeutische Gespräche und Sitzungen der ganzen Familie werden also auch in dieser Form der Zusammenarbeit gemacht.

Wir haben das Problem der Zeit in einem hohen Umfang. Um auch berufstätigen Eltern die Chance zu geben, mehr mit uns sprechen zu können, da wir ja keine Abendstunden haben, außer dem ärztlichen Dienst, haben wir es eingerichtet, daß, obwohl wir am Samstag frei haben, doch immer jeden Samstag ein Psychologe Dienst versieht.

Wir haben oft das Problem der regionalen Entfernung. Es ist z. B. oft nicht möglich, daß Eltern zu gewünschten Stunden erscheinen, auch wenn es mit Ihnen abgesprochen wurde; sie erscheinen einen Tag später, zwei Stunden früher oder was sonst immer ist. Was sich aber oft ganz verständlich für mich einfach dadurch ergibt, daß man statt der teuren Bahnfahrt eine Mitfahrgelegenheit mit dem Nachbarn wahrnimmt.

Ich möchte, damit uns noch Zeit auch zum Diskutieren bleibt, jetzt auf ein paar kritische Bemerkungen zu unserer Abteilung übergehen.

Wir sind an und für sich mit Ärzten gut versorgt, da bei uns aber auch Ärzte stark psychotherapeutische Arbeiten übernehmen, also bei uns die Trennung nicht so stark verläuft, sind wir doch zeitweilig ärztlich unterbesetzt, vor allem wenn jemand kündigt und dann monatelang die Stelle nicht wieder besetzt wird.

Ein anderes Problem: es ist uns noch nicht gelungen, eine gut anzuwendende Art der Vorbereitung der Kinder für die Krankenhausaufnahme zu entwickeln. Wir haben also Akutaufnahmen, die sofort kommen, wir haben aber auch einen hohen Prozentsatz von Kindern, die terminlich einberufen werden, also schon einige Tage oder Wochen vorher bekannt sind, daß sie zu uns kommen, wäre es zeitlich gut möglich, sie auf den Klinikaufenthalt vorzubereiten. Wir machen das bisher allerdings nur verbal, oder wenn es günstig ist, daß man einen Teil des Hauses zeigt, oder am besten, am beliebtesten ist das hauseigene Schwimmbad, womit man die Kinder gewinnen kann, aber weiter sind wir in diesem Bereich noch nicht gekommen.

Andere Kritikpunkte möchte ich in Form kurz- und langfristiger Ziele formulieren, die leider weitgehend nur durch die Überwindung formalbürokratischer, versicherungstechnischer Grenzen und mit Zustimmung der

Finanzgeber zu verwirklichen sind. Kurzfristige Ziele, mit denen wir uns aber auch herumraufen, weil da noch keine Bewilligung vorliegt. Wir sind ein Zwischending zwischen Heim und Krankenhaus, obwohl voll im Krankenhaus mit allen Verpflichtungen des Krankenhauses, mit allen Einschränkungen des Krankenhauses usw. Wir möchten aber diese artifizielle Krankenhausatmosphäre für unsere Kinder natürlich jetzt auflockern. Wir möchte sie also viel mehr integrieren in das normale Leben, ihre natürliche Umwelt. Wir würden gerne erreichen, daß im Einzelfalle Kinder z. B. die städtische Schule, in der sie Normalschüler sind, weiterbesuchen können, daß Lehrlinge die Schule weiterbesuchen können, schon aus dem Grunde, weil doch z. B. bei einem Gymnasiasten oder bei einem Lehrling einfach bei uns kein adäquater Unterricht erfolgen kann.

Wir wünschen uns für die Zeit der Ferien, in der bei uns keine Schule stattfindet, viel mehr Möglichkeiten, das Krankenhausgelände verlassen zu dürfen, weil es für die Kinder, obwohl ein Sportplatz vorhanden ist, aber immer nur Sportplatz ist, bei wochenlangem Aufenthalt natürlich eine Belastung.

Wir wünschen uns weiter eine Einführung im Sinne einer Tages- und Nachtklinik. Technisch wäre es gar nicht so schwierig, aber es sind die ganzen Verrechnungsangelegenheiten. Z. B. hätten wir gerne eine Nachtklinik, um Jugendliche in der Rehabilitation z. B. probeweise auf einen Arbeitsplatz schicken zu können, z. B. bei einer psychotischen Erkrankung, oder eben auch beim Unfallgeschädigten, oder auch bei einer sonstigen Behinderung.

Wir würden gerne auf diese Weise die Wiedereingliederung manchmal in die Familie probieren, daß einfach das Kind am Tage in die Familie geht, aber noch unseren Schutz für die Nacht hat.

Wir würden gerne eine Tagesklinik haben, eben z.B. für das unfallgeschädigte Kind, wo wir am Tage alles tun könnten, was zur Rehabilitation gehört und es nachts nach Hause gehen könnte .

Wir wünschen uns flexiblere Dienstzeiten und Dienstortregelungen z.B. im Krisenfall eben auch nach Hause fahren zu können, wenn etwas passiert mit unseren Patienten, die wir bereits kennen, lang behandelt haben, und z.B. jetzt ein Affektzustand beim Arbeitgeber im Betrieb auftritt. Oder beim Schulkind plötzlich wieder Schulverweigern auftritt, das einmal behandelt wurde, z.B. lange Zeit gut ging, dann tritt es wieder auf, und wo es sehr wahrscheinlich sehr schnell mit kleinen Eingriffen, einfach, indem man hingehen könnte, die Situation in statu nascendi bearbeitet, dann das vermeiden könnte, und das Kind in die Schule brächte, so schaukelte sich das Ganze ein.

Klagenfurt

Dann etwas anderes Wichtiges: wir nennen das einfach die Diskussion und die Supervision.

Es ist so, das können Sie sich, glaube ich, ganz gut vorstellen, wenn man Kinder mit so heterogenen Krankheiten und Störungen hat, und wir auch relativ viele dissoziale Jugendliche haben, daß dadurch das gesamte Team — das Personal, vor allem aber die Schwestern und Erzieher, die ja eigentlich immer die Kontinuität in der Betreuung fortführen, zwischen den einzelnen Therapien usw. — einer enormen psychischen Belastung ausgesetzt wird. Diese psychische Belastung geht sowohl von einzelnen Kindern aus, als eben auch von der Kumulierung verschiedener einzelner Kinder in der Gruppe, und dieses Kräftespiel in der Gruppe ist meistens sehr labil und schon durch kleinste Einflüsse durcheinanderzubringen.

Schwestern und Erzieher sind dann vor allem sehr stark den Aggressionen auch ausgesetzt, die einfach natürlicherweise da sind. Sie erleben ständig, daß sie oft versagen. Sie bemühen sich um ein Kind und dann hat es einen schlechten Tag und beschimpft sie oder irgend etwas. Sie sind eben auch ausgesetzt den Konflikten mit den Eltern. Es ist eine Erfahrung von mir, daß doch recht häufig Eltern eher beim Arzt oder Psychologen etwas überlegter sind in ihrer Ausdrucksweise, also mehr annehmen können, mehr mitdenken, und daß gerade, wenn sie mit dem übrigen Personal umgehen, manchmal eine Steuerung wegfällt. Ihre Einstellung ändert sich nicht, aber sie überlegen sich nicht mehr jedes Wort, was sie sagen, und dann bekommen es gerade diese Menschen oft an den Kopf.

Andererseits haben natürlich unsere Erzieher auch sehr viel Freude, das möchte ich sagen, jeder Erfolg, jede Zuwendung von einem Kind, und es bringt ihnen sehr viel, aber das Kräftespiel stimmt einfach oft nicht. Es ist einfach oft zu viel Enttäuschung und Verletztsein im Verhältnis zu dem, was Freude bringt. Ist aber der Erzieher mit diesem Problem belastet, daß er irgendwo eine Kränkung mit sich herumschleppt, so ist einfach die Gefahr, daß er bei der nächsten Reaktion eines anderen Unbetroffenen nicht in der einfühlsamen Weise reagiert, sondern eben aus seiner Kränkung heraus oder was immer, irgendwo barscher ist, und so entsteht dieser 'Circulus vitiosus' oft.

Wir haben, muß ich dazu sagen, einen für ein Normalkrankenhaus verhältnismäßig geringen Wechsel unter dem Personal, d.h. einerseits sind die Leute bei uns doch zum Großteil sehr erfahren und vertraut mit dem Arbeitsgebiet, auf der anderen Seite eben häufen sich bestimmte Kränkungserlebnisse eben oft immer wieder an der gleichen Stelle. Sie kennen das alle, der eine ist mehr auf diesen Typ allergisch, der andere auf die Form der Anrede usw. Und um diese Problemem besser bearbeiten zu können, sind wir dringend danach aus, jemanden zu finden, der also für die Station und für die Abteilung, also nicht für einzelne eine Supervision macht. Das ist für uns enorm schwierig, weil es mit Dienstregelungen zu tun hat, und weil — das muß ich auch dazu sagen — wir an einem regionalen Zipfel sitzen, der weit entfernt ist von größere Ausbildungszentren, und daher recht schwierig ist, Leute dieser Art, die so etwas tun können, zu uns heranzuziehen.

Ich möchte da noch einen anderen Punkt erwähnen, und den möchte ich kurz machen, und ich wäre Ihnen gerade besonders dabei sehr dankbar, wenn von Ihrer Seite aus irgendwo Anregungen kämen.

Es ist das Problem der Zentralisation und der Dezentralisation. Wie Sie ja schon von Herrn Dr. Mitterdorfer gehört haben, haben wir ein nichtzentrales System. Also wir versorgen da ganz Kärnten so in alle Richtungen. Die Voteile liegen darin, daß wir z.b. ein Kind in seiner gesamten Entwicklung kontinuierlich beobachten können. Wir haben die ambulanten Daten, wenn es einmal vorgestellt wurde, wenn es notwendig ist, nehmen wir es irgend einmal auf, dann können wir es entlassen, es weiterverfolgen, auch wenn der Therapeut gewechselt wird, was ohne weiteres möglich ist, aus unseren Gründen, oder weil es die Eltern wünschen, so bleiben die Informationen in einer Hand, man muß es also nicht immer neu alles beginnen.

Dadurch, daß wir so zentral sind, ist unsere Zusammenarbeit mit den diversen Institutionen z.B. mit den Jugendämtern, mit anderen Stellen der Regierung, die wieder für die Behindertenarbeit zuständig sind, mit Schulen, z.B. mit Arbeitgebern zu Behinderten, einfach, weil wir die Firma schon lange kennen und wissen, der hat öfters Behinderte. Wir haben auch positive Auswirkungen, im Laufe der Jahre bemerkt, daß das ärztlich-psychologisch-therapeutische Verständnis z.B. bei Jugendämtern, bei Sozialarbeitern, bei Sachbearbeitern in Verwaltungsbehörden durch die regelmäßige Zusammenarbeit, die irgendwo gleichlaufend ist und nicht ständig Differenzen zeigt, wesentlich angewachsen ist.

Durch diese Zentralisierung war es in Kärnten auch möglich, zu erreichen, daß wir für bestimmte Dinge sehr einheitliche Gesichtspunkte haben, z.B. für die Beurteilung außerfamiliärer Unterbringung, Institutionen zur Förderung bei Behinderten usw. Es ist nur möglich, daß bei uns überhaupt etwas passiert, in Form einer außerfamiliären Unterbringung oder spezieller Förderung, wenn wir das Gutachten dafür erstellen. Andere Sachen gibt es da nicht. In gewisser Weise ist also dadurch unser System lückenloser als wir es z.B. in anderen österreichischen Bundesländern beobachten können. Aber — und jetzt kommen die Nachteile dieses Systems:

Klagenfurt

Das Zentrum ist Klagenfurt, und es kam ein Team in eine der zwölf Außenstellen nur einmal monatlich, also in die Bezirkshauptstädte vor allem, d.h. daß dadurch, daß natürlich dann eine ganze Reihe von Klienten wartet, es teils aus zeitlichen, teils aus Gründen des Untersuchungsmaterials nicht möglich ist, z.b. größere Untersuchungen vorzunehmen, ärztlicherseits oder auch psychologischerseits, wenn es z.b. um die Abklärung einer Behandlung oder beruflichen Eingliederung oder eines komplizierten Schulversagens oder so etwas geht. Durch diese Außenfragen ist auf jeden Fall das echt therapeutische Angebot, was ich mit dem Kind wirklich tun kann, außer Beratung, auf jeden Fall viel zu gering. Müssen Untersuchungen in Klagenfurt vorgenommen werden, so beträgt die Entfernung im ungünstigsten Fall 150 km eine Strecke, die für Eltern mit zeitlichen und finanziellen Belastungen großen Umfangs verbunden ist.

Wir diskutieren nun darüber, inwiefern es ratsam ist, in den Bezirkshauptstädten eigenständige dauernd oder zumindest halbtags besetzte Beratungs- und Therapiezentren zu errichten. Diese Gebiete weisen aber zu einem — mit 2 Ausnahmen — das sind die beiden größeren Städte, eine ziemlich geringe Bevölkerungsdichte auf, die Zentren könnten nur sehr klein sein, sie könnten z.B. nicht regelmäßig mit einem Arzt besetzt sein, und es ist uns klar, daß die Qualität dieser Beratungsstellen natürlich nicht so sein könnte wie eine größere Abteilung bei uns. Und damit möchte ich jetzt einmal Schluß machen und danke fürs Zuhören — und wenn Anregungen von Ihen kämen, wäre es schön.

Gespräch

Haenchen: Hätten Sie für Beratungs- und Therapiezentren in den Bezirkshauptstädten denn überhaupt im Land schon genügend Fachkräfte, die es tun könnten?

Kurzmann: Es ist eine Sache der Ausbildung, der Erfahrung. Wir haben einen Psychologenüberschuß, und auch der Ärzteüberschuß wird kommen. Das Problem ist, die Stellen zu bekommen.

Urner: Nehmen Sie drogenabhängige Kinder und führen Sie Entzug durch?

Mitterdorfer: Es gibt seit einiger Zeit eine eigene, vom Land eingerichtete Drogenberatungsstelle. Wir wären damit überfordert. Allein von der Einrichtung her, weil Drogenabhängige doch einen wesentlich größeren Freiheitsraum beanspruchen, vor allem in der Rehabilitation. Entzug wird bei uns nicht gemacht. Oder ganz, ganz selten.

Schüler: Wie weit ist der Bevölkerung eigentlich bewußt, daß seelische Störungen auch behandelt werden können, die sich im Körper nicht mit Leiden oder so äußern? Wie weit muß man da erst einmal Aufklärungsarbeit leisten, daß man da etwas tun kann, nicht mit Medikamenten, sondern eben mit etwas anderem.

Kurzmann: Die Medien bringen sehr viel über Psychosomatik. Was uns am ehesten hilft, ist die Mundpropaganda über erfolgreich verlaufene Kinderbehandlungen. Man sagt auch bei uns: na, wenn es das ist bei deinem Kind, dann geht man zum Wurst.
Die psychosomatische Komponente bei Schulabbrechen, das sind noch Zusammenhänge, die verständlich sind, aber, was darüber hinaus kommt, da ist die Aufklärung noch nicht so weit.

Schüler: Sie sagten, daß die Mütter oder Eltern noch nicht oder sehr wenig an Sie herangetreten sind, mit dem Wunsch, daß sie hier auch mit aufgenommen werden. Meine Frage jetzt: wissen Eltern, daß sie diese Möglichkeit haben, oder, sind sie in der Lage, die Notwendigkeit zu erkennen, daß es gut wäre, zumal in den ersten fünf Jahren.

Wie weit können Sie überhaupt da Anregungen geben, jetzt als Psychologe oder Arzt der Mutter vielleicht nahelegen: "Es wäre schön, wenn....".

Kurzmann: Die Anregung ist nicht gekommen, weil wir das einfach noch nicht entsprechend eingerichtet haben, weil das schon platzmäßig enorme

Klagenfurt

Belastungen bringt. Wir haben natürlich schon Einzelzimmer, aber die sind so klein, daß keine zweite Liege darin Platz hat.

Krämer: Wenn Sie erzählen, daß Sie, selbst doch zumindest einen gewissen Anteil von Erziehungsschwierigkeiten bis zu 6 Jahren in Klagenfurt haben, wäre es da nicht sinnvoller, aus der Situation des Krankenhauses herauszukommen, damit einfach der pädagogische Alltag wieder die Kinder umfassen kann. Und meinetwegen offene Wohnungen einzurichten, wo Sie als Experten, psychologische Experten in Notfällen Hilfe geben können, damit nicht das Krankenhaus-Milieu diese Kinder beheimatet, was ja doch immer irgendwo Hospitalismus-Erscheinungen jeglicher Art nach sich ziehen kann.

Mitterdorfer: Zum Teil stimmem wir in der Bedürfnislage vollkommen zu. Manchmal sind Kinder zu lange stationär bei uns. Aber es gibt auch dabei das Prinzip: stationärer Aufenthalt nur so lange wie unbedingt nötig.
Wir haben Ansätze dazu, die in gewissen Bereichen schon realisiert sind, haben auch ein Therapieheim für verhaltensgestörte Kinder, für schwer verhaltensgestörte Kinder. Das Heim ist familienähnlich geführt von einem Erzieher-Ehepaar mit einem eigenen 1½-jährigen Kind.

Die haben derzeit 9 - 10 Buben im Alter von acht, neun Jahren bis fünfzehn, sechzehn Jahren, wo diese Prinzipien, wie Sie sie ansprechen, verwirklicht sind.

Es wäre noch in der Richtung sehr viel zu tun, aber es fehlt auch manchmal an den geeigneten Leuten. Ich habe mit einem Herrn in der Landesregierung gesprochen, der hat gesagt, es kommt alle Monate jeamnd, der so etwas beginnen will, weil er glaubt, damit ist viel Geld zu machen oder man könnte sich eine Existenz aufbauen.

Man muß aber hier sehr vorsichtig sein, damit nicht irgend etwas begonnen wird, was man nach einem halben Jahr oder nach einem Jahr abbrechen muß. Denn dann stehen wir vor dem neuen Problem, der sogenannten Pendelerziehung, von einem Heim ins andere.

Krämer: Ich möchte eine Anregung geben: wir haben bei uns in der Akademie vor zwei Monaten jemanden aus dem Schwarzwald gehabt. Dessen Prinzip ist es, Zwischenstationen zu sein zwischen Familie und wieder Familie. Er nimmt nur Kinder auf, die sehr schwer verhaltensgestört sind. Er nimmt sie dort in Familien auf. Das sind also meistens erziehende Paare vielleicht auch mit eigenen Kindern, das ist unterschiedlich. Das Frappierende daran und auch das Erfolgversprechende ist im Grunde, die Eltern haben auch die

Möglichkeit, dort zu wohnen; es gibt extra Häuser dort. Man kann die Eltern einladen, zu Wochenenden einladen, aber auch für längere Zeit, für Ferien, mit den Eltern gemeinsam reden, die Kinder erleben lassen, daß die Eltern mit den erziehenden Personen Freunde werden, so daß also auch die Ablösung sehr viel harmonischer verläuft, daß also jetzt nicht die Eltern das Kind da hinbringen und sagen: so, jetzt wird das erzogen von denen, sondern daß die Kinder erleben, daß sind auch Freunde meiner Eltern.

Domig: Besteht da nicht auf lange Sicht die Gefahr einer gewissen Ghettoisierung dieser Kinder?

Die Mutter von Florian: In München geht man von dem Gedanken aus: ein gestörtes Kind ist eben durch die Situation zuhause nicht in der Lage, sich richtig zu entwickeln. Wer nun immer Schuld hat, spielt keine Rolle. Bringt man das Kind nach der Therapie in dieses Milieu zurück, ist es schwierig, eine Milieuveränderung zuhause zu bewirken, wenn nicht die Eltern gleichzeitig sich einer Therapie unterziehen. Es wird dort direkt zur Vorschrift gemacht. Der Steuerzahler bezahlt die Therapie, also wird von den Eltern verlangt, daß sie mindestens eine Gruppentherapie oder so etwas mitmachen. Das als Art Gesetz finde ich nicht schlecht. Es ist vielleicht eine Art Pflichttherapie für die Eltern.

Hekel: Was natürlich sehr problematisch ist: Therapie als Pflicht.

Haenchen: Es muß ganz stark unterstrichen werden, was Frau Hekel sagte, denn der Leidensdruck, der allein uns die Chance gibt, helfend, verändernd zu wirken, ist ja nicht gegeben, wenn ein Mensch zur Pflichttherapie abgeordnet wird, gar noch durch Gesetz.

Die Mutter von Florian: Wenn nun zum Beispiel ein Vater ein Kind nicht annehmen kann, weil es die Leistungen nicht erbringen kann, die sich ein stolzer Vater von seinem Sohn erträumt hat, kommt das Kind wegen Verhaltensauffälligkeiten in die Therapie. Gelingt es, dem Vater die Zusammenhänge klar zu machen, dann hat das Kind eine größere Chance, auch zuhause sein kleines Selbstbewußtsein noch zu erhalten.

Haenchen: Sie sagten es schon: ”Gelingt es ....“.
Die Frage ist eben nur, k a n n es gelingen, wenn ein Vater nicht unter Leidensdruck steht.

Die Mutter von Florian: Wenn man ihm nicht die Gelegenheit bietet, d.h. wenn man ihn nicht holt, kriegen Sie den Vater ja auch nicht hin. Man muß

Klagenfurt

eben mal hingehen, vielleicht kann man auch an ihn heran. Man hat ja keine Chance, an ihn heranzukommen, wenn man ihn nicht holt.

Haenchen: Sofern er sich holen läßt.

Kurzmann: Meine Erfahrung geht dahin, daß man wirkliche Therapie natürlich nicht machen kann unter Druck. Ich kann aber wahrscheinlich eines erzielen vielleicht, daß zumindest gewisse Äußerungsformen von dem Vater nicht mehr passieren, weil er das einfach verstanden hat, daß er gewisse Dinge unterläßt, die zumindest dann schädigend sind. Also, soweit wäre das dann vielleicht nicht ganz nutzlos.

Ich wollte weiterhin sagen zu dem Beitrag von Herrn Krämer:
Wir sind Angestellte des Krankenhauses und werden im Grunde kaum nach diesen unseren Erfahrungen gefragt, obwohl wir die ganze Arbeit machen für das Land. Wir sind immer nur ausgeborgt. Wenn ich Sprechtag habe oder bei Behinderten sein will, bin ich ausgeborgt, und sonst bin ich nur Angestellte des Krankenhauses, und wir haben nicht in den entsprechenden Zentren das Gehör und eine Mitsprachemöglichkeit.

Zusammenfassung

Schriever: Wir sollten diese Stunde, die wir als "Zusammenfassung" bezeichnet haben, nicht numerisch verstehen, sondern Rückschau und Ausblick in Beziehung setzen zueinander. Darüber hinaus wäre ich auch sehr dankbar, wenn von Ihrer Seite Gedanken ausgesprochen würden über diese Veranstaltung. Es ist für uns sehr hilfreich, zu erfahren, wie Sie das, was hier geschehen ist, empfunden haben.

Kuptz: Herr Schriever, ich möchte mich bedanken, daß ich hier bei Ihnen Gast sein durfte. Für mich war alles, was ich hier gehört habe, mehr oder weniger Neuland. Und ich bedauere, daß ich nicht Gelegenheit haben konnte, Ihnen das Jugendwerk "Unfallgeschädigtes Kind" der Hamburger Polizei vorzustellen. Wir haben Interviews aufgezeichnet, in denen Kinder Aussagen machen, wie sie persönlich den Unfall erlebt haben, also eine Schilderung aus ihrer Sicht geben. Das Ganze im Zusammenhang mit einer Aufklärung über unsere Arbeit könnte sicherlich auch für eine Tagung wie diese interessant sein.

Schriever: Vielleicht ist der eine oder andere von Ihnen auch in seinem Beitrag aus zeitlichen oder anderen Gründen nicht zu dem gekommen, was er im Rahmen dieser Tagung hatte sagen wollen. Wir planen wiederum eine Niederschrift von Berichten und Gesprächen. Es besteht durchaus die Möglichkeit, daß wir einen Beitrag der Hamburger Polizei hinzufügen, in dem über die Nachsorge-Arbeit des Jugendwerkes unfallgeschädigter Kinder berichtet wird. Sollten Ihnen noch wichtige Aspekte oder Konsequenzen von Themen aus diesen Tagen einfallen, werden wir sie gern in den Arbeitsbericht aufnehmen.
Ich möchte auch gern den Vorschlag aufgreifen, Literaturhinweise und Quellenangaben aufzuführen, um Interessierten das Vertiefen der Fragestellungen zu erleichtern. Das würde das Ganze bereichern.

Kuptz: Ich muß vielleicht noch eine kleine Kritik anbringen. Mir ist als Neuling auf diesem Gebiet aufgefallen, daß die beiden Tage oft vollgepfropft waren mit Vorträgen, und ich als Laie hatte Mühe, diese ganzen Vorträge und alles, was ich hier so miterlebt habe, die Diskussionen, im Laufe des Tages zu verarbeiten. Ich hatte kaum Zeit und die Möglichkeit, nach einem Vortrag zum Beispiel wie Sie ihn gegeben haben oder wie Herr Dr. Drossel ihn gegeben hat, erstens selbst damit klar zu werden und zweitens in Ruhe mit anderen Personen darüber zu sprechen. Und ich finde, man sollte die Vorträge etwas kürzen, mehr Zeit zur Diskussion geben und vielleicht nicht ganz so sehr das Tagesprogramm ausfüllen, so daß die einzelnen Gruppen Gelegenheit haben, miteinander zu diskutieren, sich zu unterhalten über diese Arbeit. Ich hoffe, daß ich nicht allein da stehe mit dieser Auffassung.

Zusammenfassung

Haenchen: Sie stehen bestimmt nicht damit allein da. Das sind Gedanken, die Herr Schriever und ich bei der Vorbereitung der Tagung auch hatten. Sie äussern einen aus Ihrer Sicht verständlichen Wunsch. Sie sagen, daß Sie hier auf Neuland gekommen sind, daß sich für Sie eine Fülle von Fragen ergibt.

Ich denke, Sie können sich vielleicht in unsere Situation versetzen. Es wäre schön, wenn Menschen, die einander hier begegnet sind, sich hinterher, sofern sie in einer Stadt wohnen, verabreden und treffen oder aber, da ja doch niemand ein Analphabet ist, brieflich Kontakt aufnehmen. Dazu dient ja auch das ausführliche Adressenverzeichnis. Sie schreiben: "Wenn ich Sie richtig verstanden habe, haben Sie in Eddelsen gesagt..." und legen dann dar, was Sie dazu meinen. Sie werden bestimmt bei allen, die intensiv in der Arbeit stehen, drei Wochen auf den Antwortbrief warten müssen, aber sie werden den Antwortbrief bekommen! Was glauben Sie, wie ich meinem 'Roten Prinzen' in dem innersten Winkel meines Herzens nachtrauere! Ich wollte Ihnen Märchenaspekte geben. Darum hatten wir den Roten Prinzen so knapp gefaßt an den Schluß dieser Tagung gelegt. Wir hatten viele Abzüge verschiedener Märchen für jeden von Ihnen gemacht, nicht als Rückweglektüre — denn sie werden im Zug wahrscheinlich schlafen, einfach, weil es so viel war — sondern um Sie noch auf eine Spur zu setzen. Sie werden bei mir keine sehr große Gegenliebe finden für verlängerte Pausen. Vor Eddelsen einen Tag schlafen, nach Eddelsen einen Tag schlafen und ansonsten in Kontakt bleiben miteinander. Unsere Aufgabe hier ist, die Fülle zu vermitteln — und die Vielfalt.

M. Urner: Ich möchte sagen, zur Fülle und zur Vielfalt gehört für mich die persönliche Begegnung. Brauchen wir das nicht gerade an einer solchen Tagung? Menschen, mit denen man noch sprechen möchte, die man auch brieflich nicht erreichen kann, weil der Kontakt nicht zustande kam, weil die Zeit, die Pause zu kurz war. Das möchte ich einfach nicht.

Haenchen: Wir sind ein so kleiner Kreis von Menschen. Selbst wenn Sie bei keiner Mahlzeit und in keiner Zwischenpause mit einem Menschen gesprochen haben, ihm vielleicht nur zugehört haben, wenn sie ihm schreiben: "Sie werden sich doch in diesem kleinen Kreis an mich erinnern? Erlauben Sie mir, daß ich Ihnen jetzt brieflich noch einmal begegne und von Ihnen einige Fragen beantwortet haben möchte." Meinen Sie nicht, daß er antwortet? Sie dürfen ja auch nicht vergessen, daß Sie zum ersten Mal in diesem Kreis sind.

Drossel: Das ist bedauerlich. Wenn man Briefe liest aus dem 19. Jahrhundert — das ist faszinierend! Aber liegt es an der Zeit, liegt es an der verteufelten Erinnerung, als wir Briefe schreiben mußten, als Soldaten im Krieg usw. Darum als Anregung: man sollte dann eventuell auf Tonbänder zurückgreifen. Man spricht die Sache und schickt das Tonband ab. Bloß als Anregung, ja? Denn wir wollen ja hier solche Vorschläge zusammentragen. Wir sollten Wege finden, voneinander zu wissen. Mir ist so wichtig, daß man in dieser Zeit wieder Menschen kennengelernt hat, die — ich werde den Begriff Narren nicht gebrauchen — die auch so sind, ja? Wir wissen doch zu wenig voneinander. Es wird an sehr vielen Stellen gearbeitet, das weiß ich, aber man weiß nicht vom anderen. Und darum ist mir diese Zeit so wichtig.

Dann noch einmal der Gesichtspunkt: ob man in die Arbeitsform nicht doch das Gespräch in einer kleinen Gruppe mit einbringen soll. Ich nehme mit als so kleine, ja, belastende Erinnerung, daß wir den Eltern von Lutz nicht ganz gerecht geworden sind. Ich bin heute angeschossen worden dafür. Sie haben vollkommen recht, Frau Eckle.

Aber warum sollte die Atmosphäre hier auch nur lieb, freundlich und gütig sein? Wir waren sehr nett zueinander. Aber da war ein anderer Ton drin, der muß wahrscheinlich auch sein. Und vielleicht bietet das Gespräch in kleinen Gruppen auch die Möglichkeit, diese Dinge zu zeigen.

Haenchen: Wir betrachten diese Gruppe hier als größte Kleingruppe. Wir werden nie mehr Menschen hierher bitten. Wir sind der Meinung, daß Menschen, die einander seit langem innerhalb der Arbeit kennen, nicht unbedingt die Kleingruppe brauchen. Wenn wir diese Tagung allgemein ausgeschrieben hätten und nur derjenige die Zusage bekommen hätte, der sich als erster gemeldet hätte, dann wäre ein Abtasten erforderlich gewesen: wer bist Du, woher kommst Du, wes Geistes Kind bist Du. Dann wären vielleicht kleine Gruppen wichtig gewesen. Aber schauen Sie doch in die Runde: Hier sind so viele lebendige Menschen, die seit Jahren in dieser engen inneren und äußeren Bindung stehen, daß ich Schwierigkeiten hätte, mir vorzustellen, wie man die Ergebnisse der kleinen Gruppen dann wieder in das noch zum Glück kleine Plenum einbringen könnte.

Domig: Ich mach' mir schon längere Zeit Gedanken, wie man das hier Erfahrene in die Praxis umsetzen kann. Vor allen Dingen, wie komme ich in einer Intensivstation an die Leute heran, um solche Ideen dort überhaupt einmal einzupflanzen, und da meine ich, da fehlt eine Berufsgruppe in diesem Kreis, nämlich die, die jahrelange Erfahrung in Intensivstationen haben, die sind hier zum Teil, ich möchte sagen 'beschossen' worden.

Ich glaube, diese sollten auch die Möglichkeit haben, hier von ihrer Warte das Ganze einmal zu erläutern. Vor allen Dingen wäre das wahrscheinlich auch eine Möglichkeit, LERINA-Ideen in Intensivstationen überhaupt einzupflanzen. Also mein Vorschlag, daß auch Mitarbeiter von Intensivstationen dabei sein sollten.

Zusammenfassung

Haenchen: Herr Domig, unter den Teilnehmern von Eddelsen I waren bereits Mitarbeiter von Intensivpflegestationen! Als wir uns nach dieser Klausur trennten, waren wir der festen Überzeugung, daß wir den mindestens dreiviertel-Stein der Weisen schon fest beim Wickel hätten, und daß in ganz kurzer Zeit hier in Hamburg schon etwas entstehen würde, was uns ein ganz guter Weg zur Hilfe für Kinder erschien. Wir haben feststellen müssen, daß ein Plan, den man schon im Gerüst fest in der Hand zu haben meinte, bei aller Bejahung der Ideen der nicht institutionalisierten 3. Kraft, dennoch aus Zwängen, die sich aus Überlebensnotwendigkeiten und personalen Schwierigkeiten ergaben, wie eine Seifenblase platzen, sich einfach in Luft auflösen. Insofern bin ich sehr froh, daß Sie jetzt gleich nach der Realisierung in der Praxis fragen, denn das ist die Frage, die ich auch gestellt hätte.

Wir haben einen Konsensus darüber erreicht, daß wir 'viele Frau Brandts' brauchen. Woher nehmen wir sie, aus welchem Fond geben wir ihnen mindestens die Aufwandsentschädigung — lieber wäre mir noch das kleine Anerkennungshonorar? Und nachdem der erste Versuch, den wir mit viel Elan zwischen Eddelsen I und Eddelsen II gemacht haben, sich als nicht realisierbar erwies, kann ich nur wieder de Bono zitieren: "Die Tatsache, daß man an einer Stelle recht hatte, gibt uns nicht die Gewähr, daß man auch weiterhin recht hat. Man muß zu einem früheren Punkt zurückkehren und sagen, ich hatte zwar recht, aber man kann die Informationen auch anders ordnen." Das zentral Wichtige ist, daß man immer wieder zum Anfang zurückkehrt und die Informationen neu ordnet und überdenkt.

Ich möchte hier einen Vorschlag machen, der mir gekommen ist durch ein Testament, das in Berlin geschrieben ist von einem Mann, der im Alter erblindete, und dessen Frau kurz darauf bei einem Verkehrsunfall erblindete.

Diese wohlhabenden Menschen sind durch die Ich-Erfahrung des Nicht-mehr-sehen-Könnens zu dem Entschluß gekommen, ihr gesamtes Vermögen umzuwandeln in eine Stiftung für Kinder, die nicht sehen können. Nicht zur Frühförderung, nicht zur Schulung. Vor allen Dingen sollen die Gelder dieser Stiftung nicht an eine Institution, an eine Blindenschule, an ein Heim, an eine therapeutische Gruppe gehen, sondern sie sollen gezielt an das einzelne blinde Kind, den blinden Jugendlichen gehen. Der soll sagen, was er möchte. Seine Lehrer, die ihn kennen, sollen sagen, ob das Berufsziel des Blinden unrealistische Hirngespinste sind in ihren Augen, oder ob sie diesen jugendlichen, nicht sehenden Menschen für die Berufsausbildung befähigt halten, von der er träumt. Halten seine Lehrer sein Ziel für erreichbar, dann soll er die Gesamtsumme bekommen, die erforderlich ist, um — zwar beeinträchtigt durch das Nichtsehenkönnen — dennoch einen sein eigenes Leben erfüllenden Beruf zu finden, vielleicht sogar einen Beruf, der auch noch anderen dient.

Mich beschäftigt der Gedanke, ob unser Weg nicht der sein sollte über eine Stiftung.

Herr Domig, Sie fragten eben, wie man den Spezialisten von der Intensivstation 'solche Ideen' überhaupt erstmal 'einpflanzen' kann.

Ich möchte Sie erinnern an den Arzt, der im Selbstversuch einen Herzkatheter einführte. Auf dem Kongreß gab man ihm ganze 4 Minuten Zeit, darüber zu sprechen, der große Sauerbruch winkte müde ab ob solcher Scharlatanerie, 20 Jahre später bekam der Einzelgänger den Nobelpreis. Wenn die etablierte Medizin ihren eigenen Kollegen den Weg so verbaut — was hat dann die Musische Ganzheitstherapie für Aussichten? Mir kommt das Wort von Bodelschwingh in den Sinn: Als er die grundsätzliche Zustimmung für die Errichtung seiner Anstalten hatte und die Hilfe für Hilfsbedürftige zum Greifen nahe sah, geriet er in die Mühlen der königlich preußischen Verwaltung. Aus qualvollem Warten auf eine Entscheidung resultierte ein Erinnerungsbrief an die Behörde, der mit dem Satz endete: "Nicht so langsam! Sie sterben sonst darüber!"

Ob königlich preußisch, ob kaiserlich deutsch, ob weimarisch demokratisch, ob nationalsozialistisch großdeutsch, ob bundesrepublikanisch — was hat sich denn geändert?

Die Gefahr, daß 'sie darüber sterben' ist so groß wie eh und je! Darum denke ich, daß es nur einen Weg gibt, Generationen von Kindern davor zu bewahren, nach einem schweren Verkehrsunfall als ‚bildungsunfähiger Pflegefall' in einem Hospital dahinzusiechen: durch eine Stiftung die materiellen Voraussetzungen zu schaffen dafür, daß ein wenig ins Bild der naturwissenschaftlich orientierten Medizin passender Weg gegangen wird, um Kindern zu einem sinnvollen Leben zu verhelfen.

Denken Sie an die zukunftsweisende Arbeit, die in Heidelberg getan wird: auf dem Fundament einer Stiftung.

Ich möchte nicht versäumen, auch den anderen Aspekt anzusprechen: es gibt immer wieder 'Geistheiler', 'Wohltäter' der Menschheit, die mit Staniolkugeln agieren, und es gibt immer wieder wundergläubige Menschen. Es ist Pflicht der Medizin, sorgsam darüber zu wachen, daß mit menschlichem Geltungsbedürfnis, mit menschlichem Besitzstreben einerseits und menschlicher Dummheit andererseits nicht Schaden angerichtet wird.

Die Zeitströmung ist nur denkbar ungeeignet — wenn Sie allein mal an die Verfechter von Früh-Lesen—Methoden denken — offen zu sein für den Gedanken, wachsen zu lassen, nicht zu drängen, die Sinne zu wecken und zu

Zusammenfassung

nähren und den Intellekt hintanzustellen, bis seine Zeit gekommen ist. So gegen den Strom zu schwimmen, sich dem Sog zu entziehen, ist nur möglich, wenn eine Stiftung die Unabhängigkeit gewährleistet.

Wobei Unabhängigkeit nicht mißverstanden werden darf als Narrenfreiheit, weil dahinter wieder die Gefahr der Stanniolkugeln lauert! Im Stiftungsrat müssen schon die Menschen — nicht Leute! — sein, die mit hellwachem Gewissen auch das ethische Niveau im Blick haben.

Hier muß, unabhängig von Ihrem und vielleicht auch anderer Teilnehmer Wunsch noch etwas Grundsätzliches gesagt werden: Wenn man eine Tagung öffentlich ausschreibt, kann kommen, wer am Thema interessiert ist, Zeit hat und bereit ist, die Kosten incl. Kongreßgebühr selber zu tragen. Bei einer solchen Tagung kann man auch nach Belieben selektieren, es mit dem Besuch von Freunden oder kulturellen Veranstaltungen kombinieren. Das ist ein vielgeübter Brauch.

Wir haben unsere Begegnungen in Eddelsen von Anfang an 'Klausur-Arbeitstagung' genannt — in diesem Jahr war der Begriff sogar fett gedruckt — um deutlich zu machen, daß hier die Akzente anders gesetzt sind. Und dies aus zweierlei Grund.

Wir haben zum dritten Mal den gemeinsamen Arbeitstagen dasselbe Thema gegeben, nicht, weil uns keine andere Formulierung eingefallen wäre, sondern weil wir damit zeigen wollen, für wie bedeutsam wir diesen Eltern und Kind betreffenden Fragenkomplex halten. Wir haben uns jedesmal bemüht, Referenten zu gewinnen, die diese brennende Frage aus dem Blickwinkel ihres speziellen Arbeitsgebietes beleuchteten, um allen seit Jahren an der Aufgabe Arbeitenden immer neue Hinweise zu geben.

Daß hier eine Gruppe von Menschen versammelt ist, die sich aus ihrem gemeinsamen Ziel und täglichen Tun seit langem kennt, wurde gewiß jedem deutlich, der zum ersten Mal hier ist: er sah die freudige Begrüßung, hörte von warmem Anteilnehmen getragene Fragen: "Kann der Frank schon alleine laufen?", "Ist die Dosis Tegretal immer noch die gleiche?", "...und was ist bei der Augenhintergrundspiegelung herausgekommen?" Die Hälfte unseres Kreises ist zum dritten Mal in Eddelsen. Das führt natürlich dazu, daß wir von der Arbeitsproblematik so viel wissen, daß wir uns manchmal gar in Kürzeln verständigen können.

Das wäre unzulässig, wenn die Begegnungen hier eine Informationsveranstaltung wären. Sie dienen aber der Fortbildung und eben deshalb laden wir jedesmal als andere Teilnehmerhälfte Fachleute ein, um von ihnen zu lernen, damit wir unsere Arbeit noch besser tun können.

202

Zusammenfassung

Diesmal wollten wir aus dem berufenen Mund betroffener Eltern hören, wie sie die Zeit auf der Intensivstation erlebt und durchlitten haben, nicht, weil wir es nicht wüßten — wir leben in enger Beziehung zu den Eltern der Kinder in unserer Obhut — sondern weil das großzügige Angebot des Jugendwerks, die Beiträge auch dieser Klausur-Arbeitstagung zu veröffentlichen, uns die Möglichkeit gibt, die Eltern-Berichte in gedruckter Form den Menschen zu lesen zu geben, die vielleicht nachdenklich werden bei der Lektüre.

Aber auch den 2. Schwerpunkt dieser Tage möchte ich gern durch die Möglichkeit, die das Jugendwerk uns gibt, 'unter die Leute bringen' und zwar wieder unter die, die es angeht: die dann vielleicht den zur Planstellenkürzung von Sozialarbeitern bereits gezückten Rotstift nachdenklich aus der Hand legen.

Ich habe in Berlin das schwer in Worte zu fassende Glück, mit einer Sozialarbeiterin eng zusammenzuarbeiten, deren Einsatz und Anregungen von so großer Bedeutung sind, daß der Gewinn für die Arbeit von LERINA nicht gewogen und nicht gemessen werden kann. Nur: dieser Einsatz wird in der persönlichen Freizeit erbracht! Erkundigen Sie sich mal am Ort Ihrer Tätigkeit, wie das Zahlenverhältnis von Betten zu Planstellen, von kranken Kindern und deren Eltern zu Sozialarbeitern ist!

Wir möchten durch den Druck der Beiträge von Herrn Peruzzo und Herrn Kiebel wenn schon nicht ein "Aha!" — so doch ein "Nanu?"-Erlebnis verursachen für die Zeitgenossen, die meinen, daß Sozialarbeiter Menschen zwischen Aktendeckeln verwalten. Wenn deutlich wird, daß man mit Sozialarbeitern z u s a m m e n a r b e i t e n kann, ist vielen Kindern geholfen!

Dies der erste Grund für die Arbeitsweise bei unseren Klausur-Arbeitstagungen. Vielleicht ist Ihnen interessant zu hören, daß sie sich nicht 'herausgebildet' hat, sondern lange vor Eddelsen I in intensiven Gesprächen festgelegt wurde. Damit bin ich gleich beim 2. Grund für die ungewöhnlich kompakte Programmfolge.

Weil alle an dieser Arbeit Interessierten viele hundert Kilometer voneinander entfernt wohnen — was dem brieflichen Austausch zwar keinen Abbruch tut — ist die Ermöglichung alljährlicher Begegnung zum Erfahrungsaustausch und Lernen ohne jegliche Kosten gewiß auch eine Freude. Für mich steht aber an erster Stelle das Bedürfnis, der verständisvollen Großzügigkeit des Gastgebers gerecht zu werden durch die Intensität der hier geleisteten Arbeit.

Zusammenfassung

Die Mutter von Florian: Ich habe mit vielen Menschen gesprochen, vor allem in unserem Behindertenkreis, daß es so etwas wie LERINA gibt. Jeder ist sehr erstaunt und sagt: ich habe noch nie davon gehört, daß jemand einem helfen würde, wenn ein Kind auf der Intensivstation ist. Ich würde Ihnen vorschlagen, daß man die Informationen breiter streut, daß man nun nicht nur Kliniken anschreibt, sondern in Blindenschulen, in Gehörlosenschulen einfach mal eine Gruppe Menschen informiert, die im Weitergabeverfahren es anderen sagen, daß einfach die Information mal breiter gestreut ist. Ich würde anfangen bei Menschen, die bereit sind, Informationen entgegenzunehmen. Jemand, der gesunde Kinder draußen hat, denkt vielleicht überhaupt nicht daran, daß was passieren könnte. Jemand, der jetzt bei uns an der Schule ein gehörloses Kind hat, ist sehr bereit, Informationen zu speichern, weil er erfahren hat, wie katastrophal es ist, wenn ein Kind zu allem anderen auch noch gehörlos ist. Ich möchte vorschlagen, daß man es umgekehrt aufzieht, wenn ein Kind verunglückt ist: nicht die Intensivstation holt die LERINA-Leute für die Kinder, sondern die Eltern bringen jemanden von LERINA. Daß man also nicht die Intensivstation dazu gewinnt, daß sie im Falle eines verunglückten Kindes sagt: LERINA komm her, wir brauche die 3. Kraft sondern, daß eben über Eltern, die selbst nicht in die Klinik gehen können, eine 3. Kraft angeboten wird, und die Klinik dann bereit ist, sie anzunehmen.

Haenchen: Aber man kann das, was erforderlich ist, für die 3. Kraft auf der Intensivstation und auch nachher im Stadium der Aufhellung nicht im Schnellverfahren übermitteln. Der ganze Bereich ist so komplex und ist dem Lebensgefühl vieler Menschen auf Anhieb erstmal noch sehr fremd. Meist ist die Schicht gar nicht mal so dick, bis dann der Mensch selber fühlt; "Das ist ja eigentlich das, was ich, ohne es ganz klar gewußt zu haben, selber angestrebt habe." Ich würde Ihnen nur mit Unbehagen folgen, wenn Sie Informationen breit streuen wollen, weil das nämlich dazu führt, daß jemand, der im Augenblick gerade in einer eigenen Konfliktsituation ist, sagt: ach, na ja, dann mach ich das mal. Ich stimme Ihnen viel, viel eher und mit voller Überzeugung zu, wenn Sie sagen, es muß von Mund zu Mund zu dem gesagt werden, der bereit ist, zuzuhören. Das sind unsere Erfahrungen. Glauben Sie nicht, daß wir nicht unsere ganz törichten geistigen Purzelbäume in Bezug auf Multiplikation bereits hinter uns haben! Wir haben unsere Beulen auskuriert und unsere Wunden geleckt und haben gesagt: aha — so geht's also wohl nicht. Den Erfahrungsvorsprung haben wir. Natürlich werden betroffene Eltern besonders intensiv zuhören, aber betroffene Eltern sind so beschäftigt mit ihrem eigenen Schicksal, daß sie selber ja nicht für andere aktiv werden könnten. Ich kann immer wieder nur sagen, daß wir am allerliebsten mit Menschen der mittleren Jahre rechnen möchten als helfende Kräfte. Ganz einfach, weil jeder junge Mensch nicht nur das Bedürfnis hat, erst einmal sein eigenes Leben zu gestalten, seine eigene Mitte zu finden, sein eigenes Leben aufzubauen, in seine eigene Partnerschaft hineinzuwachsen, sondern weil nach meiner festen Überzeugung ein junger Mensch nicht nur das R e c h t dazu hat, sondern die P f l i c h t. Denn wenn er nicht selber in sich rund und ganz wird, kann er diese doch in sehr vielen Phasen nicht leichte Arbeit gar nicht schaffen.

Schriever: Mich erinnert das, was wir machen und die Schritte, wie wir vorwärts gehen, sehr stark an das, was wir gestern gesehen haben, was die Eltern uns dargestellt haben. Es ist wohl nicht nur so in der Therapie, sondern auch m i t der Therapie, daß es ganz, ganz langsam, vorsichtig, behutsam vorwärts geht. Wir haben — beinahe zwei Jahre, nachdem wir das letzte Mal hier zusammen waren — jetzt erste und immer deutlicher werdende Reaktionen, daß man sagt: da war doch etwas, da ist irgend etwas aufgeschrieben, kann ich das mal haben. Aber ich glaube, es ist sehr riskant, wenn man zum Beispiel mit einer großen Anzeigenkampagne sagen würde: hier ist was, und das ist es. Dann wird eine Anspruchshaltung geweckt, die wir nicht erfüllen können. Da glauben alle, hier sei also ein Stab von hundert Leuten, die in LERINA-Arbeit ausgebildet, rübergeschickt werden können, um dort tätig zu werden. Außerdem werden damit auch viele Möglichkeiten, selbst etwas zu tun, unterdrückt.

Haenchen: Ich kann es Ihnen am konkreten Beispiel der MENACHA sagen. Als wir sie durchkonstruiert hatten und nun begonnen hatten, damit zu arbeiten, erschloß sich für uns wie ein schöner warmer Regen die Möglichkeit, ganz viele Geräte für viele Kinder herzustellen. Ich bin wieder in meinen alten Fehler gefallen und habe gesagt, ich brauche unbedingt eine Liste aller deutschen Kinderkrankenhäuser, weil ich es nämlich als Sommerferienarbeit sah, daß ich nach Adressenliste Geräte verschicken würde. Inzwischen hat Frau Popitz mich am Zügel gezogen und gesagt; so geht das aber nicht. Es muß ja in der Klinik erstmal einer sein, der überhaupt darauf ansprechbar ist, der ein Ohr für solche Dinge hat. Sonst landet die MENACHA irgendwo in einem Schrank und ist totes Kapital, was keinem Kind dient. Man kann nicht, wie Journalisten zu sagen belieben, "flächendeckend" arbeiten, man kann es wirklich nur von der Basis tun, von einem Menschen zum anderen. Das geht vielleicht, ich weiß das aus meiner eigenen Entwicklung, der inneren Ungeduld zu langsam, wenn man überzeugt ist, daß man eine Hilfemöglichkeit anzubieten hat. Aber "warten können" ist auch ein Entwicklungsprozeß zur Weisheit.

Urner-Wiesmann: Ja, ich glaub', daß die Entwicklung im Menschen der heutigen Zeit der Qualität und nicht der Quantität gilt. Ich glaube, das ist ganz eindeutig so. Und zu diesem Qualitätsdenken gehört, daß in einer kleinen Gruppe etwas wächst, und daß es auf jeden Einzelnen dieser Gruppe an-

Zusammenfassung

kommt. Und was mir ganz entscheidend entgegengekommen ist von dem, was wir von LERINA kennengelernt und jetzt auch hier mitbekommen haben, das ist, wie ungeheuer viel Phantasie dabei im Spiel ist. Das hat mich so fasziniert. Wir haben gestern beim Essen mit Herrn Dr. Drossel kurz darüber gesprochen, über die Phantasie. Ich glaube, wenn jeder an seinem Platz Phantasie eingesetzt und entwickelt, da kann so viel entstehen. Und Herr Dr. Drossel sagte dann zunächst, wenn er sich nicht täusche, so sei die Phantasie die Tochter der Liebe. Und ich finde, das ist ein ganz entscheidender Satz. Wo die Liebe am Werk ist, wächst auch die Phantasie. Ich habe das bisher zu wenig erfaßt.

Drossel: Ich möchte hier noch ein ganz kleines "trotzdem" anbringen. Ich bin auch ganz Ihrer Meinung, daß man nur im persönlichen Weitergeben arbeiten sollte. Aber hier ergibt sich nun die Frage: wie kommen wir an die Menschen ran, die heute Einfluß haben? In Berlin findet jetzt der 30. Ärztliche Fortbildungskongreß statt, der sehr groß ist. Ihm angeschlossen ist ein Schwesternkongreß. Das steht also als Oberthema für einen oder zwei Tage: "Humanitas im Krankenhaus". Wir wissen, was an den Straßenecken ausgeschrien wird, das ist ja nicht da.
Und es ist die Frage: sind Sie dabei, geht Ihr denn da hin zu dem Kongreß, mal zuhören, was da jetzt gebracht wird. Wie die sich artikulieren dazu.

Haenchen: Wir gehen schon hin, aber wir hören nur und sagen nichts.

Drossel: Das meine ich eben: um zu sehen. Und dann zweitens: Sehen Sie, daß man an diese Menschen rankommt und sich jetzt überlegt, wo sind die, die man eventuell nochmal informieren kann.

Haenchen: Beim Senator für Gesundheit in Berlin sitzt eine Ärztin, die kennt LERINA seit mindestens 15 Jahren. Immer, wenn wir uns begegnen, sagt sie eben doch wieder das Wort "Narren" — oder man nennt uns "abstruse Exoten". "Für Euch arme Narren ist die Zeit noch nicht reif."

Drossel: Wo sind Menschen, die ein Gehör haben und Gespür dafür, die man zunächst einmal informieren müßte.

Haenchen: Ich glaube nicht, daß es mit zweistelligen Zahlen möglich ist. Ich erlebe immer, wenn ich beispielsweise bei Biermann in der ärztlichen Akademie für Psychotherapie bei Lehrgängen spreche, daß sofort hinterher jemand kommt und mit mir spricht. Und daß zwei Tage später bei derselben Tagung jemand, der es inzwischen überschlafen hat, sagt: Sie haben doch gesagt...
Aber ich halte es ganz einfach — ich hab's in diesen Tagen schon ein paarmal

gesagt — mit dem großen russischen Puppenspieler Sergej Obraszow, der sagt: ein Mensch ist nicht weniger als zwei Menschen. Und wo ein Mensch so versteht, worauf es uns ankommt, da begrüßen wir ihn voll Freude und hoffen auf den nächsten.

Mutter von Florian: Mich hat das gestern einfach beeindruckt. Ich sprach mit Frau Sieveking und fragte sie, wie sie zu LERINA gekommen wäre. Sie sagte, sie hätte Sie, Frau Haenchen, bei Freunden in Berlin kennengelernt. Mir sind viele Menschen durch behinderten Kinder begegnet, die ein Unbehagen an dieser satten Zeit verspüren, die finanziell vielleicht unabhängig wären und die eventuell LERINA-Mitarbeiter werden könnten, es aber nicht werden können, weil sie nie davon hören. Ich weiß nicht, muß man damit leben? Man könnte diesen Menschen geradezu die Lebensqualität verbessern. —

Meinetwegen die Frau von einem Mann, der eine Position bekleidet, die ihm für seine Frau wenig Zeit läßt, die sich einfach damit unbefriedig fühlt und wirklich eine Lebensaufgabe darin finden könnte. Aber wie kann die Frau erfahren, daß es so etwas gibt?

Haenchen: So sind ja bisher die Kreise entstanden, konzentrisch zu dem Stein, den wir ins Wasser geworfen haben. Daß wir heute den interessanten Bericht aus Klagenfurt hören konnten, beruht ja darauf, daß ich im vorigen Sommer in Klagenfurt war bei der Jahrestagung der BOBATH-Therapeuten des Landes Österreich. Aber dahin bin ich auch nicht etwa direkt gekommen, sondern dahin bin ich gekommen, weil Todorow — als er eingeladen wurde, über Kinder mit Schädelhirntraumen zu sprechen, gesagt hat, was ich sagen kann, könnt Ihr auch in meinem Buch lesen, aber ladet mal LERINA ein! So geht das weiter in kleinen Schritten.

Mutter von Florian: Nur das kleine Kind, das gerade eben verunglückt, auf die Intensivstation gekommen ist, muß halt eben ohne LERINA sein, weil niemand davon weiß.

Urner: Wir müssen uns bewußt sein, daß es in vielen Orten Kreise gibt von Menschen, die etwas aufbauen, vielleicht im Sinn von LERINA, aber auf ihre ganz andere Weise, und müssen auch das Vertrauen haben, daß jemand, der in Not ist, vielleicht irgendwo zu so einem Kreis hinkommt. Also ich glaube, wir dürfen nicht einfach uns zu stark fixieren. Schon die Möglichkeit der Eltern ist viel größer als wir uns vorstellen, wenn sie in Not mit ihrem Kind geraten. Sie finden oft auch wieder eine Lösung, die für sie die richtige ist. Es muß auch nicht immer so ein Spezialist sein. Es gibt auch ganz andere Möglichkeiten, die ihm helfen können.

Zusammenfassung

Mutter von Florian: Das kann man nicht ganz bejahen, Herr Urner. Ich weiß nicht, wieviel Menschen es in Deutschland gibt, die in einer solchen Situation sind. Herr Dr. Drossel sagte über den Jungen aus Berlin, das ist ein Wunder, wie es ihm ergangen ist, so ist vielleicht mein Sohn ein zweites Wunder, aber, was ist mit all den anderen, wo kein Wunder geschehen ist? Wo eben jemand aus vielfältigen Gründen es nicht geschafft hat, zu seinem Kind vorzudringen. Man könnte ja wirklich Parallelen ziehen, daß man grundsätzlich sagt, die Nähe einer Bezugsperson auf der Intensivstation erhöht die Möglichkeit eines Wunders. Wenn man es so formulieren will, dann gibt es sehr viele Kinder, bei denen dann das Wunder nur darum nicht eintreten konnte, weil eben diese Möglichkeit fehlt. Ich glaube, daß man es schon so hart sagen muß. Ich habe die Erfahrung in den ganzen 19 Jahren gemacht; man muß offen sein für ein Wunder, das kommen kann, aber man darf nicht nur sagen: lieber Gott, tu' das Wunder, sondern muß verdammt viel selber tun, um dem Wunder die Tür zu öffnen. Und das fände ich eben eigentlich die große Chance für Menschen dieser 3. Kraft: die Tür ein wenig aufzuhalten, damit das Wunder hereinkommt.

Vater von Mirjam: Zu uns ist auch das Wunder hereingekommen. Wir waren ganz verzweifelt, weil alle Doktores gesagt haben, da ist keine Hoffnung nicht für Mirjam. Und dann ist LERINA gekommen und hat uns gesagt: "Mach das so, mach das so!" Und wir haben das gemacht. Und LERINA hat uns viele Briefe geschrieben und wir haben auch geschrieben, was Mirjam für Fortschritte macht. Und LERINA ist nochmal gekommen und hat Mirjam angeschaut, viele Tage, immer wieder und gesagt: "Nun mach das mal so und tu das nicht mehr so oft." Und immer wurde Mirjam mehr lustig und wir haben gesehen, es ist doch Hoffnung für Mirjam!

Schriever: Ich kann die Mutter von Florian vollkommen verstehen, daß sie die Vorstellung bedrückt, eine ganze Menge Eltern könnten Hilfe bekommen, wenn sie bloß wüßten, wo jemand sitzt, der ihnen raten kann. Ich hab' das selbst mal erlebt: Freunde von mir, die selber therapeutisch arbeiten, konnten sich überhaupt nicht vorstellen, was wir hier machen, und waren leider immer verhindert, hier an unseren Klausur-Tagungen teilzunehmen. Plötzlich tauchte bei denen selbst im Bekanntenkreis ein Problem auf, und da fragten sie nach. Aber die Fragestellung war so, wie sie dann formuliert wird, wenn man eben nur, "ein bißchen Information" hat: "Ihr macht doch da so irgendwas. Der behandelnde Arzt, der hat offensichtlich noch ziemlich viel Schwierigkeiten. Kann man dem nicht mal so einen Prospekt schicken oder sonst etwas über eure Arbeit.?" Das hilft überhaupt nichts. Und in diesem Fall hab' ich diese Anfrage nach Berlin weitergereicht. Frau Haenchen hat sich sofort in die Bahn gesetzt. Das ist das Problem: was kommt dann, wenn die Information weitergegeben ist. Dann muß auch jemand dahinter stehen, der dann, wenn diese verzweifelte Mutter kommt, wirklich raten kann.

Urner-Wiesmann: Der Mensch muß dahinter stehen.

Schriever: Ja.

Domig: Es steht noch immer im Raum die Frage: wie schaut es jetzt wirklich aus, wie kriegt man Leute zu dieser "second-life-career"? Das ist noch immer offen, trotz all dieser Gespräche, die jetzt geführt wurden. Wie kann man also Leute, die sicher vorhanden sind, aber keine Ahnung haben, daß ihnen diese Möglichkeit gegeben wäre, wie kann man sie dazu bringen?

Haenchen: Herr Domig, ganz konkretes Beispiel: wir haben im November 1980, als erste Frucht der Begegnung im Sommer — im Juni in Klagenfurt — ein Seminar gemacht, und es ergab sich die Frage, wollen wir miteinander weiterarbeiten. Mein Vorschlag ging dahin, wenn LERINA noch mal nach Klagenfurt kommt, dann — wie hier in Eddelsen — mit Frau Brandt und nicht als Haupthörer mit Menschen, die ohnehin in ihrem Fachgebiet ja so eingespannt sind, daß sie nicht aktive Multiplikatoren sein könnten. Unsere Vorstellung war, daß man in der Zwischenzeit — sagen wir vielleicht in kirchlichen Kreisen, wo man sich trifft aus gemeinsamer Überzeugung —, daß man da einen älteren Menschen anspricht und sagt: Du, sag mal, hättest Du Lust in 14 Tagen am Wochenende zu kommen, wir haben da Gäste, die eine Arbeitsmöglichkeit aufzeigen.

Haenchen: Ich wundere mich die ganze Zeit, daß Frau Affeldt den Mund noch nicht aufgetan hat, so muß ich das stellvertretend für sie tun. Sie hat selber noch drei Kinder und ist so überzeugte Mutter, daß sie sagt: ich begleite mit offenen Ohren und offenen Augen und mit offenem Herzen alles, was bei LERINA geschieht. Das tut sie seit Jahren. Und freut sich heute schon auf den Tag, an dem sie aktiv werden kann, freut sich aber im Augenblick, daß sie Mutter ihrer Kinder ist. Und hat um sich in Heikendorf Mütter ähnlicher Situation, mit noch Heranwachsenden, bei denen die erste Pflicht die eigenen Kinder zu Hause sind. Sie verfolgt mit Interesse alles, was neu geschieht mit den betreuten Kindern um alles zu wissen und ganz lebendig mitzuerleben, um dann, wenn die eigenen Kinder aus dem Haus sind, zu sagen: so, das Handwerkszeug habe ich schon, und nun stehe ist bereit.

Affeldt: Ich muß mich etwas rechtfertigen. Ich habe dauernd schon den Gedanken gehabt, daß ich mich melden soll, aber ich fand meinen Kreis einfach zu schlicht, um das zu äußern.

Zusammenfassung

Haenchen: Nein, nein, so klein kommt jedes Pflänzchen aus der Erde!

Affeldt: Und die Menschen, die ich bei mir um mich versammelt habe, das sind wirklich ganz Interessierte. Der Kreis war etwas größer, Sie wissen, daß einige Lehrer da waren, aber jetzt sind es drei, vier Menschen: Sozialpädagogin, Krankengymnastin, Beschäftigungstherapeutin, die vom Beruf her auch einen Bezug dazu haben, die wirklich ganz echt interessiert sind. Ich freue mich schon darauf, wenn ich in nächster Zeit diese Menschen wieder bei mir zu Hause haben werde, und einfach mal erzählen werde, was ich hier erlebt habe. Das nehmen die auch ganz intensiv auf, und ich bin überzeugt, daß sie das von sich aus auch wieder weitergeben.

Kurzmann: Ja, es kommt mir so richtig die Erinnerung. Ich erlebe das nämlich gar nicht so selten, daß zu uns ein paar Mütter kommen, manchmal auch Väter, so aus bestimmtem Milieu, die selber Schwierigkeiten mit ihren Kindern hatten, die uns einfach kennen und Zugang haben, und die in irgendeinem Zusammenhang später kommen und sagen: ja, habt Ihr nicht noch irgendetwas für mich zu tun in dem Sinne, weil sie damals positive Erfahrung gemacht haben. Mir ist es nicht gleich eingefallen, weil wir das eher erleben bei uns im Pflegekinderwesen, wo Eltern später wiederkommen, weil es eine eingebürgerte Möglichkeit ist, dann ein Pflegekind aufzunehmen. Aber ich meine wirklich, daß man solche Eltern auch für andere Sachen gewinnen kann, sowie sie hier erarbeitet werden,

Haenchen: Um nochmal konkret auf Ihre Frage eingehen zu können: Ich bleibe bei dem Satz, ein Mensch ist nicht weniger als zwei Menschen. Wenn Sie in Rankweil einen Menschen haben, bei dem Sie sagen müssen, ich habe weder Zeit, noch die volle Möglichkeit, auf alles zu antworten, weil ja auch sehr häufig Filme viel eindrucksvoller sind, so rufen Sie uns, um mit diesem Menschen zu sprechen und ihm Filme zu zeigen! Wir kommen und bringen dann Filme mit von der Rehabilitation eines Kindes, das zuerst hilflos im Bettchen liegt. Der Film zeigt die Mittel. Da können Sie jederzeit auf uns rechnen. Sie brauchen es nur zu sagen: nicht grad von heut zu spätestens übermorgen, aber könnten Sie in drei Wochen zu uns kommen, für ein verlängertes Wochenende, dann kommen wir.

Domig: Das wollte ich vorhin schon sagen. Sie müssen damit rechnen, daß Sie zu so etwas eine Einladung bekommen.

Haenchen: Man muß nicht nur helfen wollen, man muß auch helfen können. Und zum Helfenkönnen-lernen gehören Seminare, gehören Gespräche, die können bei einem ganz behaglichen Teetrinken stattfinden und doch von einer solchen Dichte der Informationsvermittlung sein, daß jemand, der ein paar Stunden mit im Raum bei der Arbeit war, so konkrete Erlebnisse gehabt hat, daß er die in konkrete Fragen fassen und man konkrete Antworten darauf geben kann.

Es liegt eine ganz große Gefahr darin, so etwas wie unsere Arbeit über irgendein Medium unter's Volk zu streuen. Denn es ist dann für uns ein ungutes Gefühl, einem Menschen zu sagen: Ist ja rührend, daß Sie Kinder lieben, aber gehn Sie mal nach Hause, das reicht nicht.

Wenn Sie einen Menschen gefunden zu haben meinen, den Sie darauf ansprechen können, dann würde ich in jedem Fall raten, nicht die Frage nach dem Helfenwollen als erste zu stellen, sondern in diesem Fall wirklich einmal zu schauen: ist da ein tragfähiger Boden, diesen Menschen zu fragen, ob er bereit wäre an Seminaren teilzunehmen. Da werden Sie sehr häufig die Reaktion ganz prompt haben, und die bleibt bei sehr vielen. Bei manchen ist bei dem Wort Seminar ein Unbehagen, was sich dann zum Glück auflöst, aber gerade in einem reiferen Alter— und sehr weit entfernt von der letzten Schulbankzeit — gibt es Schwierigkeiten. Ach, nein, wenn das noch mit einem Lernprozeß verbunden ist, ach nein, dann bitte nicht.

Schriever: Ja, meine Damen und Herren, der Kreis hat sich geschlossen von dem Vorstellungsgespräch, indem wir uns nochmal betasteten, wer sind wir, was erwarten wir, bis zu einer intensiven Zusammenarbeit, Mitwirkung bis zu vielen Einzelgesprächen oder Gesprächen in kleinen Gruppen. Viele haben aus ihrer Arbeit sehr Wichtiges berichtet. Manchmal schien es so, als wenn eine Wand von Erfahrung dort ist, bei der man sich nur schüchtern verkriechen kann, und gar nicht mitmachen kann. Die Eltern von Lutz sagten gestern: "Niemand hat uns Hoffnung gemacht." Ich hoffe, daß für alle deutlich geworden ist, daß jeder eine Menge tun kann, daß hier keine Wand der Perfektion therapeutischer Tätigkeit aufgebaut wurde und daß jeder sieht, es gibt wichtige Erfahrungen, die kann ich bei meiner Arbeit übernehmen aber auch im Freundeskreis, im interessierten Kreis übertragen. Ich möchte Ihnen allen sehr herzlich danken, daß Sie mitgewirkt haben, daß Sie dabei waren. Ein ganz besonderer Dank an Sie, Frau Haenchen, für die vielen, vielen Initiativen, Ideen, Anregungen, dafür, daß diese Tagung stattfinden konnte und ich darf sagen, daß dieses sicherlich nicht die letzte Begegnung ist, in der wir hier in Eddelsen zusammen sein können. Wir werden nun das, was wir hier erfahren haben, jeder an seinem Platz, versuchen, umzusetzen, um uns dann wieder zu treffen, neue Erfahrungen einzubringen und neue Schwerpunkte in der Arbeit zu setzen. Nochmals herzlichen Dank, daß Sie alle hier waren.

Zusammenfassung

Haenchen: Darf man eigentlich nach einem Abschlußwort noch etwas sagen? Mir kommt nämlich jetzt im Augenblick ein Gedanke. Wenn Herr Domig in Rankweil einen Menschen hat und jemand anderes in einer anderen Stadt einen einzigen Menschen hat, und wir dann mal versuchten, aus vielen Städten, den jeweils einen zu einem Wochenende der Einführung hierher zusammenzubringen?

Schriever: Wenn's nicht übermorgen sein muß...

Drossel: Auch an Sie, Herr Schriever, unseren Dank! Für das Was, und noch mehr für das Wie. Leitung ist immer am besten, wenn man wenig davon merkt. Sie haben das so behutsam gemacht, und behutsam gehört hier mit Hüten zusammen. Sie haben uns gut gehütet — und hierfür vielen Dank.

Arbeitsplan

Sonntag, 24. Mai 1981

bis 17.00   Eintreffen der Teilnehmer

18.00   **Begrüßung**
Hans Peter Schriever, Hamburg
Jugendwerk der Deutschen Shell

18.30   Abendessen

19.15   Die Teilnehmer stellen sich,
ihr Arbeitsgebiet und ihre besonderen
Erwartungen an diese Tagung vor

20.30   **Einführung in die Selbsterfahrungsarbeit**
LERINA, Berlin
Farbdias und Tonbeispiele

Montag, 25. Mai 1981

8.30   **Eröffnung der Arbeitstagung**
Helmuth Schwesinger, Personalvorstand
der Deutschen Shell AG, Hamburg

8.45 - 9.45   **Rehabilitation zum Leben am Beispiel
querschnittgelähmter Jugendlicher
— Wege und Ziele der Rehabilitation —**
Dr. Hans-Joachim Drossel, Leitender Arzt
für langfristig Kranke im Städtischen
Behring Krankenhaus Berlin

    Fragen an den Referenten

9.45 - 10.30   **Besuchszeit: 15.00 - 15.30
Eltern werden Co-Therapeuten?**
Fragen an den Referenten

10.30   Teepause

Arbeitsplan

11.00 - 11.45   Arzt und Sozialarbeiter
— Sozialarbeiter in der Arztpraxis
Alexandre Peruzzo, Sozialarbeiter,
Stuhr, Bremen
Fragen an den Referenten

11.45 - 12.30   **Zusammenarbeit der Polizei mit Sozialarbeitern**
Sozialbüro im Polizeirevier
— Erfahrungen von Versuchen in Hannover
Hannes Kiebel, Sozialarbeiter und Fachlehrer für Sozialarbeit, Bochum
Fragen an den Referenten

12.30   Mittagspause

14.00 - 14.45   **Selbsterfahrung**
LERINA, Berlin

14.45 - 15.30   **Cello — therapeutisch, mit Musikbeispielen**
Prof. Gudrun Eckle, Berlin,
Fragen an die Referentin

15.30   Teepause

16.00 - 17.30   **Eltern werden Co-Therapeuten**
Was kann die Schriftpsychologie dazu beitragen?
Erika Urner-Wiesmann, Zürich
Fragen an die Referentin

17.30 - 18.15   **Eltern werden Co-Therapeuten**
Welche Hinweise könen wir Malarbeiten entnehmen?
LERINA

18.30   Abendessen

19.30	**DORIS. Ein nicht hörend geborenes Kind findet seinen Weg zur Musik** Farbfilm LERINA

Dienstag, 26. Mai 1981

8.30 - 9.15	**Aufgaben und Möglichkeiten der Patientenschule** Martin Urner, Zürich Fragen an den Referenten
9.15 - 10.30	**MENACHA** mit Tonbeispielen Hede Haenchen, LERINA, Berlin
10.30	Teepause
11.00 - 11.15	**KENAGARA, die nicht institutionalisierte 3. Kraft** LERINA Fragen an die Referentin
11.15 - 12.15	**KENAGARA. Die Erfahrungen der vergangenen 2 1/2 Jahre** Elfriede Brandt, Berlin Fragen an die Referentin
12.30	Mittagessen
14.00 - 14.45	**Selbsterfahrung** LERINA
14.45 - 15.15	**Mein Weg zum Mut** Die Mutter von Gabi berichtet

Arbeitsplan

15.15 - 17.00   **Unser Kind im Koma — Eltern erleben Ärzte und pflegerische Kräfte auf der Intensivstation**

Die Eltern von Lutz berichten
Farbtonfilm und Dias

Die Mutter von Florian berichtet

17.00 - 18.00   **Wie Ria und ich LERINA-Co-Therapeuten wurden**
Mirjams Vater berichtet
Dias

18.00 - 18.30   **Physiotherapie mit Mirjam**
Yvonne t'Hooft
Video-Film

18.30   Abendessen

19.30   **Cello-Konzert**
Prof. Gudrun Eckle, Berlin

Mittwoch, 27. Mai 1981

8.30 - 10.00   **Die heilpädagogische Abteilung am Landeskrankenhaus in Klagenfurt Planung, erste Erfahrungen und Zukunftsziele**
Prim. Prof. Dr. Franz Wurst, Vorstand der heilpädagogischen Abteilung, Klagenfurt
Fragen an den Referenten

10.00 - 10.30   **Der rote Prinz**
LERINA

10.30   Teepause

11.00 - 12.00   **Zusammenfassung der Tagungsergebnisse**

Teilnehmer

Brigitte AFFELDT — LERINA Heikendorf

Angelika BECHER — Sozialpädagogin, Jugendwerk der Deutschen Shell, Hamburg

Heide BRÄUNLICH — München

Elfriede BRANDT — LERINA Berlin

Dr. Karl Heinz DOMIG — Kinderpsychiater, Rankweil Landes-Nervenkrankenhaus

Dr. Hans-Joachim DROSSEL — Leiter des Rehabilitationszentrums für Querschnittgelähmte, Berlin

Gudrun ECKLE — Prof. für Violoncello an der Hochschule der Künste, Berlin

Jan FEENSTRA — Leitender Psychologe, Universitätskinderklinik Leiden, Niederland

Hede HAENCHEN — Leiterin des Arbeitskreises LERINA Berlin

Rita HEKEL — Sozialarbeiterin, Berlin

Yvonne 't HOOFT — Bobath-Therapeutin, Zwammerdam, Niederland

Hannes KIEBEL — Sozialarbeiter, Fachlehrer für Sozialarbeit an der Fachhochschule für Sozialwesen, Bochum

Bernhard KRÄMER — Dozent an der Akademie für Sozialarbeit, Bregenz, Österreich

Gerhard KUPTZ — 2. Vorsitzender Gem. Jugendwerk unfallgeschädigter Kinder, Hamburg

Teilnehmer

Dr. Barbara KURZMANN	Psychologin in der Heilpädagogischen Abteilung, Landeskrankenhaus Klagenfurt
Dr. Franz MITTERDORFER	Psychologe in der Heilpädagogischen Abteilung, Landeskrankenhaus Klagenfurt
Verena PATETT	LERINA, Lützellinden
Rolf PAULSEN	Shell Film Hamburg
Alexandre PERUZZO	Sozialarbeiter, Stuhr, Bremen
Charlotte POPITZ	LERINA Berlin
Claudia SCHMIDT	Buchhändlerin, München
Hans Peter SCHRIEVER	Leiter des Jugendwerks der Deutschen Shell, Hamburg
Friedel SCHÜLER	Sozialarbeiterin, Hamburg
Dr. Helmuth SCHWESINGER	Personalvorstand der Deutschen Shell AG, Hamburg
Evakatrin SIEVEKING	Dipl. Volkswirtin, Sozialarbeiterin, Hamburg
Martin URNER	Lehrer der Patientenschule des Kinderspitals, Zürich
Erika URNER-WIESMANN	Schriftpsychologin, Zürich
Cornelia WEIDLICH	Krankenschwester, Kinderchirurgische Klinik, Dortmund

Der Vater von MIRJAM, die Mutter von FLORIAN, die Mutter von DORIS, die Eltern von LUTZ

Literatur

1) JW-Informationsdienst XX / 46-47, 13.11.1979, Verlag Das junge Wort,
Schlichterstr. 14, 6200 Wiesbaden

2) Der Film "Später ist zu spät" kann unentgeltlich ausgeliehen werden bei Shell Film Hamburg, Postfach 600520, 2000 Hamburg 60

3) 'Neues vollständiges kritisches Wörterbuch der englischen und deutschen Sprache', Hamburg 1883, Verlag Haencke & Lehmkuhl

4) gemeint ist die 1. Klausur-Arbeitstagung in Eddelsen vom 2. — 5. Mai 1979, der eine weitere Tagung, Eddelsen II, vom 21. — 23. November 1979 folgte.

4a) (Hinweis des Bearbeiters) Frankl, Viktor E. Das Leiden am sinnlos gewordenen Leben — zur Phänomenologie der Existentiellen Frustration in der modernen Industriegesellschaft, Wien, Olivetti-Haus 25. März 1976

5) aus 'Alternativen zur Arzneitherapie in der Allgemeinpraxis. Der Arzt als Gesprächspartner' in 'selecta' 8, 25. Februar 1980
(Anmerkung des Herausgebers: dieser Artikel wurde übernommen, da das Referatmanuskript nicht termingerecht zum Druck vorlag)

6) **Grashoff**, Rena: Polizeibeamte als Sozialingenieure?, in: Kriminalistik, Heft 12/1977, S. 532 - 535

7) **Kiebel**, Hannes: ausführliche Literatur-Liste zu 'Jugend, Polizei, Sozialarbeit', Stand 1980, Bochum 1980

8) **Specht**, Walter: Jugendkriminalität und mobile Jugendarbeit. Ein stadtteilbezogenes Konzept von Street Work. Neuwied 1979, S. 97 - 98

9) **Frommhold**, Rosmarie: Kriminalpolizeilicher Jugendschutz in Hamburg. In: Bundeskriminalamt Wiesbaden (Hg), Polizei und Prävention, Wiesbaden, 1976, S. 97 - 99

10) **Steinhilper**, Gernot: Forschung im Dienst der Prävention. In: Kriminalistik Heft 4/1977, S. 145 - 149

11) **Schwind**, Hans-Dieter: Neue Wege der Verbrechensbekämpfung — Vorschläge und Programme. In: Schwind u.a., Empirische Kriminalgeographie (Kriminalitätsatlas Bochum), Bd. 8 der BKA-Forschungsreihe, Wiesbaden 1978, S. 339 - 369

Literatur

12) **Schäfer,** Herbert: Kriminalitätsprophylaxe und Kriminalitätspräven-
    tion — Ein zwischenbehördliches Kooperationsmodell. In: Schwind
    u.a. (siehe FN 11), S. 345 - 350

13) **Referatsgruppe Planung und Forschung** im Nieders. Ministerium
    der Justiz: Kriminologische Forschung, III. Präventionsprogramm Po-
    lizei / Sozialarbeiter, in: Der Weg, Nieders. Zeitschrift für Straffälligen-
    hilfe, 12/1979, S. 12 - 17

14) **Schwind,** Hans-Dieter, u.a.: Präventionsprogramm Polizei / Sozial-
    arbeiter (PPS). Ein Modellversuch des Niedersächsischen Justizmini-
    steriums, Sonderdruck aus Kriminalistik Heft 2/1980, n.p.

15) **Treger,** Harvey, et al: A Police-Social Work Team Model, in: Crime
    and Delinquency, 1974. Heft 3, S. 281 - 290

16) siehe FN (14)

17) Unterschiedlich ist selbstverständlich die Kriminalitätsstruktur in bei-
    den Ländern; verschieden sind auch die Zuständigkeiten und Arbeits-
    abläufe bei Polizei und Sozialarbeitern: so unterliegt die amerikanische
    Polizei nicht dem Strafverfolgungszwang, dem die deutsche Polizei
    nach § 163 StPO zwingend unterworfen ist.

18) siehe FN (14)

19) siehe FN (14)

20) siehe FN (14)

21) Zur Krisenintervention in der Sozialarbeit siehe Parad (Hg), Crisis In-
    tervention. New York: Family Service Association of America 1965.
    Zur Krisenintervention durch die Polizei bei Familienstreitigkeiten
    siehe ausführlich Bard, Police Family Crisis Intervention and Conflict
    Management. An Action Research Analysis, New York 1972; vgl. auch
    Driscoli/Meyer/Shanie, Training Police in Family Crisis Intervention,
    in: Journal of Applied Behavioural Science, Band 9/1973, S. 63 - 82

22) siehe FN (14)

23) **Hoffmann,** Günther: Präventionsprogramm in der Erprobung. In: Mitteilungen der Gewerkschaft der Polizei, Bezirksgruppe Hannover SK, Hannover 1980

24) **Exner,** Horst: in Deutsches Allgemeines Sonntagsblatt vom 3.2.1980

25) **Kerscher,** Helmut: Polizisten und Sozialarbeiter als Team?, in: Süddeutsche Zeitung Nr. 54 vom 6.3.1981

26) **Kiebel,** Hannes: ausführliche Literatur-Liste zu 'Straßensozialarbeit, Streetwork', Stand: 1980, Bochum 1980

27) die tageszeitung vom 22.9.1980, Magazin

28) **ÖTV-Hauptvorstand, Bundesabteilung Sozialarbeit (Hg):** Sozialarbeit bei der Polizei. Eine Dokumentation zum 'Modell Sozialarbeit' = Präventionsprogramm Polizei / Sozialarbeiter (PPS), Sonderrundbrief, Stuttgart o.J. (1980)

29) siehe FN (28)

30) **Kiebel,** Hannes: Präventionsprogramm Polizei / Sozialarbeit (PPS). Die Forschungsgruppe beim Niedersächsischen Justizministerium startet den Modellversuch 'Zusammenarbeit von Polizei und Sozialarbeitern', in: DER SOZIALARBEITER, Heft 4/1979, S. 20 - 22

31) **Hepner,** Maria: Schlüssel zur Kinderschrift, Rentsch Verlag Erlenbach-Zürich 1978

32) **Iten,** Andreas: Die Sonne in der Kinderzeichnung und ihre psychologische Bedeutung, Zug 1974

33) **Haenchen,** Hede: Musische Ganzheitstherapie bei Kindern mit langer Krankheitsdauer, Verlag Ernst Reinhardt, Basel 1981

34) ''Information des Bundesministers für Jugend, Familie und Gesundheit'' Nr. 4/81 v. 12.3.1981

Abbildungsnachweis

1. Studio 33, Hans Rhode, Berlin
   Titelbilder (1. + 4. Umschlagseite), Seiten 9, 92, 93, 96, 107, 113, 123, 137, 138, 143

2. Studio Knödler, Wolfratshausen, Seite 161

3. Rehabilitationszentrum für Querschnittgelähmte, Berlin, Seiten 24, 28, 30, 31

4. Privat: Seiten 67, 74, 78, 79, 85, 141, 146, 164, 168, 170, 172

Die Polizei hilft auch außerdienstlich! *

Vor 15 Jahren haben Hamburger Polizeibeamte das "Gemeinnützige Jugendwerk unfallgeschädigter Kinder" gegründet. Ihr Ziel: den jüngsten Opfern des ständig steigenden Straßenverkehrs zu helfen, die seelischen und körperlichen Unfallfolgen durch gezielte sport-therapeutische Maßnahmen zu überwinden. Dadurch sollen die Kinder insbesondere ihr Selbstvertrauen und die notwenige Sicherheit im Straßenverkehr wiedergewinnen.

Das Förderprogramm stützt sich auf folgende wissenschaftlich anerkannte Grundsätze:
— Steigende körperliche Beanspruchung unter besonderer Berücksichtigung der Unfallschäden, des jeweiligen Leistungsstandes, des Alters und Geschlechts.
— Sinnvoller und behutsamer Aufbau der Leistung auf dem Wege über Körperformung und Bewegungsentfaltung bis zu einem dem sportlichen Fortschritt angepaßten Leistungsvergleich.
— Förderung des gezügelten Wetteifers und sportlichen Ehrgeizes durch den Wettkampfgedanken.
— Durch methodisches Vorgehen Einordnung in die Gemeinschaft und Förderung der Fähigkeit, die Umwelt und deren Gefahren richtig einzuschätzen.
— Erziehung zum zielstrebigen Handeln, um Passivität zu überwinden und Selbstvertrauen zu erlangen.
— Bekanntmachen mit den eigenen Leistungsmöglichkeiten und -grenzen sowie Förderung der Fähigkeit, das eigene Leistungsvermögen richtig einzustufen.

Die Kinder werden aus versicherungstechnischen Gründen (Unfallschutz und Haftpflicht) Mitglieder der Sportvereinigung Polizei Hamburg. Alle damit verbundenen Kosten werden vom Gemeinnützigen Jugendwerk übernommen.

Nach Rücksprache mit ihren Eltern werden die Kinder einer für sie ebenfalls kostenlosen sportärztlichen Untersuchung beim Sportärztlichen Untersuchungsinstitut des Hamburger Sportbundes unterzogen. Der Untersuchungsbefund dient den Sportübungsleitern als Grundlage für eine individuelle sportliche Betreuung.

Die anschließende kostenlose sportliche Therapie wird wöchentlich einmal nachmittags durchgeführt. Hierzu sind in den Stadtteilen Hamburgs insgesamt sechs Übungsgruppen gebildet worden, in denen Kinder gleicher Wohnlage zusammengefaßt sind.

Anhang

Die Kinder werden dafür kostenlos mit einer entsprechenden Sportbekleidung ausgestattet. Sie werden auch unter Berücksichtigung der im Einzelfall vorliegenden Umstände von den Übungsleitern mit deren Kraftfahrzeugen zu den Übungsstätten und wieder in die elterliche Wohnung gebracht.

Die vom Gemeinnützigen Jugendwerk eingesetzten Leiter der Übungsgruppen und ihre Mitarbeiter sind überwiegend aktive Polizeibeamte. Sie nehmen freiwillig und uneigennützig ihre Aufgabe während ihrer Freizeit wahr. In besonderen Lehrgängen sind sie auf ihre Verwendung vorbereitet worden. Neben wöchentlichen Übungsstunden werden von Zeit zu Zeit Ferienlager und andere Gemeinschaftsveranstaltungen geselliger Art durchgeführt, um auch dadurch das Selbstvertrauen und Lebensgefühl der unfallverletzten Kinder zu stärken.

Zur Betreuung, Beschaffung von geeigneten Sportgeräten und Sportbekleidung, zur Begleichung der Transport- und Versicherungskosten sind beträchtliche Mittel nötig. Sie werden durch Spenden und Bußgelder erbracht.

Zur Zeit betreuen 40 Mitarbeiter des Jugendwerkes rund 130 Kinder. Im zunehmenden Maße sind dabei Kinder von Ausländern. Gerade sie werden relativ häufiger Unfallopfer als die Kinder ihrer deutschen Mitbürger.

Bisher ist insgesamt rund 2.600 jungen Menschen durch das "Gemeinnützige Jugendwerk unfallgeschädigter Kinder" geholfen worden. Wenn Sie uns gebrauchen oder weitere Auskünfte benötigen, rufen Sie uns doch unter der Telefon-Nr. 040/511 22 52 40 an; wir sind für Sie da!

In der Mehrzahl der Fälle gelingt es, in einer zwei- bis dreijährigen Betreuung die Unfallfolgen zu beseitigen, mindestens jedoch erheblich zu mildern.

Hamburg, den 7. Januar 1981

* Information des Gemeinnützigen Jugendwerks unfallgeschädigter Kinder in der Sportvereinigung Polizei Hamburg e.V.